前庭障害に対するリハビリテーション
EBMに即した実践アプローチ

【編集】
伏木 宏彰
目白大学耳科学研究所クリニック 院長

加茂 智彦
日本保健医療大学 保健医療学部 理学療法学科

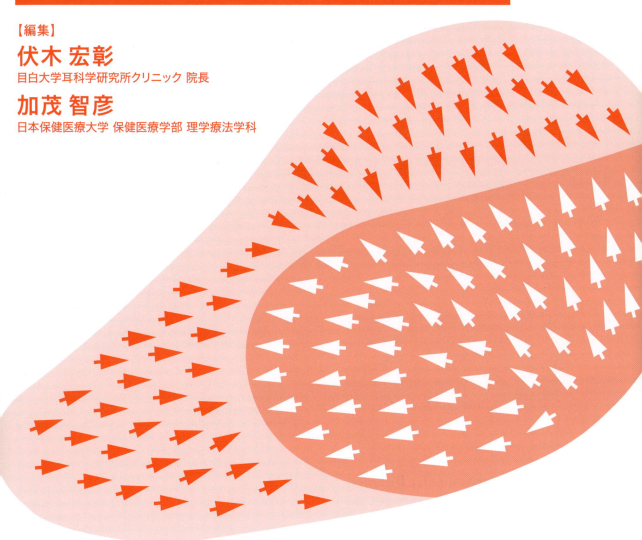

MEDICAL VIEW

本書では，厳密な指示・副作用・投薬スケジュール等について記載されていますが，これらは変更される可能性があります．本書で言及されている薬品については，製品に添付されている製造者による情報を十分にご参照ください．

Rehabilitation for Vestibular Disorder
(ISBN 978-4-7583-2022-1 C3047)

Editors : Hiroaki Fushiki
　　　　　Tomohiko Kamo

2019. 10. 30 1st ed

©MEDICAL VIEW, 2019
Printed and Bound in Japan

Medical View Co., Ltd.
2-30 Ichigayahonmuracho, Shinjyukuku, Tokyo, 162-0845, Japan
E-mail　ed@medicalview.co.jp

編集の序

　前庭リハビリテーションは，米国では理学療法の専門分野の一つとして確立しており，多くの臨床現場で実施されています。一方，わが国において理学療法士の卒前・卒後教育，臨床の現場において，前庭の解剖生理や前庭リハビリテーションに関して接する機会はほとんどないと思われます。めまいに苦しむ患者は多数存在し，理学療法中にめまいやふらつきを訴える患者がいても，なんとなく流してしまっている方が多いのではないでしょうか？

　私たちの施設では医師と理学療法士の協働による前庭リハビリテーションを先駆的に提供しています。海外からの外部講師や当院のスタッフによる理学療法士への講習を通して前庭リハビリテーションに対する理解を深めてきました。また，前庭リハビリテーションにおいて世界のトップリーダーの一人であるピッツバーグ大学のSusan Whitney教授（理学療法士）やシカゴ・Dizziness and Hearingで前庭リハビリテーションを行ってきたBart Tulick氏（理学療法士）に定期的に指導を受け，最先端の知識・技術をアップデートしています。

　本書は臨床と同様，多職種により執筆されています。前庭リハビリテーションを理解するために必要な解剖・生理学をめまい相談医，前庭リハビリテーションのエビデンスや考え方，実施方法などは当院で実際に前庭リハビリテーションに従事している理学療法士に担当していただきました。本書は最新のエビデンスに基づきながら，目白大学耳科学研究所クリニックでの臨床研究や米国での臨床経験に海外の研修や講習会で得た臨床のコツを加え，実践的な前庭リハビリテーションを紹介します。

　本書を通して，理学療法士が耳鼻咽喉科医師（めまい相談医）と積極的にコンタクトをとり，転倒予防と，将来，質の高い前庭リハビリテーションを多くのめまい患者へ提供するための足がかりとなれば幸いです。最後になりましたが，本書の執筆に多大なご協力をいただききました執筆の先生方，多大なるご支援をいただいた野口真一氏をはじめメジカルビュー社編集部の皆様に心から感謝申し上げます。

2019年10月

伏木宏彰　加茂智彦

執筆者一覧

◆編集

伏木宏彰	目白大学耳科学研究所クリニック 院長 / 目白大学 保健医療学部 言語聴覚学科 教授
加茂智彦	日本保健医療大学 保健医療学部 理学療法学科

◆執筆者（掲載順）

加藤　巧	目白大学 保健医療学部 言語聴覚学科
加茂智彦	日本保健医療大学 保健医療学部 理学療法学科
角田玲子	目白大学耳科学研究所クリニック 医長 / 目白大学 保健医療学部 言語聴覚学科 教授
伏木宏彰	目白大学耳科学研究所クリニック 院長 / 目白大学 保健医療学部 言語聴覚学科 教授
浅井正嗣	富山大学医学部 耳鼻咽喉科頭頸部外科
荻原啓文	日本保健医療大学 保健医療学部 理学療法学科
田中亮造	目白大学 保健医療学部 理学療法学科

目次

第1章 前庭リハビリテーションとは？

1. めまい平衡障害と前庭リハビリテーション～背景と現状～　　　加藤　巧　2
2. 前庭リハビリテーションの適応とエビデンス　　　加茂智彦　7

第2章 前庭リハビリテーションに必要な解剖学・生理学

1. はじめに　　　伏木宏彰　14
2. 前庭覚の機能と構造　　　角田玲子　16
3. 視覚　　　伏木宏彰　24
4. 体性感覚　　　浅井正嗣　30
5. 小脳・脳幹　　　伏木宏彰　39
6. 前庭皮質　　　44

第3章 前庭リハビリテーションのための疾患の理解

1. めまい・平衡障害をきたす疾患　　　伏木宏彰　48
2. 前庭神経炎　　　角田玲子　54
3. 突発性難聴・メニエール病　　　57
4. 聴神経腫瘍　　　62
5. ハント症候群　　　64
6. 両側前庭機能障害　　　66
7. 頸性めまい　　　69
8. 良性発作性頭位めまい症（BPPV）　　　伏木宏彰　72

第4章 前庭リハビリテーションに必要な検査・測定

1. 前庭リハビリテーションに必要な検査・測定 ……………………………… 伏木宏彰　80
2. 診断の手がかりとなる問診 ……………………………………………………………… 81
3. 理学療法評価 ………………………………………………………………… 加茂智彦　87
4. Visual analogue scale (VAS) ………………………………………………………… 88
5. Vertigo visual analogue scale (VVAS) ……………………………………………… 89
6. Dynamic visual acuity (DVA) ………………………………………………………… 90
7. Dynamic gait index (DGI) …………………………………………………… 荻原啓文　93
8. Functional gait assessment (FGA) …………………………………………………… 96
9. modified Clinical test of sensory interaction in balance (mCTSIB) ………………………………………………………………… 加茂智彦　99
10. Sharpened Romberg test ………………………………………………… 荻原啓文　101
11. Dizziness handicap inventory (DHI) ………………………………………………… 103
12. The Activities-specific balance confidence (ABC) scale ………………………… 106
13. Vertigo handicap questionnaire (VHQ) ……………………………………… 加茂智彦　108
14. Vestibular dysfunction in activities of daily living (VADL) ……………………… 109
15. Hospital anxiety and depression scale (HADS) …………………………… 荻原啓文　111
16. 注視・自発眼振検査，ベッドサイド HIT，頭振り眼振検査，バイブレータ誘発眼振検査 ……………………………………………………… 伏木宏彰　113
17. 直立・偏倚検査 ……………………………………………………………… 浅井正嗣　126
18. 重心動揺検査 (stabilometry) ………………………………………………………… 129
19. ENG (ETT, OKN, カロリック) ……………………………………… 伏木宏彰，角田玲子　135
20. 最近の前庭機能検査法 ………………………………………………………… 角田玲子　141
21. 聴力検査 ……………………………………………………………………………… 145

第5章 前庭リハビリテーションの進め方

1. 前庭リハビリテーションを始める前に ……………………… 加藤　巧, 加茂智彦　150
2. 目白式前庭リハビリテーションの実際 ……………………… 加茂智彦　166

第6章 一側前庭機能障害に対する前庭リハビリテーション

1. 一側前庭機能障害に対する前庭リハビリテーション ……… 加藤　巧, 田中亮造　174
2. 症例検討 ……………………………………………… 田中亮造, 加藤　巧, 荻原啓文　193

第7章 両側前庭機能障害に対する前庭リハビリテーション

1. 両側前庭機能障害に対する前庭リハビリテーション ……… 荻原啓文　212
2. 症例検討 ……………………………………………………… 荻原啓文　224

第8章 頸性めまいに対する前庭リハビリテーション理論 …… 加藤　巧　233

第9章 良性発作性頭位めまい症に対する頭位治療 ………… 伏木宏彰　249

第10章 自宅で行う前庭リハビリテーション ………………… 加藤　巧　263

索引 …………………………………………………………………………………………… 274

第1章

前庭リハビリテーションとは？

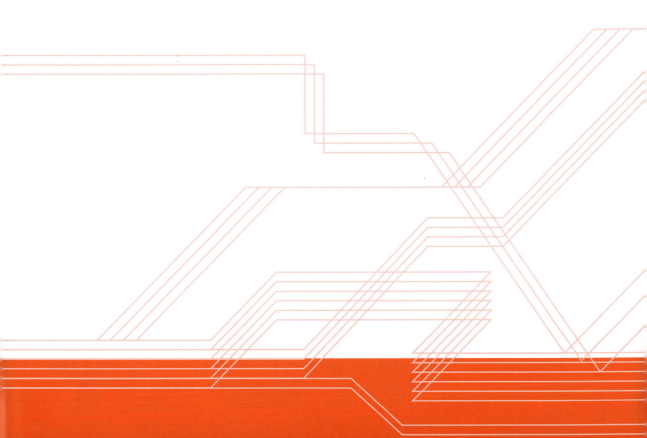

1 めまい平衡障害と前庭リハビリテーション〜背景と現状〜

加藤 巧

めまいやふらつきは一般内科や耳鼻咽喉科，神経内科などの専門診療科においてよく見受けられる症状の一つである。最近のシステマティックレビューによると，一般内科診療におけるめまいの訴えは全患者の約8％を占めている[1]。わが国における生活習慣病患者を対象とした前向き研究によると，1年間で1,000人当たり194.7人の患者が新たにめまいを訴えた[2]。高齢者におけるめまい平衡障害の発症率は20〜30％と報告されており，そのうち内耳性のめまいの割合は21.5％と報告されている[3]。生活習慣病の増加や高齢化社会といったわが国の課題と直結しためまい平衡障害に対する医療の向上が求められている。

前庭リハビリテーションは，主に前庭疾患によって引き起こる一次的な問題（めまい，視覚障害，バランス障害）および二次的な問題（吐き気や嘔吐，集中力の低下，疲労）を緩和することを目的とした専門的なリハビリテーションである。末梢前庭障害をはじめとした前庭疾患発症後，多くの場合は自然に前庭代償（vestibular compensation）が起こり症状の緩和および機能回復がみられるが，なかには思うように回復しない症例もみられる。このような場合に前庭リハビリテーションはさらなる前庭代償を促し，機能回復および発症前の日常生活復帰への一助となると考えられている。

前庭リハビリテーションは，1945年にイギリスの耳鼻咽喉科医Terrance Cawthorneがバランス機構の複雑性と前庭疾患に対する運動の重要性を提唱し，リハビリテーション医Cookseyとともに Cawthorne-Cooksey exercise を考案したことに由来する[4]。この運動は，さまざまな肢位での眼球運動や頭部運動の繰り返し，段差やラダーを用いた歩行訓練，ボールトスといったゲーム性のある活動によって構成される（表1）。驚くべきは，このころから発症後できるだけ早くに運動を行うことによって前庭代償を促すことの重要性や，漸進的かつ機能障害に特化した運動プログラムの必要性について記述されている点である。これらの概念は現在でも変わらず前庭リハビリテーションの重要な要素となっている。

1970年代から80年代にかけて，多くの研究がなされ前庭リハビリテーションの概念が発展した。代表されるものとして，米国の耳鼻咽喉科医であるBrian McCabeは運動の際の患者教育の重要性と，投薬が治癒過程を遅らせる可能性について報告した[5]。ベルギーのNorreとDe Weerdtは特定の動きにより症状が誘発されるめまい患者に対する慣れ（habituation）の概念を提唱し，従来の前庭リハビリテーションにそれを加えることにより良い効果を示した[5]。スイスの耳鼻咽喉科医Carl Pfaltzはこれらの運動によってバランス機構における感覚の不一致を意図的に引き起こすことが，理論上，小脳などによる適応的な可塑性（adaptive plasticity）を促すとまとめた[5]。その後，理学療法士のSusan Herdmanをはじめとして，Cawthorne-Cooksey exerciseやその他の治療概念およびエビデンスを統合的に解釈し，理学療法士の指導の下，それ

表1 Cawthorne-Cooksey exerciseの運動要素

1. ベッドまたは座位
    Ⅰ．目を動かす：最初はゆっくり，徐々に早く行う
        ①上下
        ②左右
        ③顔から30～90cmの間での指の移動を見つめる
    Ⅱ．首を動かす：最初はゆっくり，徐々に早く行う．最後は目を閉じて行う
        ①上下に動かす
        ②左右に動かす
2. 座位
    Ⅰ．上記と同じ目と首の運動
    Ⅱ．肩をすくめて回す
    Ⅲ．前かがみで床の物を拾う
3. 立位
    Ⅰ．上記と同じ目，首，肩の運動
    Ⅱ．立ち上がり（開眼および閉眼）
    Ⅲ．小さなボールを片方の手から反対の手に投げる（目線よりも高い位置で）
    Ⅳ．ボールを片方の手から反対の手に投げる（膝より低い位置で）
    Ⅴ．座った状態から立ち，一度後ろに振り向いてから座る
4. 動きながらの運動（グループセッション）
    Ⅰ．中心にいる人物の周りを回りながら，その人物と大きなボールをキャッチボールする
    Ⅱ．部屋の中を歩く（開眼および閉眼）
    Ⅲ．斜面を歩く（開眼および閉眼）
    Ⅳ．階段昇降（開眼および閉眼）
    Ⅴ．かがみこみやストレッチ，ターゲットを狙うような要素を含んだゲーム（ボーリングやバスケットなど）

ぞれの患者に合った個々の運動プログラムを行うことの重要性が提唱されてきた．

　Herdmanは1998年に前庭リハビリテーションの認定コースを立ち上げ，20年もの間にわたって4,000人以上の認定者を輩出し，米国のみならず世界各国の前庭リハビリテーションを提供する臨床家を教育し，そのスタンダードを確立していった．本書の著者の一人も，この前庭リハビリテーションコースの認定を受けている（p.4「column」参照）．またHerdmanは米国理学療法士協会の分科として，前庭リハビリテーションSpecial Interest Group（SIG）を1996年に立ち上げ，当初39名で発足されたSIGは2014年には1,713名となり，時代とともに前庭リハビリテーションに関わる臨床家および研究者が増加していったのがわかる[6]．

　以上のように，今日では理学療法士をはじめとするリハビリテーションの専門家が前庭疾患に代表されるめまい症の診療において重要な役割を担っていることに対して，残念ながらわが国における前庭リハビリテーションにはいまだ制限がある．日本めまい平衡医学会が行った調査によると，めまい相談医が常駐する施設の約9割（237施設中218施設）でめまい平衡リハビリテーションを実施しているが，その90％以上（218施設中104施設）が医師による施行であり，耳鼻咽喉科で前庭リハビリテーションを実施している理学療法士はごくわずかであったと報告している[7]．わが国における前庭リハビリテーションの歴史は古く，耳鼻咽喉科医による診療の中で運動やホームエクササイズを処方されることは決してまれなことではない．近年，数多く発表されている前庭リハビリテーションによる保存療法の効果について，多くの耳鼻咽喉科医がそれを

認識しているものの，残念ながら耳鼻咽喉科医と理学療法士のつながりは未だ少なく，理学療法士がめまい平衡障害に対してリハビリテーションを提供でき，かつ良好な効果を生む可能性があるという認識はあまりされていない。

理学療法士の養成校における教育カリキュラムでは，バランス機能や平衡障害に関する解剖学，生理学，生体力学といった知識を学び，実際のところバランス訓練は理学療法士が処方する運動プログラムの大きな特長の一つである。それにもかかわらず，わが国では前庭リハビリテーションに関する教育を得ることのできる環境が限られているのが現状である。最近では，日本めまい平衡医学会の学術集会にて理学療法士が前庭リハビリテーションの発表を行う演題も増えてきているが，そのうち学生時代にめまい・平衡医学に関する講義を受けたことがある学生はわずか2～3割程度であったと報告している[8]。また同じ調査で，「臨床で前庭リハビリテーションを実施していない」かつ「前庭リハビリテーションの勉強会にも参加したことがない」理学療法士のうち，約8割は前庭リハビリテーションに興味があると答えている[8]。より多くの理学療法士が専門性を拡げ，めまい平衡障害のリハビリテーションに携わり，また耳鼻咽喉科医をはじめとする医師がそのような理学療法士にアクセスできることにより，わが国のめまい平衡障害に対するリハビリテーションはさらに発展するものと考えられる。本書は，前庭リハビリテーションに興味のある理学療法士のための入門および実践書として，また耳鼻咽喉科医をはじめとするめまい診療を行う医師に対して理学療法士がどのようなリハビリテーションを提供できるのかを提示するものとして，これからのわが国におけるめまい平衡障害に対するリハビリテーションの発展の一助となることを願い刊行する次第となった。

column: 米国における前庭リハビリテーションの認定制度

わが国のみならず米国における前庭リハビリテーションに関する教育も養成校によって偏りがある。わが国における理学療法士養成課程は大学機関または専門学校での3年ないしは4年のカリキュラムであるが，米国では任意の学士課程を卒業後，2年半～3年の理学療法博士課程Doctor of Physical Therapy(DPT)に入学する形となる。DPTのカリキュラムでは，前庭リハビリテーションの教育を必須とはしていないが，養成校によってはある学期の1～3コマ程度で教育を受ける。ケンタッキー州の前庭リハビリテーション認定を受けた理学療法士を対象とした調査では53％の理学療法士が前庭リハビリテーションに関する卒前教育を受けたと報告している[9]。

先の報告[9]でも多く(78％)の理学療法士が前庭リハビリテーションに関する教育を養成校卒業後に受けたように，実際には認定コースや講習会に参加することによってスキルアップを図り，前庭疾患をもつ患者を受けもつようになることが多い。その中でも本文で紹介されたSusan Herdman(エモリー大学)によって主催される認定コースは，APTAとの共同主催となっており，前庭リハビリテーションの認定におけるスタンダードとなっている。このコースは6日間にわたって行われ，コースの修了および試験(筆記・実技)の合格をもって前庭リハビリテーションにおける認定証として扱われている。毎年1回(まれに2回)，アトランタにて開催され毎年約200人以上もの参加者が全世界から集まる。

また，この認定コースのアドバンスレベルとして，Skill Works, Incによる「頸性めまいのリハビリテーション」の認定およびEducation Resources, Incによる「前庭リハビリテーションのアドバンスコース」が推奨されている。いずれもエモリー大学の認定コースを受講した後，臨床経験を得てからの受講を推奨しているが，後者に関してはオンラインのコースも提供されているた

め，日本の読者にも是非受講していただきたい。

　日本理学療法士協会と同様に，米国にも協会認定の専門理学療法士Board-certified clinical specialistの認定システムは存在するが，前庭リハビリテーションに関する認定はいまだ確立されていない。将来的には，他の専門分野と同様に前庭専門理学療法士Vestibular Clinical Specialistとして認定制度が発展，確立されるといわれている。今日では，わが国でも前庭リハビリテーションに関するセミナーなどが行われている現状があるが，有効な治療を保証する教育システムや認定制度が構築されることを期待したい。

1日目 （11時間）	・コース概要 ・前庭系の解剖・生理学 ・病態生理・病因学・症状と徴候 ・バランスと歩行の評価（理論と実技）
2日目 （13時間）	・臨床検査の理論 ・眼球運動検査実技と映像の視かた ・めまいの主訴に関する評価 ・前庭機能検査（理論と実技），症例検討
3日目 （12.5時間）	・BPPVの管理，評価と治療 ・BPPVの眼球運動（映像の視かた） ・中枢性前庭障害
4日目 （12.5時間）	・治療戦略，臨床意思決定，ゴール設定 ・動揺病（動きへの過敏性）の治療 ・前庭障害に対する治療実技 ・前庭理学療法クリニックの開設・運営
5日目 （12時間）	・前庭機能障害を有する高齢者の管理 ・前庭性偏頭痛の特定と管理 ・脳震盪後症候群の治療 ・めまいを有する患者の心理学的問題
6日目 （7.5時間）	症例検討，筆記および実技試験

引用文献

1) Bösner S, et al: Prevalence, aetiologies and prognosis of the symptom dizziness in primary care - a systematic review. BMC Fam Pract, 19: 33, 2018.
2) Wada M, et al: Incidence of dizziness and vertigo in Japanese primary care clinic patients with lifestyle-related diseases: an observational study. Int J Gen Med, 8: 149-154, 2015.
3) Roberts DS, et al: Health care practice patterns for balance disorders in the elderly. Laryngoscope, 123: 2539-2543, 2013.
4) Cooksey FS: Rehabilitation in vestibular injuries. Proc R Soc Med, 5: 273-278, 1946.
5) Desmond AL: Treatment of vestibular dysfunction. Vestibular Function: Evaluation and Treatment, 2nd ed, p111-148, Thieme Medical Publishers, Inc, 2004.
6) 加藤　巧，ほか: 米国における前庭系リハビリテーションと理学療法士との関わり. Equilibrium Res, 76: 79-83, 2017.
7) 一般社団法人日本めまい平衡医学会 学会のあり方委員会: めまい平衡リハビリテーションの実態に関するアンケート調査. Equilibrium Res, 77: 43-46, 2018.
8) 前田佑輔，ほか: アンケート調査からみた前庭リハビリテーションに対する理学療法士の関心度について. Equilibrium Res, 76: 692-697, 2017.
9) Bush ML, et al: Assessment of vestibular rehabilitation therapy training and practice patterns. J Community Health, 40: 802-807, 2015.
10) Whitney SL, et al: An overview of vestibular rehabilitation. Handb Clin Neurol, 137: 187-205, 2016.
11) American Academy of Otolaryngology-Head and Neck Surgery: Guideline and policies policy statement: Vestibular rehabilitation. https://www.entnet.org/content/vestibular-rehabilitation,

2013.
12) McDonnell MN, et al: Vestibular rehabilitation for unilateral peripheral vestibular dysfunction. Cochrane Database Syst Rev, 13: CD005397, 2015.
13) Hall CD, et al: Vestibular rehabilitation for peripheral vestibular hypofunction: An evidence-based clinical practice guideline: from the American physical therapy association neurology section. J Neurol Phys Ther, 40: 124-55, 2016.

2 前庭リハビリテーションの適応とエビデンス

加茂智彦

前庭リハビリテーションの適応

　理学療法士は個々の患者の症状や機能障害に基づいて，前庭リハビリテーションを行う。前庭障害ではバランスの不安定感やめまい，転倒恐怖感などさまざまな症状が出現する（表1）[1]。前庭リハビリテーションはめまい，平衡障害を呈する患者に対して効果的であることは多くの研究にて報告されている。前庭リハビリテーションは，特に前庭代償が不完全な末梢前庭障害患者に対して最も効果的であると報告されているが，それだけでなくさまざまな疾患に対して効果があると報告されている（表2）[1]。本書では，前庭リハビリテーションが適応かつ有効である対象疾患について主に紹介し，科学的根拠も踏まえて具体的な評価方法および介入方法を説明する。

表1 前庭障害の代表的な症状

1. バランスの不安定感（静的，動的，特に首の動きを伴う動作時）
2. 回転性めまい
3. 浮動性めまい
4. 転倒
5. 転倒恐怖感
6. うつ
7. 吐き気
8. 動揺視
9. 視覚過敏，動作過敏

表2 前庭リハビリテーションが適応となる疾患

末梢	中枢
前庭神経炎	脳卒中
内耳炎	脳震盪
聴神経腫瘍	前庭片頭痛
メニエール病	多発性硬化症
両側前庭障害	パーキンソン病
動き，または視覚により引き起こされるめまい	加齢に伴う平衡障害（presbystasis）
	小脳変性，小脳梗塞

前庭リハビリテーションのエビデンス

　米国耳鼻咽喉科頭頸部外科学会（American Academy of Otolaryngology-Head and Neck Surgery）によると，前庭リハビリテーションは「末梢前庭障害または中枢神経障害後の不完全な代償によって引き起こされる持続性のめま

いやや姿勢不安定性に対する科学的かつ臨床的に妥当な治療法である」として推奨されている[2]。米国耳鼻咽喉科頭頸部外科学会による良性発作性頭位めまい症（BPPV）に関する臨床ガイドラインは米国リハビリテーション医学会（American Academy of Physical Medicine and Rehabilitation）や米国理学療法協会（American Physical Therapy Association：APTA）などのリハビリテーション関連の団体からも承認を受けている。末梢前庭障害に対する理学療法に関して，2015年にコクランレビューが出版され，2016年にはAPTAによって詳細な臨床ガイドラインも発行されている[3, 4]。コクランレビューによると，末梢前庭障害患者に対する前庭リハビリテーションには急性期・慢性期問わず，中等度～強いエビデンスがあり，安全で効果的な方法であると報告されている[3]。このように多くの論文でめまい平衡患者に対する前庭リハビリテーションの効果を報告しており，めまい平衡障害の治療における一つの標準的治療となっている。

APTA Neurology Sectionによる前庭リハビリテーションのガイドラインでは「前庭リハビリテーションは，一側性または両側性の末梢前庭障害を呈する人々の機能回復を促進するのに効果的であるか」という問いに対して，研究の質および前庭リハビリテーションの効果を評価した[3]。このガイドラインでは10個の問い（アクションステートメント）に対して，前庭リハビリテーションに関するエビデンスレベルと推奨グレードがまとめられた（表3～5）[3]。これらのエビデンスについて本書を通して紹介していくが，読者の患者一人ひとりに対してこれらの結果が適用されるか否かは原著論文を検討し判断する必要がある。

表3　エビデンスのレベル

エビデンスのレベル	基準
Ⅰ	高い質（評価基準の50％以上のスコアを獲得）の診断，前向き，RCTの研究
Ⅱ	あまり高くない質（評価基準の50％未満のスコアを獲得）の診断，前向き，RCTの研究
Ⅲ	ケースコントロール研究，後ろ向き研究
Ⅳ	ケーススタディとケースシリーズ
Ⅴ	専門家の意見

表4　推奨グレード

グレード	推奨	推奨の強さ
A	強い推奨	圧倒的多数のレベル1またはレベル2の研究によって推奨がサポートされている。これは少なくとも一つはレベル1の研究を含む必要がある。
B	弱い推奨	高い質のRCT研究が1つ，または圧倒的多数のレベル2の研究のよって推奨がサポートされている。
C	弱いエビデンス	レベル2の研究が1つ，または圧倒的多数のレベル3，レベル4の研究によって推奨がサポートされている。
D	専門家の意見	ガイドライン開発チームの臨床経験に基づく成功体験やエビデンスに基づく指導書。これらは矛盾する可能性がある。質の高い研究と専門家の意見に矛盾があっても，ある特定の側面について（矛盾の原因となる治療テストや診断テスト，対象，環境のばらつき）は合意できる可能性がある。

表5　アクションステートメントとエビデンスレベル

Action Statement 1
急性期・亜急性期の一側前庭障害患者に対する前庭リハビリテーションの効果
Answer
急性または亜急性の一側前庭障害患者に前庭リハビリテーションを提供すべきである
エビデンスレベルと推奨グレード

エビデンスレベル：Ⅰ	推奨グレード：A	推奨の強さ：強い

ベネフィット
前庭リハビリテーションを受けた患者は受けなかった患者と比べてアウトカムが改善する
リスク，害，コスト
理学療法士に管理指導された前庭リハビリテーションはコストの増加と病院に行くまでの時間を消費させる 治療開始時は症状が強くなる

Action Statement 2
慢性期の一側前庭障害患者に対する前庭リハビリテーションの効果
Answer
慢性の一側前庭障害患者に前庭リハビリテーションを提供すべきである
エビデンスレベルと推奨グレード

エビデンスレベル：Ⅰ	推奨グレード：A	推奨の強さ：強い

ベネフィット
前庭リハビリテーションを受けた患者は受けなかった患者と比べてアウトカムが改善する
リスク，害，コスト
理学療法士に管理指導された前庭リハビリテーションはコストの増加と病院に行くまでの時間を消費させる

Action Statement 3
両側前庭機能障害患者に対する前庭リハビリテーションの効果
Answer
両側前庭機能障害患者に前庭リハビリテーションを提供すべきである
エビデンスレベルと推奨グレード

エビデンスレベル：Ⅰ	推奨グレード：A	推奨の強さ：強い

ベネフィット
前庭リハビリテーションを受けた患者は受けなかった患者と比べて機能が増加し症状が減少する
リスク，害，コスト
運動を行っている時は症状と不安定感が強くなる 理学療法士に管理指導された前庭リハビリテーションはコストの増加と病院に行くまでの時間を消費させる

Action Statement 4
一側もしくは両側の末梢前庭障害患者に対するsaccadicもしくはsmooth-pursuitエクササイズによるリハビリテーションの効果
Answer
一側または両側性の前庭障害患者に対する視線安定化のための特異的な運動として，saccadicまたはsmooth-pursuit眼球運動を単独で(頭部の動きなしに)行うべきではない
エビデンスレベルと推奨グレード

エビデンスレベル：Ⅰ	推奨グレード：A	推奨の強さ：強い

ベネフィット
頭部の動きを伴わないsaccadicまたはsmooth-pursuit眼球運動を単独で行った群は前庭リハビリテーション群と比較してアウトカムの改善が悪い
リスク，害，コスト
smooth-pursuit眼球運動とsaccadic眼球運動は一側または両側の前庭障害患者に対して害を与えるようには思えない 患者が効果的なプログラムを受けるのが遅くなる 理学療法士に管理指導された効果的でない運動はコストの増加と病院に行くまでの時間を消費させる

Action Statement 5
急性期もしくは慢性期の一側前庭障害患者に対する異なるタイプの運動の効果
Answer
特定の機能障害や限界に対応するためや特定の目標を達成するために，的を絞った訓練を提供することがある
エビデンスレベルと推奨グレード

エビデンスレベル：Ⅱ	推奨グレード：B	推奨の強さ：中等度

ベネフィット
わからない
リスク，害，コスト
理学療法士による前庭リハビリテーションによるコスト増加と病院に行くまでの時間の消費

Action Statement 6
理学療法士に管理指導された前庭リハビリテーションの効果
Answer
一側または両側の前庭障害患者に対して理学療法士に管理指導された前庭リハビリテーションを提供することがある
エビデンスレベルと推奨グレード

エビデンスレベル：Ⅰ-Ⅲ	推奨グレード：B	推奨の強さ：中等度

ベネフィット
理学療法士に管理指導された前庭リハビリテーションは，おそらくアドヒアランス(継続や順守)を高める可能性がある
リスク，害，コスト
理学療法士に管理指導された前庭リハビリテーションによるコスト増加と病院に行くまでの時間の消費 監督する理学療法士からのフィードバックがないと，患者は過少または過剰な運動処方を受け，改善の程度が少なくなる，または治療の中止につながる症状の増加をもたらす可能性がある

Action Statement 7

一側または両側の前庭障害患者に対する治療のための適切な訓練量

Answer

急性または亜急性期の前庭障害患者には1日3回，トータルで少なくとも1日12分の視線安定化運動を提供することができる

慢性期の前庭障害患者には1日3回，トータルで少なくとも1日20分の視線安定化運動を提供することができる

エビデンスレベルと推奨グレード

エビデンスレベル：V	推奨グレード：D	推奨の強さ：専門家の意見

ベネフィット

適切な訓練量はアウトカムを改善させる

リスク，害，コスト

訓練中または訓練後に一時的に症状を増加させるリスクがある
急性期では訓練を行うと吐き気や嘔吐を増加させるリスクがある
一部の患者は出血や脳脊髄液漏出のため，手術後の早期は訓練を遅らせたほうがよいかもしれない。
理学療法士に管理指導された前庭リハビリテーションによるコスト増加と病院に行くまでの時間の消費

Action Statement 8

一側もしくは両側の末梢前庭障害患者に対する前庭リハビリテーションを終了する基準

Answer

治療を終了する基準：主な目標の達成，症状の解消，プラトーに達した

エビデンスレベルと推奨グレード

エビデンスレベル：V	推奨グレード：D	推奨の強さ：専門家の意見

ベネフィット

治療期間のより効率的な管理，最適な回復が達成される前に治療が終了してしまうことを防ぐ，不当な長期にわたる治療の継続を防ぐ

リスク，害，コスト

最大のベネフィットが得られる前に時期尚早に治療が終了してしまう
長期治療は支払う人，患者，改善の結果を見ていない臨床医，治療を待っている他の患者にとってはコストがかかる

Action Statement 9

リハビリテーションの結果に影響を与える因子

Answer

リハビリテーションの結果に影響を与える因子を評価する

エビデンスレベルと推奨グレード

エビデンスレベル：Ⅰ-Ⅲ	推奨グレード：A-C	推奨の強さ：弱い～強い

ベネフィット

高齢者は前庭リハビリテーションにより似たような利益を得る

リスク，害，コスト

末梢神経障害は転倒リスクを増加させ，リハビリテーションの結果に悪い影響を及ぼす可能性がある

Action Statement 10
QOLや心身ストレスの観点から見た前庭リハビリテーションテーションの害/利益比
Answer
末梢前庭障害患者に前庭リハビリテーションを提供すべきである
エビデンスレベルと推奨グレード
エビデンスレベル：Ⅰ-Ⅲ　　　推奨グレード：A　　　推奨の強さ：強い
ベネフィット
前庭リハビリテーションを受けた患者は受けなかった患者と比べてQOLと心理的なアウトカムが改善する
リスク，害，コスト
首の痛みや乗り物酔い，吐き気はリハビリテーションの副作用として報告されており，これらがQOLに影響を与える可能性がある 訓練の副作用としてのめまいは一部の患者の心理的苦痛を増大させる可能性がある

引用文献

1) Whitney SL, et al.: An overview of vestibular rehabilitation. Handb Clin Neurol, 137: 187-205, 2016.
2) American Academy of Otolaryngology-Head and Neck Surgery: Guideline and policies policy statement: Vestibular rehabilitation. https://www.entnet.org/content/vestibular-rehabilitation, 2013.
3) McDonnell MN, et al.: Vestibular rehabilitation for unilateral peripheral vestibular dysfunction. Cochrane Database Syst Rev, 13: CD005397, 2015.
4) Hall CD, et al: Vestibular rehabilitation for peripheral vestibular hypofunction: An evidence-based clinical practice guideline: from the American physical therapy association neurology section. J Neurol Phys Ther, 40: 124-155, 2016.

第2章

前庭リハビリテーションに必要な解剖学・生理学

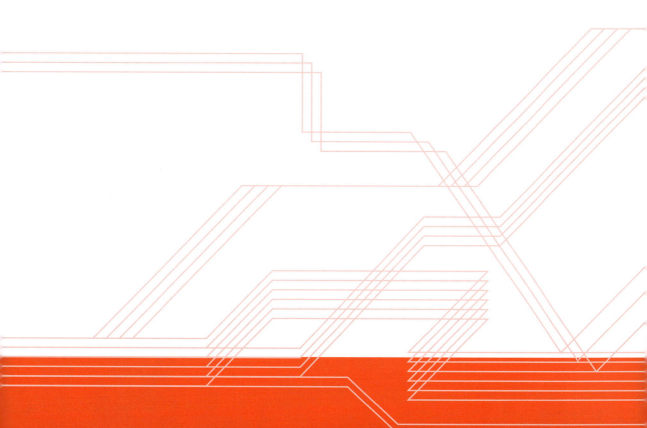

1 はじめに

伏木宏彰

　自己の位置や動きは，内耳前庭覚，視覚，体性感覚の3つの異なる知覚系により感知される（図1）。これらの情報は小脳・脳幹を中心として統合され，情報の変化に基づき，静止時や運動中の平衡機能を保つために，眼球や頭部・体幹の反射的な運動調節を行う（図2）[1]。

　両眼視機能を備えた霊長類では，視覚情報をより詳細に取り込むために網膜

図1 自己の動き（self-motion）を感知する受容器

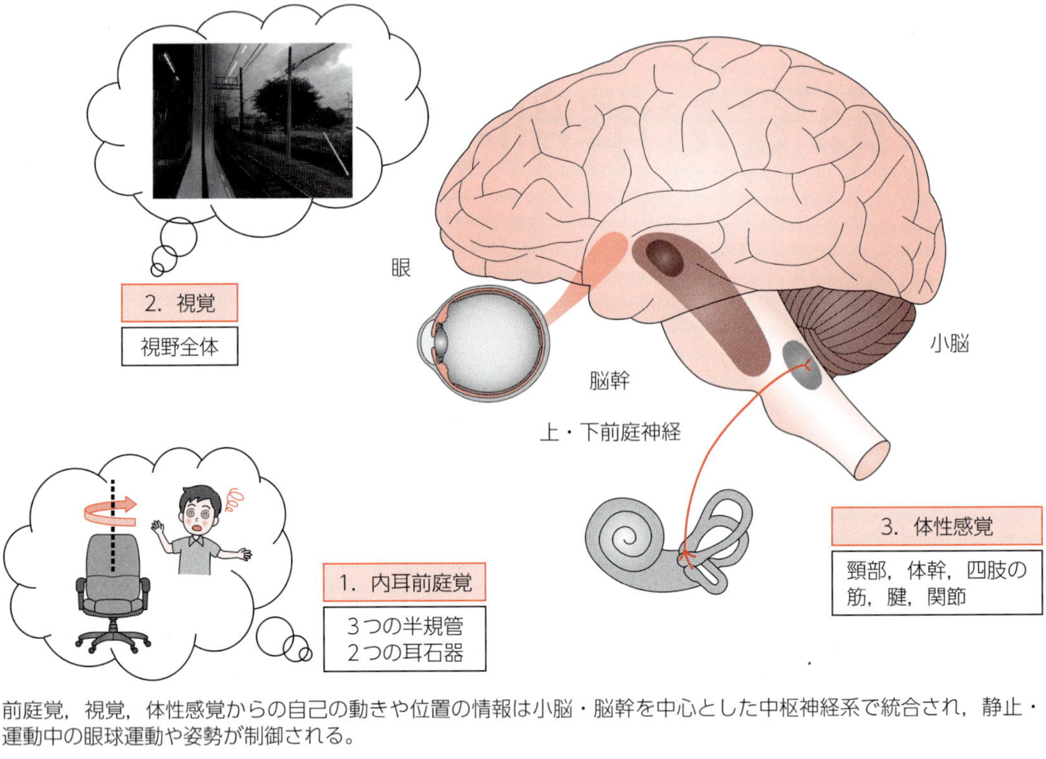

2. 視覚
視野全体

1. 内耳前庭覚
3つの半規管
2つの耳石器

3. 体性感覚
頸部，体幹，四肢の筋，腱，関節

眼
脳幹
上・下前庭神経
小脳

前庭覚，視覚，体性感覚からの自己の動きや位置の情報は小脳・脳幹を中心とした中枢神経系で統合され，静止・運動中の眼球運動や姿勢が制御される。

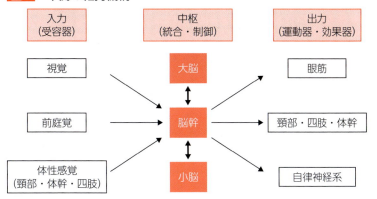

図2 平衡の維持機構

に中心窩が発達し，大脳皮質からの制御の下，空間内で種々の視標を両眼の中心窩でとらえ，ぶれずに保持するための眼球運動システムを使い分ける。また，前庭覚からの情報は視覚，体性感覚からの情報とともに側頭葉から頭頂葉の複数の領野において総合的に処理され，平衡覚や空間識が形成される。

本章では，平衡機能に関わる感覚受容器の機能解剖について，関連する検査やめまい疾患を交えながら解説する。

引用文献

1) 水越鉄理：めまい・平衡障害とは．めまい・平衡障害の診断と治療，p3-4，現代医療社，1988．

2 前庭覚の解剖と生理

角田玲子

前庭覚の解剖

平衡感覚

平衡感覚（前庭覚）は内耳の前庭器官が刺激されて生じる感覚である。前庭器官には耳石器と半規管がある。

ヒトを含めた動物は常に重力（直線加速度）により耳石器が刺激され，頭部の位置や傾斜を感知している。また，水平・垂直の直線運動も耳石器を刺激する。頭部の回転運動は半規管で感知される。しかし，日常の動きの中では前庭器官だけでなく，視覚・体性感覚などからの感覚入力も統合されて平衡覚・空間識[*1]が成り立っている。

> **用語解説**
> **＊1 空間識**
> 空間内での自己の位置・方向・姿勢などの正しい認識

前庭器官

内耳（図1）は平衡感覚の受容器である耳石器と半規管，聴覚の受容器である蝸牛の3つの部分がある。内耳は側頭骨内にあり骨迷路という骨性構造になっている。骨迷路の中に外リンパ液と膜迷路が入っている。膜迷路の中には内リンパ液が入っている。内耳の感覚細胞は有毛細胞である。有毛細胞の感覚毛が屈曲することで興奮・抑制の刺激が神経に伝わる（図2）。

図1 内耳

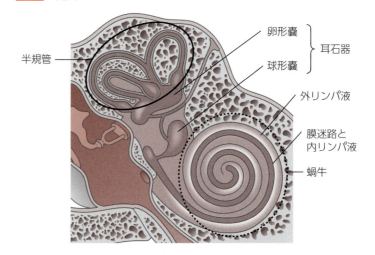

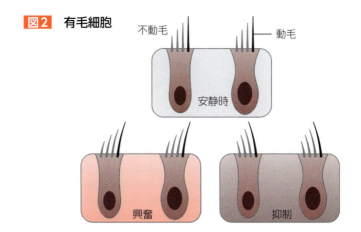

図2 有毛細胞

耳石器

　卵形嚢と球形嚢の2つがあり，それぞれ直交する面上にある（図3）。有毛細胞の感覚毛は耳石膜というゼラチン物質に包まれ，耳石膜の上に炭酸カルシウムの結晶である耳石が載っている。電車のような水平の直線加速度では卵形嚢が，エレベーターのような上下の加速度では球形嚢が主に刺激される（図4）。また，重力加速度で頭部の傾斜を感知している（図5）。有毛細胞の向きは中央の分水嶺（striola）を境に逆になっていて，部位によって少しずつ方向が異なっているので全体としてすべての方向を感知できるようになっている。

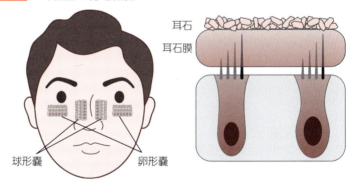

図3 耳石器の有毛細胞

感覚毛が卵形嚢は上側，球形嚢は外側に並んでいる

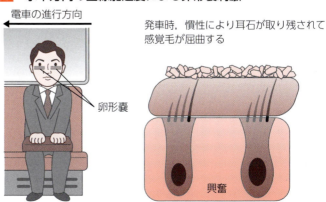

図4 水平方向の直線加速度による卵形嚢刺激

図5　頭部を傾斜したときの卵形嚢刺激

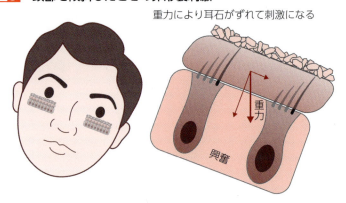

半規管

　3つの3/4周の環状の膜構造の中に内リンパ液が入っている。外側・前・後半規管はそれぞれ直行する面上にあり，頭部のすべての方向の回転運動を感知できるようになっている（図6）。各半規管は卵形嚢とつながっている。半規管の一端の膨大部に膨大部稜（crista）という感覚上皮がある。感覚上皮の表面には有毛細胞が並んでおり，感覚毛はクプラというゼラチン質に包まれている（図7）。半規管の有毛細胞の向きは一定で，外側半規管は卵形嚢側に動毛があり，前半規管と後半規管は卵形嚢側に不動毛が配置されている。頭部を回転すると慣性で頭部回転と反対向きに内リンパ液が動く。例えば，頭部を右に回転させると外側半規管では左向きの内リンパ流になり，右外側半規管では膨大部に向かう内リンパの流れ（向膨大部流）がクプラを偏位させて有毛細胞の感覚毛が動毛側に屈曲して興奮の刺激となる。逆に左外側半規管では抑制になる（図8）。前半規管や後半規管では有毛細胞の向きが逆のため内リンパ液の向膨大部流が抑制刺激になる。

図6　半規管

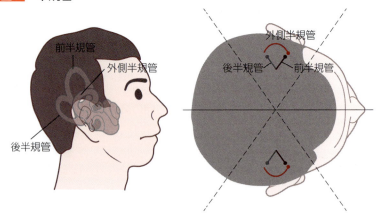

図7 半規管膨大部

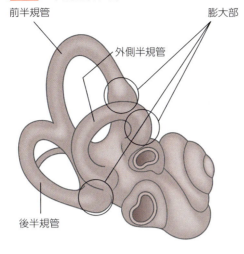
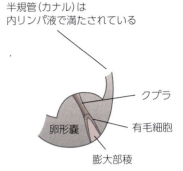

図8 頭部回転による外側半規管刺激

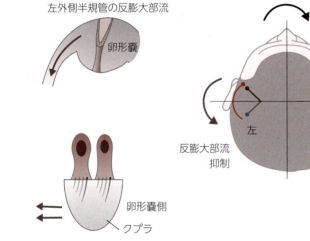
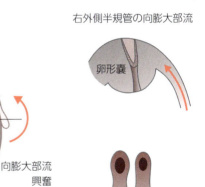
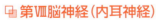

第Ⅷ脳神経（内耳神経）

　内耳から内耳道内を通り脳幹へ至る神経を内耳神経という。内耳神経は聴覚を伝える蝸牛神経と平衡覚を伝える前庭神経から成るが，前庭神経はさらに前半規管・外側半規管・卵形嚢の有毛細胞に由来する上前庭神経と後半規管・球形嚢の有毛細胞に由来する下前庭神経がある。内耳道内では顔面神経（第Ⅶ脳神経）と蝸牛神経・上前庭神経・下前庭神経の4本が併走している（図9）。脳幹では蝸牛神経は蝸牛神経核，上・下前庭神経は前庭神経核に終止する。前庭神経は小脳にも投射し，この部分を前庭小脳（片葉・傍片葉・小節・虫部垂など）という。

図9　内耳神経と内耳道

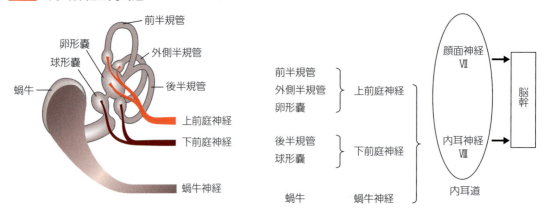

前庭神経核

　前庭神経核は橋延髄移行部にある大きな核で，同側の上・下前庭神経からのほか，対側の前庭神経核（交連抑制）・小脳皮質・小脳核・舌下神経前位核・カハール（Cajal）間質核・脊髄・大脳皮質前庭野・脳幹網様体などからも入力を受けている。出力としては眼球運動の神経核（外転神経核・動眼神経核・滑車神経核），前庭小脳，姿勢制御の頸筋・四肢の筋肉のほか，前述の入力部位の多くにも出力している。自律神経系の諸核とも連絡している。また，視床を介して大脳皮質へ投射し，平衡覚が認知される（図10）。

図10　脳幹の解剖

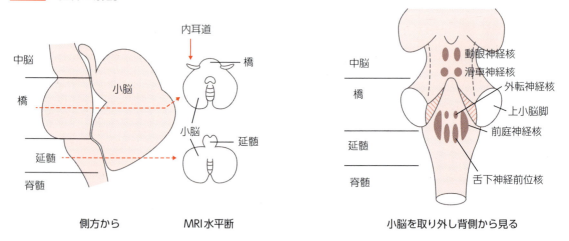

前庭覚の生理：反射経路

前庭動眼反射

　頭部の位置変化を感知して頭部の動きを補正するような眼球運動が起こる。これにより，頭を動かしたときに物をブレずに見ることができる。頭部の回転運動は半規管から，直線運動は耳石器からの入力で眼球運動が起こる。この反射の結果（網膜上のブレ）はフィードバックされ，小脳の片葉でゲインを調整している（小脳による運動学習）。

　外側半規管からの入力で起こる前庭動眼反射は図11の経路で起こる。前半規管・後半規管についても頭部の動きと逆向きに眼球の運動が起こる（図12，表1）。前述のように，半規管の有毛細胞の向きは一定で刺激を受ける運動方向も一定なので詳細な研究が行われているが，耳石器はすべての方向を感知するため前庭動眼反射経路も不明な点が多い。

図11　頭部右回転時の前庭動眼反射：眼球は左を向く
主経路のみ記載

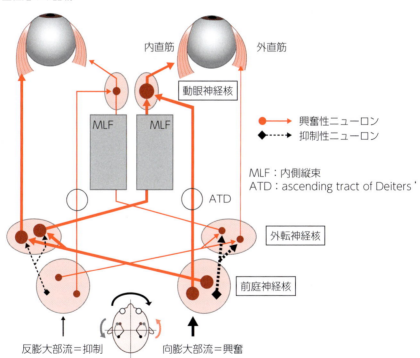

左右の前庭神経核には互いを抑制する交連性抑制の神経結合もある（未記載）。

図12　垂直系の経路

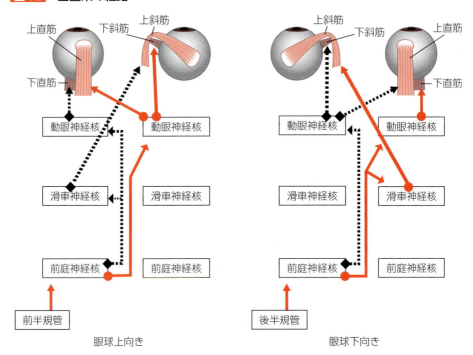

眼球上向き　　　　　眼球下向き

表1　前庭動眼反射　半規管と外眼筋の関係

刺激される半規管	前庭神経核神経結合	運動核		外眼筋		眼球の動き
外側	興奮	対側 同側	外転神経核 動眼神経核	対側 同側	外直筋 内直筋	対側向き
	抑制	同側 対側	外転神経核 動眼神経核	同側 対側	外直筋 内直筋	対側向き
前	興奮	対側	動眼神経核	同側 対側	上直筋 下斜筋	上向き
	抑制	同側 同側	動眼神経核 滑車神経核	同側 対側	下直筋 上斜筋	上向き
後	興奮	対側 対側	動眼神経核 滑車神経核	対側 同側	下直筋 上斜筋	下向き
	抑制	同側	動眼神経核	対側 同側	上直筋 下斜筋	下向き

前庭脊髄反射（図13）

　頭部に外力が加わったとき，反射的に四肢や頸部の筋肉が緊張して姿勢を保つ反射機能である．入力は前庭，経路は前庭脊髄路が主であり，出力は同側の生理的伸筋群に興奮作用・生理的屈筋群に抑制作用を及ぼす．

　前庭脊髄路には主に耳石からの入力を受け同側の頸部・体幹・上下肢に興奮性に投射する外側前庭脊髄路と，主に半規管からの入力を受けMLF（内側縦束）を下行し両側の頸部に投射する内側前庭脊髄路がある．内側前庭脊髄路は興奮性の経路は対側，抑制性は同側を下行し，前庭頸反射の主な経路である．前庭頸反射は立ち直り反射のなかでも最も重要で早期に出現する．

図13 前庭脊髄路

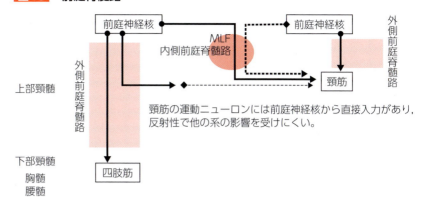

頸筋の運動ニューロンには前庭神経核から直接入力があり，反射性で他の系の影響を受けにくい。

前庭自律反射

　前庭からの入力が体位変換時の血圧などの血行動態や呼吸の安定に関与している。これは前庭自律反射によるもので，血圧中枢である吻側延髄腹外側部（rostral ventrolateral medulla：RVLM）には前庭からの入力がある。前庭が障害された動物では体位による血圧変動が起きるが，姿勢制御と同様に代償により改善する。この代償には小脳の虫部垂（uvula）が関与している。また，前庭自律反射は高位中枢の影響も大きく受けている。橋や延髄にあるモノアミンニューロンは脳の広汎な部位に投射している。例えば，縫線核（raphe nuclei：RN）のセロトニンニューロンや青斑核（locus coeruleus：LC）のノルアドレナリンニューロン（LC-NA）は前庭入力を受けている。RNは耳石器からの入力を受け起立・座位・臥位などの姿勢変化と交感神経系反射との関連が深い。LCは感覚情報の統合・選択や覚醒に関係しているが，自律神経系や姿勢制御との関係も報告されている。

　めまいや動揺病では嘔気・嘔吐・顔面蒼白・発汗・唾液分泌増加（nausea syndrome）や倦怠感・眠気・集中力の低下（sopite syndrome）などの自律神経症状を伴う。これは前庭・視覚・体性感覚の入力が日常の感覚情報パターンと異なるために感覚混乱が生じ，前庭自律反射が異常をきたしたものである。カロリック刺激のような異常な前庭刺激は，RVLMを介してLC-NAを抑制するため中枢神経系の感覚処理能力が低下し，めまい時の倦怠感・眠気・集中力の低下（sopite syndrome）の症状を起こすと考えられる。また，アセチルコリン神経系も前庭入力を受けLC-NAを抑制する。感覚混乱が起こると視床下部のヒスタミンニューロンを介して延髄の悪心嘔吐中枢が刺激され，嘔気・嘔吐が起こる。臨床的には抗ヒスタミン薬[*2]や抗コリン薬[*3]，エフェドリン[*4]などが動揺病治療に使われている。

用語解説

＊2 抗ヒスタミン薬
ヒスタミンH-1レセプターをブロックする。

＊3 抗コリン薬
アセチルコリンのムスカリンレセプターをブロックする。

＊4 エフェドリン
ノルアドレナリンなどのカテコールアミンを神経末端から放出させる。

参考文献

1) 和田佳郎：眼球運動から見た耳石器のはたらき．Equilibrium Res, 69: 152-160, 2010.
2) 篠田義一：眼球運動系の解剖と生理．眼球運動の生理学（小松崎篤ほか），p18-62, 1985.
3) 肥塚　泉：眼振のみかた 一眼振の発現機構一．日耳鼻会報, 117: 1321-1328, 2014.
4) 杉内友理子：前庭脊髄系．Cliant21, No8 めまい・平衡障害, p106-121, 中山書店, 1999.
5) 杉内友理子：前庭脊髄路．脳科学事典（https://bsd.neuroinf.jp/w/index.php?title=前庭脊髄路&oldid=34645）
6) 西池季隆：前庭自律神経反射とモノアミン．Equilibrium Res, 59: 17-28, 2000.

3 視覚

伏木宏彰

はじめに

　前述のように前庭覚は加速度に反応して自己の動きを感知する．一方，視覚は速度に反応して自己の動きを感知し，両者は相補的に働いている．例えば，電車の中で動き始め（加速中）は前庭が感知し「自分が動いた」と感じるが，電車が等速度運動になると前庭からの動きの情報は中枢神経系に伝達されず，自分が動いていると感じなくなる．窓から外の景色を見ると，視覚からの動きの情報が伝わり「自分が動いている」ことを認識する．等速度運動中，外が見えない状況では自分が動いていると感じない．

視運動性眼振（図1）

　眼前で視野全体を覆うようなストライプ状の視標が動くと，動きの情報は中枢神経系に伝わり，視標をゆっくりと追従する眼球運動（緩徐相）と，新たな視標をとらえるための反対側への急速な眼球運動（急速相）が律動的に繰り返す，生理的な眼振（optokinetic nystagmus：OKN）が生じる．車窓から過ぎ去る電信柱を眺めているときの眼球の動きと同様で，古くは「鉄路性眼振」とよばれた．

図1　視運動性眼振

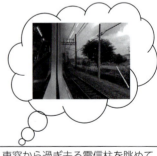
車窓から過ぎ去る電信柱を眺めているときの眼球の動きを再現している．

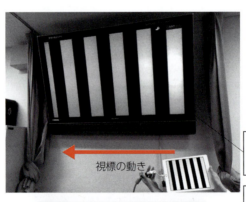
視標の動き

眼球の動き

大型TVモニターに映された視標（白黒のストライプ）が動くと…

正常ではゆっくりとした眼球の動き（緩徐相：実線）と素早い反対方向への眼球の動き（急速相：点線）が交互にリズミカルに生じる．これを"視運動性眼振"とよぶ．

視運動性眼振検査（図2）

検査の意義

視運動性眼振検査は中枢眼球運動系の機能を評価するために行う。追跡眼球運動検査（図3）とともに中枢性めまいを除外するための主要な検査である（p.135，第4章参照）[1]。

図2　ベッドサイド視運動性眼振検査（定性検査，iPad使用）

意義：
中枢の眼球運動機能を調べる。中枢性めまいを除外するための検査。

検査の実際：
視標速度①を提示して，iPad画面の中心を見てもらう。"目の前に来た黒い線を1本ずつ数える"ようにみてもらう。左右方向をボタンで切り替える。

判定：
正常：視標の動きと反対方向に活発に眼振がでる。"解発良好"
異常：①眼振があまりでない。"解発不良" → 中枢性めまいを疑う。
　　　②視標の動きと同じ方向に眼振がでる。
　　　　"錯倒（倒錯）"
　　　　→ 先天性眼振あるいは中枢性めまいを疑う。

注意：
患者の協力がないと眼振がうまく現れない。
追跡眼球運動検査（ETT）とあわせて評価する。

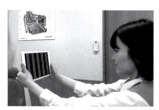

図3　ベッドサイド追跡眼球運動検査（定性検査，iPad使用）

意義：
中枢の眼球運動機能を調べる。中枢性めまいを除外するための検査。

検査の実際：
iPadで視標を提示する。"小さい視標をじっと見る"ように見つめてもらう。
視標を追いかけてはいけない。

判定：
正常：視標を滑らかに追える。"smooth"
異常：ガタガタしながら追える。"saccades"
　　　→ 中枢性めまいを疑う。

注意：
患者の協力がないとうまく現れない。

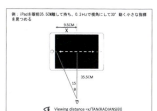

検査の準備

定性的に調べるベッドサイド検査（一次検査）は，メジャーテープやアプリケーションを用いて行える。アプリケーションはApple®やGoogle®からダウンロード可能である（例：アプリケーション"FushikiETT"）。

検査の実際

「目の前に来たストライプパターンを1本ずつ数える」ように指示する。

眼振の見方

中枢性めまいのうち，小脳障害では高速度刺激に対してOKNの緩徐相速度が低下し，脳幹障害では低速度刺激から緩徐相速度は低下する。先天性眼振や小脳脳幹障害では，刺激方向と同じ方向に眼振が誘発される特徴的なパターン・錯倒（倒錯）がみられることがある。視運動刺激の速度を制御して行う精密検査（二次検査）では，OKNの緩徐相速度や眼振数などを定量的に評価する（p.136，第4章「ENG」参照）。

メッセージ

本検査では患者の検査への理解と協力が必要である。高度視力低下，視野欠損，外眼筋麻痺，義眼などの眼科疾患はOKNの誘発不良の原因となる。

生理的眼球運動

前庭は，頭部運動中の自己の動きを感知し前庭動眼反射を引き起こし視標を網膜上にとらえるように働く。系統発生学的に古い脊椎動物では，網膜はほぼ一様の構造で視野全体が動くと網膜上の像のブレを検出し視運動性眼反射を引き起こす。前庭動眼反射および視運動性眼反射は前庭や網膜のブレ情報を入力として，網膜上の像のブレを防ぎ対象物の捕捉を安定化させる。

両眼視機能を備えた霊長類では，視覚情報をより詳細に取り込むための網膜に中心窩が発達し，大脳皮質からの制御の下，空間内で種々の視標を両眼の中心窩でとらえる随意性の追跡（滑動性）眼球運動と衝動性眼球運動が備わる。

Dodge（1903）は，生理学的眼球運動を前庭動眼反射，視運動性眼反射，追跡眼球運動，衝動性眼球運動，輻輳開散運動の5つのタイプに分類した（図4)[2]。後に固視が加わった。

視標の平面的な動きに対しては，前庭動眼反射，視運動性眼反射，追跡眼球運動，衝動性眼球運動が関わり，左右の眼球は同じ方向に向かう（共役性眼球運動）。一方，視標が奥行き方向に動くとき，すなわち，近くの視標を見るときや近くから遠くへ注視点を移動させるときは，左右の眼球は反対方向に向か

図4 生理的眼球運動

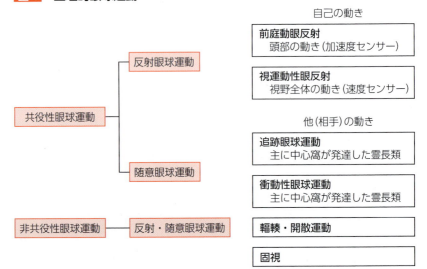

う輻輳開散運動が起きる（非共役性眼球運動）。

　前庭動眼反射および視運動性眼反射（緩徐相），追跡眼球運動，輻輳開散運動は，遅い眼球運動系（slow eye movement）に分類される。これらの眼球運動が協調して働くことにより，動く視標や静止している視標を視力の良い網膜の中心窩でとらえることができる。他方，衝動性眼球運動，前庭性眼振および視運動性眼振の急速相は，速い眼球運動（fast or rapid eye movement）に分類される。衝動性眼球運動は興味を引かれた対象物へ視線を移動し網膜中心窩にとらえる。最大速度は振幅が大きくなるにつれて速くなる。振幅が10°〜20°では眼球運動速度は350〜500°／秒で最大速度は700°／秒となる。前庭性眼振および視運動性眼振の急速相は，緩徐相と反対方向に向かう視線をリセットさせる律動性の眼球運動である。

視運動性眼振に関わる神経経路

　視野全体を覆うような視標が動くと系統発生学的に古い脊椎動物では視運動性眼反射が生じるが，中心窩が発達している霊長類では反射眼球運動に随意運動である追跡眼球運動が重畳した反応として視運動性眼振（OKN）とよばれる眼球運動が生じる。臨床検査では，視野全体を覆うようなストライプ状の視標が用いられている。周辺視野刺激に重きを置いたランダムドットパターンの視標を用いるとより反射的な眼球運動が誘発される。

　反射眼球運動に関わる神経経路を図5に示した[3]。網膜から外側膝状体，第一次視覚領を経て頭頂葉上側頭溝内のMT野，MST野に至り，さらに背外側橋核，苔状線維経由で小脳腹側傍片葉を経て小脳核や前庭神経核などに投射し，動眼神経核群に至って眼球運動を発生させる（直接経路）。直接経路は刺激開始直後のOKN緩徐相の急峻な立ち上がりに関与する。他には，皮質下経路として網膜から外側膝状体外系である視索核・副視索，橋被蓋網様核を経由し，前庭神経核などから動眼神経核群に至って眼球運動を発生させる経路がある（間接経路）[4]。間接経路は積分機構の特性（速度蓄積機構）を有し，指数関数的なOKN緩徐相の増大と維持に関与する。間接経路の速度蓄積機構により蓄積された緩徐相は，完全暗所下で視運動刺激終了後に視運動性後眼振（optokinetic after nystagmus：OKAN）として現れる[5]。直接経路と間接経路の2つが関与する視運動性眼振検査と異なり，視運動性後眼振検査は間接経路の速度蓄積能を選択的に評価できる[1]。

　随意性の追跡眼球運動も直接経路と同じ神経経路が関与するが，さらに大脳皮質の前頭葉の前頭眼野，補足眼野や頭頂葉のVIP野，小脳では片葉，虫部や半球といった複数の領域が視覚情報の分析，運動の準備・企画や実行に関わってくる[3,6]。

> **アドバンス：補正的衝動性眼球運動** column
>
> 　一側あるいは両側の半規管の機能が低下した患者では，患側方向への急速な頭部回転を行うと前庭動眼反射が十分に働かず眼位と視標に大きなズレが生じる。このため視標に視線を移動させる補正的（修正的）な衝動性眼球運動（catch-up or corrective saccades）が生じる。本現象は，半規管機能低下を検出するための前庭検査として臨床に応用されている（p.121，141，第4章「ベッドサイドHIT，video HIT」参照）。

図5 サルを用いた実験から明らかにされた眼球運動に関する神経経路

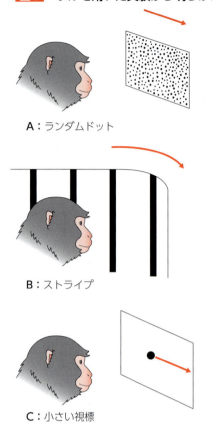
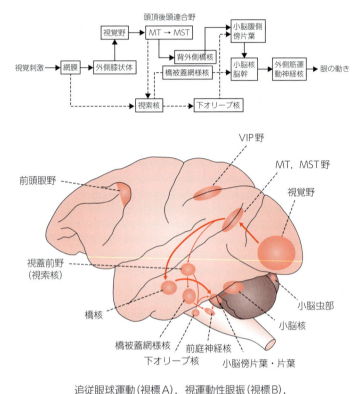

A：ランダムドット
B：ストライプ
C：小さい視標

追従眼球運動（視標A），視運動性眼振（視標B），
追跡眼球運動（視標C）が関与しているサルの脳部位

（文献3より改変引用）

視性疑似運動感覚（ベクション）

　止まった電車（飛行機）に座っているときに隣接した電車（飛行機）が動くと，自分が動いたと錯覚することがある（図6）。これは，視覚を介して動きの情報が中枢に伝達されたことにより起こり，ベクションとよばれる[7]。ベクションは，映画や娯楽施設でのバーチャルリアリティーに応用されているが，中枢神経系で情報間のミスマッチが生じ，乗り物酔い症状（動揺病）を引き起こすことがある[8]。悪天候で雲の中を飛行中のヘリコプター操縦士にとって，視覚からの動きの情報は自分が回っている錯覚（空間識障害）を引き起こし墜落事故の原因となりうる[9]。緑内障の進行例など広範囲な周辺視野障害ではベクションは生じない[10]。

図6 視界全体が動くと「自分が動いた」と感じる：ベクション

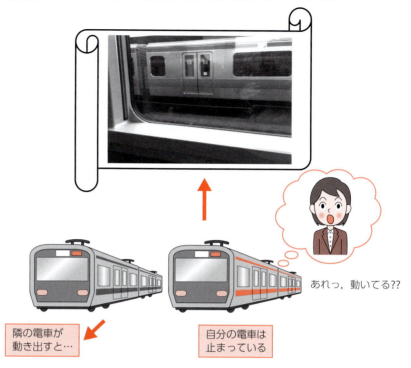

隣の電車が動き出すと…

自分の電車は止まっている

あれっ，動いてる??

文献

1) 伏木宏彰: 視運動性眼振検査・視運動性後眼振検査．イラストめまいの検査．日本めまい平衡医学会編，改訂第3版，p44-47，診断と治療社，2018．
2) 小松崎篤: 眼球運動の生理学．眼球運動の神経学，p1-18，医学書院，1985．
3) 河野憲二: 追従眼球運動．Equilibrium Res, 56: 197-207, 1997.
4) 加藤 功: 視運動性眼振の皮質下経路について．Equilibrium Res, 57: 243-253, 1998.
5) 坂田英治: 視運動性後眼振の検査．神経耳科検査とその臨床，p77-82，新興医学出版，1984．
6) 福島菊郎，ほか: 前頭葉での眼球運動制御．脳と眼球運動．脳の科学，25: p623-630，星和書店，2003．
7) Brandt Th, et al: Differential effects of central versus peripheral vision on egocentric and exocentric motion perception. Exp Brain Res, 16: 476-491, 1973.
8) Hettinger LJ, et al: Sickness in virtual environments. Presence, 1: 114-118, 1993.
9) Ungs TJ: The occurrence of the vection illusion among helicopter pilots while flying over water. Aviat Space Environ Med, 60: 1099-1101, 1989.
10) 伏木宏彰，ほか: 視覚誘発性自己回転感における周辺視野の重要性．Equilibrium Res, 61: 165-171, 2002.

4 体性感覚

浅井正嗣

　体性感覚は，触覚，圧覚，温覚，冷覚，痛覚，深部感覚をいう。特殊感覚（視覚，聴覚，平衡感覚，味覚，嗅覚，）や内臓感覚とともに，人が生きるために欠くことのできない情報である。めまい平衡障害をもつ人にとって，触覚，圧覚，深部知覚などは一層重要になる。本稿では，体性感覚の基本的事項，体性感覚と平衡反射，前庭代償などについて概説する。

基本的事項

受容器

　体性感覚の受容器は，機械受容器，温度受容器，侵害受容器に分類される。平衡機能に関連深いのは機械受容器で，皮膚や深部組織の筋，腱，関節（骨膜，関節嚢）に存在する。皮膚の受容器は，圧力や変形とその時間的変化を検知する。マイスナー小体，メルケル触盤・神経複合体，ルフィニ終末，パチニ小体などがある[1]（図1）。受容器には迅順応性（マイスナー小体，パチニ小体）と遅順応性（メルケル触盤，ルフィニ終末）がある[*1]。前者はタッピングや振動など圧の時間変化を検出し，後者は圧や圧による組織の変形の程度を感じる。なお皮膚の大半を占める有毛部では，毛包受容器が毛根を取り巻いている。
　深部で検知するのは外から加わる圧ではなく，筋，腱，関節など自己の動きなので，固有受容器または自己受容器とよばれる。筋には筋紡錘，腱には腱器官，関節にはルフィニ終末，パチニ小体，ゴルジ終末，自由神経終末などがある。筋紡錘（図2）は結合織被膜に囲まれた長さ数ミリメートルの紡錘形の装置で，内部に錘内筋線維をもつ。錘内筋線維には核袋線維，核鎖線維の2種類あ

> **用語解説**
> *1 順応性
> 受容器に圧を加えたときに，一次感覚神経の軸索に発生する活動電位の頻度で，迅順応性と遅順応性に分かれる。迅順応性は，圧が加わった直後に感覚ニューロンに活動電位が発生するが消失も速い。遅順応性は，圧が加わっている間は感覚ニューロンに信号が発生し続ける。

図1　皮膚感覚受容器

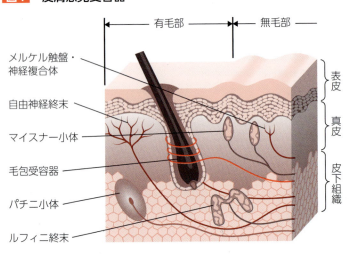

る．筋紡錘は骨格筋の線維（錘外筋線維ともいう）に交じって並列に並んでおり，両端は骨格筋と結合している．骨格筋が伸ばされると錘内筋線維も一緒に伸びるので，骨格筋の長さや変化の速さを検知できる．錘内筋には感覚神経線維としてⅠa群線維，Ⅱ群線維，γ運動線維（γ運動ニューロンの軸索）が接続している．Ⅰa群線維は筋の長さと伸張速度に反応し，Ⅱ群線維は筋の長さに反応する．核袋線維にはⅠa群線維とⅡ群線維の両方，核鎖線維にはⅡ群線維が接続している．骨格筋両端の腱との境界には腱器官[*2]がある．腱器官は錘外筋線維と直列の関係にあるので，筋が収縮したときの張力を検知する．

> **用語解説**
>
> **＊2 腱器官**
> コラーゲン線維の束でできている．10～25本の筋線維に対して1個の割合で直列接続している．接続する感覚線維はⅠb線維という．

脊髄上下行路と中枢内経路

受容器や神経終末で検出した感覚情報は，一次感覚神経を伝わって後根から脊髄に入る．図3にその様子と脊髄断面の区分名称を示した．脊髄内に入った感覚情報は二次，三次と神経を変えながら上位中枢に伝達される．主な上行伝導路には後索－内側毛帯路，脊髄視床路，脊髄小脳路がある（図4右側）．

図2　筋紡錘と神経線維

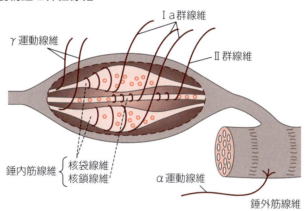

図3　脊髄断面と一次求心神経（感覚神経）

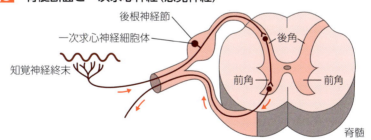

灰白質：中央のH型の部分．神経細胞体，樹状突起，有髄・無髄軸索，神経膠細胞がある．前角，後角，中間部などに分けてよぶ．白質：有髄・無髄軸索が縦に走る．前索，側索，後索などに分けてよぶ．一次求心神経：一次感覚ニューロン，一次感覚神経などともいう．細胞体は後根神経節内にある．2本の軸索がでており，末梢側は受容器に，中枢側は後角内に入る．

後索－内側毛帯路(図5②③④)は固有感覚と触覚の伝導路で，四肢体幹の筋や関節からの感覚を，視床を経由して大脳皮質に伝える。図4右側の薄束は第6胸髄以下の感覚入力，楔状束は第5胸髄以上の感覚入力の伝導路である。後索－内側毛帯路の障害では，ロンベルグ現象が陽性となる。脊髄視床路(図5②③④)には外側と腹側の伝導路(図4右側)がある。外側脊髄視床路は，痛覚や温度覚を視床を経由して大脳皮質に伝える。腹側脊髄視床路は，触覚による温痛覚の修飾に関与している。脊髄小脳路(図5②⑤)は筋収縮の状態や四肢の動きを小脳に伝える。受容器は筋紡錘や腱器官などである。腹側脊髄小脳路と背側脊髄小脳路がある(図4)。脊髄小脳路の障害では，四肢の協調運動障害が出現する。

感覚情報を受け取った大脳は，大脳－基底核ループ(図5⑦)，大脳－小脳ループ(図5⑥)などの回路を通してさまざまな計算処理をし，皮質一次運動野などから脊髄を下行してα，γ運動ニューロン，介在ニューロン*3などを制御する。その経路(図4左側)には皮質脊髄路(図5⑩)，皮質－赤核－脊髄路(図5⑪⑨)，皮質－網様体－脊髄路(図5⑪⑨)がある。皮質脊髄路(錐体路)は，大脳皮質に始まり延髄の錐体で交差して対側を下行する外側皮質脊髄路(四肢の細かい運動に関係)と，錐体で交差しない腹側皮質脊髄路がある(四肢の近位部や体幹の筋を支配)。皮質－赤核－脊髄路は四肢の遠位部の運動に関与する。皮質－網様体－脊髄路は大脳皮質からのニューロン(図4⑪)が網様体でシナプスをつくり，網様体脊髄路となり脊髄を下行して(図4⑨)介在ニューロンに到達する。以上の下行路はいずれも大脳皮質から始まるが，前庭神経核から始まる外側および内側脊髄路(図4右側)も脊髄を下行(図5⑨)して伸張反射に影響する。外側前庭脊髄路は主に耳石器からの入力を受けて，同側の頸髄，胸髄，腰髄に達する。体幹，四肢の伸筋(抗重力筋)に興奮性，屈筋に抑制性作用がある。内側前庭脊髄路は主に半規管からの入力を受けて両側性に下行し頸髄に達して前庭頸反射に働く。原則的には同側に抑制性，反対側に興奮性の作用がある。

> **用語解説**
>
> ***3　介在ニューロン**
> 脊髄内に細胞体のあるニューロン(神経細胞)には次の3種類がある。運動ニューロンは脊髄前根を経由して軸索を筋に送る。上行路ニューロンは軸索が脳に達して情報を伝達する。介在ニューロンは軸索の走行が脊髄内(白質)に限られ脊髄内での情報伝達に働く。このうち軸索の走行距離が長いものは脊髄固有ニューロンとよばれることがある。

図4　脊髄上行路と下行路

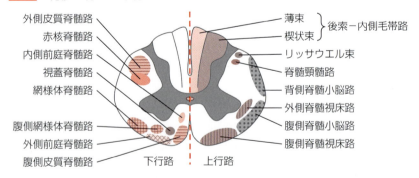

破線から左は下行路，右は上行路を表す。灰白色部分は灰白質，白色部分は白質を表す。

図5 体性感覚の主な脊髄上・下行路と中枢内経路のイメージ

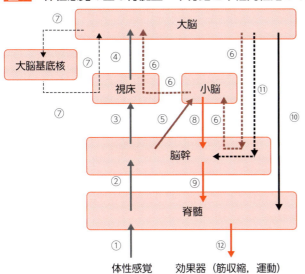

上行路
①：一次感覚ニューロン
②+③+④：後索-内側毛帯路と脊髄視床路
②+⑤：脊髄小脳路
⑤：脊髄小脳路（網様体から小脳），橋小脳路，前庭小脳路，脊髄オリーブ核路などをまとめた

ループ
⑥：大脳-小脳ループ（大脳から小脳へは橋核，網様体，下オリーブ核などを経由する）
⑦：大脳-基底核ループ

下行路
⑧：小脳から脳幹網様体，前庭神経核，赤核への経路
⑨：網様体脊髄路，前庭脊髄路，赤核脊髄路
⑩：皮質脊髄路
⑪：皮質赤核路，皮質毛様体路
⑫：末梢運動ニューロン

用語解説

*4　陽性支持反応
足底部の皮膚を刺激すると足趾の伸筋緊張が高まる。立位姿勢を保つ場合や歩行時に着地したときの安定に役立つ。

*5　交差伸展反射
画鋲やくぎを踏みつけてしまったとき，これを侵害刺激という。侵害刺激を受けた肢を引っ込めるような動作になることを屈曲反射という。このとき対側の肢には伸筋群の緊張増加と屈筋群の弛緩が生じて，対側の足で立とうとする（交差伸展反射）。屈曲反射は侵害刺激以外に皮膚の機械受容器，関節受容器，筋の高閾値求心線維などでも誘発される。皮質脊髄路，網様体脊髄路，前庭脊髄路などの影響下にある。

*6　平衡反射の分類
時田[3]によると，平衡反射は以下のように分類されている。
立ち直り反射（righting reflex）：視性/迷路性/頸性/体幹性立ち直り反射，代償性眼球偏位，踏み立ち反射，蹴り立ち反射，把握反射。なお，視性立ち直り反射は大脳皮質を必要とする。
構え反射（attitudinal reflex）：緊張性迷路反射，緊張性頸反射，支持反射，伸展反射。
運動反射（movement reflex）：迷路直線運動反射，迷路回転運動反射，視運動性反射。

体性感覚と平衡反射

　Magnus[2]は姿勢を保つための反射を姿勢反射として，反射出現部位により局在性平衡反応（陽性支持反応*4など），体節性平衡反応（交差伸展反射*5など），汎性性平衡反応（後述する緊張性頸反射など）に分類した。これを人の平衡機能の立場からみると次のようになる。立つ，歩くなど何らかの動作をするのは意志による。その動きを円滑に行えるよう背景でサポートするのが平衡反射[3]であり，この働きが平衡機能である。平衡反射は立ち直り反射，構え反射，運動反射に分類される*6。立ち直り反射は，重力に対して頭部や体幹を安定する正しい位置に復元，維持する反射である。視覚，前庭覚，体性感覚いずれも反射に関与し，また融合して表出する。構え反射は，立位や動作の局面ごとに身体の位置関係により発現する一定の筋収縮パターンと理解できる。緊張性頸反射，伸張反射などが分類されている*6。運動反射は時間的推移とともに変化する動きを誘発する反射である。体性感覚が関係する平衡反射の中から伸張反射，頸反射，腰反射，および近年知られてきた皮膚感覚が立位安定に役立つ例を紹介する。

伸張反射（stretch reflex）

　膝蓋腱反射で大腿四頭筋腱の叩打により骨格筋が伸張されると，筋が収縮して下腿が跳ね上がる。伸ばされた筋長を元に戻そうする反射が生じたために伸張反射という（図6）。Ⅰa群線維からの筋伸展情報が脊髄後根から脊髄内に入りシナプスを経由して，脊髄灰白質前角のα運動ニューロンを興奮させ筋収縮を生じる（単シナプス反射）。この反射には，拮抗抑制（図7）*7，α-γ連関*8，自原抑制*9，反回抑制*10などの抑制性あるいは興奮性神経回路が付随している。また皮質脊髄路，赤核脊髄路，前庭脊髄路，網様体脊髄路などの脊髄下行路，皮膚受容器，関節受容器の一次求心性線維などから，直接的あるいは介在ニューロンを介して制御されている。人の直立維持を考えると，重心動揺を足関節トルクが制御することが必要である[4]。足関節トルクは，足底面を

用語解説

＊7 拮抗抑制
相反性Ⅰa抑制，Ⅰa抑制などともいう．図7は肘関節が急に進展された場合のイメージである．Ⅰa群線維からの情報により上腕二頭筋に伸張反射が惹起されるとき，Ⅰa抑制ニューロンが拮抗筋である上腕三頭筋の収縮を抑制している．伸張反射と共同して肘関節をもとの状態に保つ働きがある．

＊8 α-γ連関
動作をする際には，αとγ両方の運動ニューロンに上位中枢（皮質脊髄路，前庭脊髄路，網様体脊髄路）から命令が伝わる．γ運動ニューロンの興奮は錘内筋を収縮するので，筋紡錘のⅠa群線維の出力を増加する．骨格筋の強い収縮や維持が必要なときにも対応できるシステムになっている．

＊9 自原抑制
アキレス腱反射のイメージで説明する．Ⅰa群線維からの求心性発射でα運動ニューロンの興奮によりヒラメ筋が収縮する．筋の収縮により張力が発生するため，腱器官が引っ張られて変形する．腱器官に接続するⅠb線維がインパルスを発射し脊髄介在ニューロンに情報が送られる．介在ニューロンは運動ニューロンに対して抑制性に作用する．この介在ニューロンは，皮膚，関節，Ⅰa群線維などの一次求心線維や皮質脊髄路，赤核脊髄路，網様体脊髄路などの影響をうける．

＊10 反回抑制
α運動ニューロンの軸索には反回側枝という枝がある．ある骨格筋を収縮させるために運動ニューロンが活動するとき，その情報が反回側枝を介して，レンショウ細胞という抑制性の介在ニューロンに伝わる．レンショウ細胞はその運動ニューロンにシナプスをつくり抑制する．過度の筋収縮をしないように制御を行っている．レンショウ細胞は拮抗筋を抑制するⅠa抑制ニューロンも抑制している．

図6 膝蓋腱反射

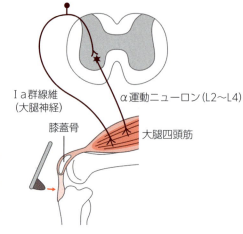

大腿四頭筋腱を叩打すると，錘外筋とともに筋紡錘錘内筋が伸張する．Ⅰa群線維を伝わるこの感覚情報が，脊髄前角のシナプスでα運動ニューロンを興奮させて筋収縮を起こす．

図7 拮抗抑制

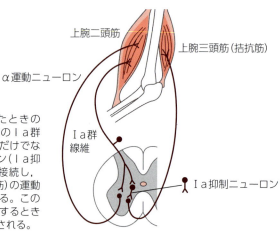

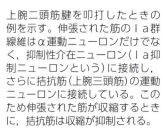

上腕二頭筋腱を叩打したときの例を示す．伸張された筋のⅠa群線維はα運動ニューロンだけでなく，抑制性介在ニューロン（Ⅰa抑制ニューロンという）に接続し，さらに拮抗筋（上腕三頭筋）の運動ニューロンに接続している．このため伸張された筋が収縮するときに，拮抗筋は収縮が抑制される．

通じて床面と力のやり取りをすることで生じる．このためにアキレス腱反射など，下腿の伸張反射が果たす役割は大きい．伸張反射には，現在も新しい知見が積み重ねられつつある．一例を挙げると，Thompsonら[5]は脊髄損傷患者のH反射[*11]を減少させる条件づけを行い，痙性の減弱と歩行が改善できたことを報告している．これは伸張反射に可塑性があることを意味しており，前庭リハビリテーションにとっても示唆に富む結果である．

緊張性頸反射

頭部と体幹の位置関係によって，四肢に姿勢反射が生じて一定の姿勢をとることを緊張性頸反射という．受容器は上部頸椎関節部の機械受容器[6]，頸椎後部の筋群にある筋紡錘[7]が考えられる．Magnus[2]は緊張性頸反射について健康人には出現せず，小児脳性麻痺のように，頸髄よりも上位中枢からの抑制が解除されて初めて出現する病的反射と考えた．しかし，福田[8]により健康人にも出現しうること，特にスポーツなどでその筋力を最大に発揮しようとするときに，出現することが明らかにされた．緊張性頸反射は，非対称性と対称性に分けて記載されることが多い．図8は福田によって示された非対称性緊張性頸反射の例である．頭部回転したとき，あごの向かったほうの肢には伸展緊張の増加，後頭部の向いた肢には屈曲緊張増加がみられる．図9の対称性緊張性頸反

用語解説

＊11　H反射
Hoffmann反射の略。脊髄運動ニューロンの活動性の指標となる。膝窩部で脛骨神経を電気刺激してヒラメ筋の筋電図を記録する方法。弱刺激では，Ⅰa群線維を伝わってシナプス経由でα運動ニューロンを活動させてH波が出現する。強度を上げるとH波は増大する。またⅠa群線維と並走するα運動ニューロンの線維（閾値が高い）も興奮することによるM波が出現する。さらに強度を上げると，α運動ニューロンが逆行性に刺激されH波が消失し，F波が出現する。

図8　非対称性緊張性頸反射

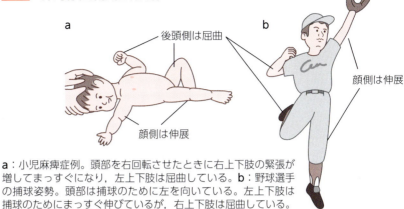

a：小児麻痺症例。頭部を右回転させたときに右上下肢の緊張が増してまっすぐになり，左上下肢は屈曲している。b：野球選手の捕球姿勢。頭部は捕球のために左を向いている。左上下肢は捕球のためにまっすぐ伸びているが，右下肢は屈曲している。

（文献8より引用）

図9　対称性緊張性頸反射

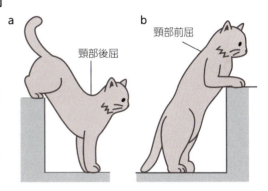

a：台から降りようとしたときに頭部は持ち上げられ頸部後屈している。このとき前肢は伸展，後肢は屈曲している。b：台に登ろうとして頸部が前屈した形になっている。このときは前肢屈曲，後肢伸展となっている。

（文献9より引用）

射では，頸部の前後屈により左右の四肢に対称性に反射が生じている。緊張性頸反射は緊張性迷路反射や後述の緊張性腰反射などと相まって体平衡維持に役立っていると思われる。

頸性立ち直り反射

前田[9]によると中脳動物について，「動物を横臥位にするとまず頭部が正常位に戻り，この結果頭部と体幹との間に捻じれが生じ，これによって頸反射が起こり体幹が頭部に対し調和のとれた姿勢に戻る」とのことである。

頸性眼反射

頸部機械受容器への刺激で眼球運動にも反射が出現する。この現象は頸性眼反射または頸眼反射（cervico-ocular reflex）という。動物では頸髄後根の切断で眼振が出現し，人では頸部捻転や後頸部振動刺激で眼振が出現する[10]。この理由として後頸部感覚入力と前庭入力が，前庭神経核[11]やcentral cervical nucleus[12]などで統合され，小脳片葉[13]や小脳虫部[14]に投射する神経経路[15]に生じた障害と推察される。健常者でも一側内耳機能低下症例でも後頸部に振動刺激を加えると眼振が発現するが，一側内耳機能低下症例では健常者よりも眼振の性状（緩徐相速度や頻度）が強くなったとの報告がある[10]。このことから健常人よりも一側前庭障害例のほうが，頸部感覚への外乱で頸性眼反射がより明確になることがわかる。見方をかえると一側前庭機能低下の中枢性代償に向けて，頸部入力が貢献していたものと推察できる。

腰反射

腰部受容器の刺激に対して，四肢の緊張状態が変化することから緊張性腰反射ともよばれる。緊張性頸反射と同じく，健康成人にも潜在することをTokizaneら[16]が明らかにした。そのイメージは，腰部を背屈すると四肢（特に下肢）の緊張が亢進し，腹屈（前屈）すると四肢の緊張が低下する。腰部を右に回旋あるいは右側屈すると右上肢と左下肢の緊張低下，左上肢と右下肢の緊張亢進がみられる（図10）。回転に伴う筋緊張変化は，ゴルフスイングのテイクバックのイメージに近いように思う。左回転，左傾斜では反対の現象が生じる。緊張性頸反射は上肢筋に現れやすいが，腰反射では下肢筋に現れやすい。また，緊張性迷路反射が腓腹筋やヒラメ筋など下腿の筋に現れやすいのに対して，腰反射は大腿筋，大殿筋などに現れやすいという特徴がある。

檜ら[17]はむち打ち損傷患者で腰部痛が強い場合に，めまい，眼振，足踏み検査異常などの平衡障害が出ること，これに対して腰部有痛部にプロカインを注射し痛みをとると症状が消えると述べている。さらに，disdiadochokinesisなど上肢小脳症状陽性となることが多いことから，脊髄小脳路などを介した小脳への影響があると考察している。腰部感覚異常とめまいの関連性について示唆に富む重要な所見である。

皮膚感覚による姿勢安定化

皮膚感覚刺激がさまざまな反射を引き起こすことは古くから知られているが，近年では皮膚感覚入力が立位姿勢の安定に重要な役割を果たすことも明らかになってきた。間野[18]は足底部に100Hz，20秒の振動刺激を加えてテレビカメラや重心動揺計で観察し，刺激後に重心が前方に大きく偏倚することを明らかにした。Priplataら[19]は足底に感覚閾値未満のノイズ振動刺激を加えたところ重心動揺が減少することを報告した。Lackner[20]らは，図11のように前庭障害患者をフォースプレート上に立たせて，指先で被験者の横につくった固定面を人差し指でそっと触れるだけで姿勢が安定することを報告している（ライトタッチ効果）。Kimuraら[21]は，このライトタッチ効果についても，同時に閾値下振動刺激を加えたほうが重心動揺検査の安定効果が高いことを示した。前庭リハビリテーションの参考になると思われる。

図10 緊張性腰反射

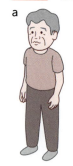 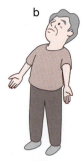 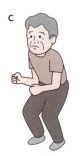 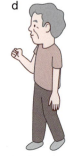 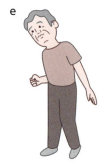

a　　b：腰部背屈による四肢緊張亢進　　c：腰部前屈による四肢緊張低下　　d：腰部右回旋による右上肢，左下肢緊張低下　左上肢，右下肢緊張亢進　　e：腰部右側屈による右上肢，左下肢緊張低下　左上肢，右下肢緊張亢進

a：Original position，b：dorsiflexion（背屈），c：ventroflexion（腹屈），d：rotation toward the right（右回転），
e：deviation toward the right（右側屈）

（文献16より引用）

図11 Lacknerが用いた検査装置

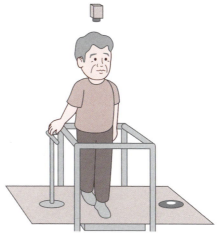

Mann姿勢でforce platform上に立ち右人差し指でtouchbarにそっと触れる。

(文献20より引用)

前庭代償

　前庭神経炎のために一側半規管麻痺となった場合を想定する。発症早期には患側内耳からの入力が高度に低下するために，患側前庭神経核の活動低下〜停止状態となる。身体には患側から健側に向かう眼振と患側の筋緊張低下による平衡障害が出現し，自覚的にはめまい，ふらつきを感じる。この状態を改善するために働く中枢神経系の作用を，前庭代償（vestibular compensation）という。前庭神経核には前庭小脳からの抑制入力があるが，代償初期には患側前庭神経核への抑制入力減少と健側前庭神経核への抑制増加が生じる。これは前庭神経核活動の左右差を減少して，発症時の激烈な症状を緩和する効果があると思われる。この時期には視覚情報が重要であることが知られている[22]。数日から1週間程度過ぎると代償の慢性期になる。この時期には体性感覚情報が重要だといわれている[23]。一側半規管麻痺を残しつつも，前庭代償により少なくとも静的平衡機能の改善をみていた経過良好な患者が，交通事故でむち打ちを患うと一気にめまい症状が再発することを，日常臨床でしばしば経験する。体性感覚の重要性を示す事例である。以上述べたことを勘案すれば，ブラント[24]が述べた「前庭代償は決して"単純なあるいは単一の"過程ではない。前庭代償は，認知，前庭動眼系，前庭脊髄系の再調節（readjustment）の多数の過程からなり，脳・脊髄の異なる場所において異なる時間経過で生じる。それゆえ前庭リハビリテーションには，眼，頭，体の運動を含む種々の訓練を組み入れるべきである」との言葉には強い説得力を感じる。

引用文献

1) 本間研一 監修: 標準生理学 第9版. 医学書院, 2019.
2) Magnus R: Korperstellung. Julius Springer, Berlin, 1924.
3) 時田 喬: 平衡覚. 現代の耳鼻咽喉科学. 檜学(編), 改訂第2版. 金原出版, p.110-120, 1983.
4) 政二 慶: 静止立位の姿勢制御. 運動生理学のニューエビデンス. 宮村実晴(編), 66-75, 真興交易, 2012.
5) Thompson AK, et al: Operant conditioning of a spinal reflex can improve locomotion after spinal cord injury in humans. J Neurosci, 33: 2365-2375, 2013.
6) McCouch GP, et al: Location of receptors for tonic neck reflexes. J Neurophysiol, 14: 191-195, 1951.
7) Cooper S, et al: Muscle spindles in man: Their morphology in the lumbricals and the deep muscles of the neck. Brain, 86: 563-586, 1963.
8) 福田 精: 姿勢と姿勢反射. 神経研究の進歩, 11(3): 447-451, 1967.
9) 前田 実: 姿勢反射の中枢機序 – Part II. 頸性因子の神経機構と頸性"めまい"のPathogenesisについて–. Neurol Med Chir, 20: 619-631, 1980.
10) 小林 謙: 眼球運動の調節における頸部求心系と末梢前庭系の相互作用について. 日耳鼻, 90: 404-411, 1987.
11) Boyle R, et al: Convergence and Interaction of neck and macular inputs on vestibulospinal neurons. J Neurophysiol, 45: 852-868, 1981.
12) Hirai N, et al: Neck muscle afferent input to spinocerebellar tract cells of the central cervical nucleus in the cat. Exp Brain Res, 55: 286-300, 1984.
13) Wilson VJ, et al: Mossy fiber neck and second order labyrinthine projections to cat flocculus. J Neurophysiol, 39: 301-310, 1976.
14) Denoth F, et al: Responses of Purkinje cells of the cerebellar vermis to neck and macular vestibular inputs. Pfluegers Arch, 381: 87-98, 1979.
15) 八木聰明: 平衡維持に関する頸部入力の役割. 耳鼻, 37: 1168-1173, 1991.
16) Tokizane T, et al: Electromyographic studies on tonic neck, lumbar and labyrinthine reflexes in normal persons. Jpn J Physiol, 2(2): 130-146, 1951.
17) 檜 學: 姿勢に関する反射とその病態. 新生理科学体系10巻 運動の生理学 第1版. 医学書院, p.303-312, 1988.
18) 間野忠明: 平衡障害と姿勢反射. めまい・平衡障害. メディカルリサーチセンター, p.125-131, 1985.
19) Priplata AA, et al: Vibrating insoles and Balance control in elderly people. Lancet, 362: 1123-1124, 2003.
20) Lackner JR, et al: Precision contact of the fingertip reduces postural sway of individualas with bilateral vestibular loss. Exp Brain Res, 126: 459-466, 1999.
21) Kimura T, et al: Unperceivable noise to active light touch effects on fast postural sway. NeuroSci Lett, 506: 100-103, 2012.
22) 武田憲昭: 前庭代償の分子メカニズム. 神経耳科学 第1版. 金芳堂, p.67-78, 1998.
23) Newlands SD, et al: Effect of T2 spinal trasection on compensation of horizontal canal related activity in the medial vestibular nucleus following unilateral labyrinth ablation in the decerebrate gerbi. Brain Res, 541: 129-133, 1991.
24) トーマスブラント: めまい患者の管理. めまい 改訂第2版. 診断と治療社, p.45-60, 2003.

5 小脳・脳幹

伏木宏彰

はじめに

前庭リハビリテーションを行うに際して知っておきたい小脳・脳幹を介した中枢制御機構について解説する。

前庭動眼反射の適応性変化（運動学習）

前庭動眼反射には，適応性変化（adaptation）とよばれる視野環境の変化に応じて動眼反射の動的特性を変化させる運動学習機能がある。例えば，視界が左右逆転するようなプリズム眼鏡を装着して頭部運動を行った場合，視界は大きくブレて見える。しかし，一定時間装着していると，頭部回転と反対方向に動いていた眼球は次第に回転と同じ方向に動くように変化し，やがてブレずに見えるようになる[1]。プリズム眼鏡を外してしばらくの間は回転方向と同じ方向に眼球運動が生じるが，視界のブレを再補正して眼球は元のように頭部回転と反対方向に動くようになる。

前庭障害患者に対する前庭リハビリテーションは，このような運動学習を利用した適応訓練と，視覚や体性感覚などの他の感覚受容器を用いた代用訓練，めまいを引き起こす動作や視覚刺激を繰り返し行い慣れをもたらす訓練を行い，前庭の代償を促進させることを目的とする。難治性めまい患者では，不安や恐怖心も加わりめまい症状は増大する。転倒のリスクも高まり社会的な活動は著しく制限される。歩行や持久力訓練や心理的側面，認知や予測を考慮した多角的なアプローチが必要となる。

筆者らは，頭部運動に視標を組み合わせた動物の適応実験において，頭部運動の回転周波数や視標の方向により可塑性に違いがあることを明らかにしている[2,3]。低周波数の頭部回転運動では耳石，中高周波数の頭部回転では半規管が適応性変化に関与し，視標が上下方向に動く場合は適応性変化に違いがある。難治性めまい患者においては，基礎的研究から導かれた理論を取り入れた，より効果の高い個別訓練が望まれる。

前庭動眼反射の慣れ

前庭動眼反射には，慣れ（habituation）とよばれる同一刺激が繰り返されると動眼反射の動特性が小さくなる性質がある[4]。慣れは一定速度の反復回転刺激や低周波数の連続振子様回転刺激で著明となる[5,6]。

小脳との関わり(図1, 2)

運動学習と片葉

　小脳皮質には脳幹の橋核，橋被蓋網様核，前庭神経核などを起源とする苔状線維入力と下オリーブ核を起源とする登上線維入力がある．苔状線維は，小脳皮質の顆粒細胞にシナプス結合し，平行線維とよばれる軸索突起を介して出力細胞であるプルキンエ細胞にシナプス結合する．頭部運動中の網膜上の像のブレ(誤差信号，retinal slip)の情報は，副視索・視索核，下オリーブ核を介して，一方の入力である登上線維を介して直接小脳片葉プルキンエ細胞にシナプス結合する．平行線維とプルキンエ細胞間のシナプスの伝導効率は登上線維の入力により長期間減弱する(長期抑圧)[7]．前庭動眼反射の運動学習は，小脳片葉での長期抑圧[7]，あるいはその標的神経細胞である前庭神経核[8]が関与していると考えられてきた(図2)．永雄らは，両者の関与，すなわち短期的な運動記憶がまず小脳片葉で形成され，運動の学習がさらに続くと出力先である前庭神経核で長期的な記憶として保持されると解釈している[9]．

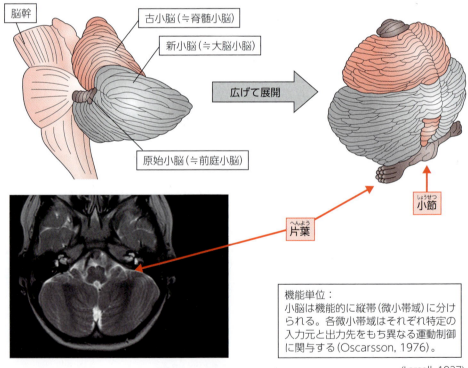

図1 前庭小脳(片葉・小節)：解剖学的区分

機能単位：
小脳は機能的に縦帯(微小帯域)に分けられる．各微小帯域はそれぞれ特定の入力元と出力先をもち異なる運動制御に関与する(Oscarsson, 1976)．

(Larsell, 1937)

図2 視覚と前庭の相互作用：前庭動眼反射の運動学習

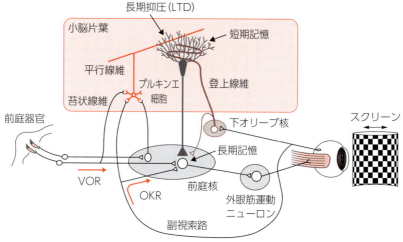

網膜上の像のブレが生じると視索核，下オリーブ核を介して誤差信号が小脳に伝わる。
小脳・脳幹において運動学習が起こりブレが少なくなるように眼球運動が変化する。

（文献9より引用）

アドバンス：片葉に関わる臨床検査 column

　小脳片葉が関連した検査には，Visual suppression test，VOR cancellationがある。中枢神経系における視覚と前庭の相互作用を調べることを目的としている。
　前庭性眼振は，固視をすると抑制される。前庭小脳・脳幹を介した網膜上の像のブレを補正する制御機構が働くためである。例えば，椅子回しを行うと，中枢の速度蓄積機構により椅子を止めた後もしばらく眼振（回転後眼振）が持続する（図3）。正常では静止した視標（指）をじっと見ると，後眼振は抑制され減弱する。この原理は，中枢機能を調べる臨床検査として温度刺激検査の過程に組み込まれている。冷水（または冷風）を外耳道に注入（送風）し，外側半規管の内リンパ流動を起こし人工的に前庭性眼振を誘発する。眼振が活発になった時点で開眼固視させる。前庭小脳を介した神経経路が正常であれば前庭性眼振は抑制される（Visual suppression test，p.139 第4章「19 ENG」参照）。

図3 視覚と前庭の中枢相互作用：visual suppression

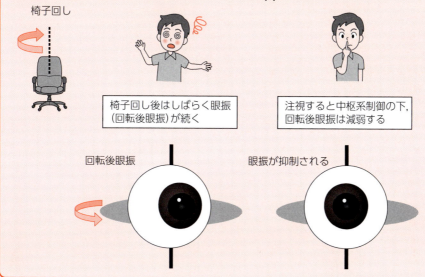

慣れと小節

　小脳小節は前庭動眼反射の慣れに関与している。アイススケートの選手では，慣れにより回転後の転倒リスクが少なくなる（前庭動眼反射の時定数の短縮）。小節の障害例では，抑制的な効果が弱まり前庭性眼振の持続時間延長や周期性方向交代性眼振などがみられる。

アドバンス：tilt-suppressionとspatial reorientation   column

　小脳小節および虫部垂は前庭の垂直半規管と耳石の入力を最も多く受ける[10, 11]。耳石からの重力加速度と半規管からの回転加速度および視覚からの視覚速度情報は小脳小節で統合され，頭部傾斜の際に重力方向を感知して速度蓄積機構を介して半規管や視運動性眼球運動の持続時間（傾斜抑制，tilt-suppression）や空間位置（空間定位，spatial reorientation）を調節する[12]。例えば，バット回しゲームでゴールに向かおうとすると，前庭系の左右不均衡が続く間は真っすぐに歩けない（図4）。頭部が傾くと地上環境で安定した眼位や姿勢を保つために，重力センサーである耳石が地上水平面を同定し，ジャイロスコープ様に傾斜に対し反対方向に代償性眼球運動の回転軸を変化させる。地上生活主体の人間や動物では空間定位能は低く，運動中や運動直後の頭部位置の変化により転倒や平衡障害が生じやすい。頭部位置の変化に対し代償性眼振を抑制する傾斜抑制能は発達している。対照的に，空間移動に伴い頭部位置がさまざまに変化する樹上生活主体のサルでは空間定位能は高い[13]。

図4　半規管と耳石の中枢相互作用（tilt suppression, reorientation）

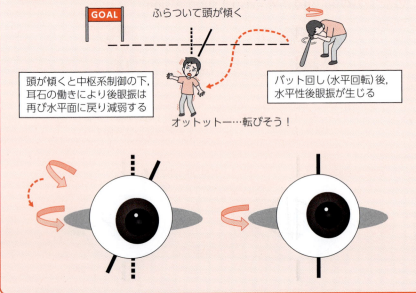

片葉,腹側傍片葉,傍片葉岩様小葉,虫部Ⅵ/Ⅶ小葉

　小脳半球Ⅵ/Ⅶ小葉は,前頭葉の前頭眼野,頭頂葉上側頭溝内のMT/MST野と連絡があり,背外側橋核や橋被蓋網様核を経由して随意性の追跡眼球運動や衝動性眼球運動の制御に関与している[14,15]。

文献

1) Gonshor A, et al: Extreme vestibulo-ocular adaptation induced by prolonged optical reversal of vision. J Physiol (London), 256: 381-414, 1976.
2) Maruyama M, et al: Asymmetric adaptive gain changes of the vertical vestibule-ocular reflex in cats. Brain Res, 1023: 302-308, 2004.
3) Fushiki H, et al: Adaptation of the vertical vestibulo-ocular reflex in cats during low-frequency vertical rotation. Auris Nasus Larynx, 45: 242-247, 2018.
4) Cohen H, et al: Habituation and adaptation of the vestibuloocular reflex: a model of differential control by the vestibulocerebellum. Exp Brain Res, 90: 526-538, 1992.
5) Baloh RW, et al: Habituation of the human vestibulo-ocular reflex with low-frequency harmonic acceleration. Am J Otolaryngol, 3: 235-241, 1982.
6) Ahn SC, et al: Short-term vestibular responses to repeated rotations. J Vestib Res, 10: 17-23, 2000.
7) Ito M: Long-term depression. Annu Rev Neurosci, 12: 85-102, 1989.
8) Miles FA, et al: Plasticity in the vestibulo-ocular reflex: a new hypothesis. Annu Rev Neurosci, 4: 273-299, 1981.
9) 永雄総一,ほか:小脳による運動記憶の形成機構. Brain and Nerve, 60, p783-790, 医学書院, 2008.
10) Büttner-Ennever JA: A review of otolith pathways to brainstem and cerebellum. Ann N Y Acad. Sci, 871: 51-64, 1999.
11) Voogd J, et al: Oculomotor cerebellum. Prog Brain Res, 151: 231-268, 2006.
12) Angelaki DE, et al: Inertial representation of angular motion in the vestibular system of rhesus monkeys. I. Vestibuloocular reflex. J Neurophysiol, 71: 1222-1249, 1994.
13) 伏木宏彰:小脳小節とジャイロ効果について. Equilibrium Res, 62: 139-140, 2003.
14) 永雄聡一,ほか:小脳による眼球運動制御. 脳と眼球運動. 脳の科学, 25: p643-652, 星和書店, 2003.
15) 北澤宏理,ほか:小脳半球による随意眼球運動の制御機構. Equilibrium Res, 68: 119-130, 2009.

6 前庭皮質

伏木宏彰

サルの研究では大脳皮質の頭頂葉から側頭葉にかけて複数の領域に前庭入力があることが知られており，これらの領域は前庭皮質とよばれている。前庭皮質は，前庭覚固有の感覚野ではなく，前庭情報は視覚や体性感覚など他の感覚情報とともに総合的に情報処理され平衡覚や空間識形成が行われていると推測されている。中でも頭頂葉-島前庭性皮質（parieto-insular vestibular cortex：PIVC）はその中心的な役割を担っている（図1）[1]。前庭ガルバニック刺激に対する健常人のfMRIによる賦活領域は，サルの前庭皮質領域とほぼ同一部位であることが報告されている[2]。

前庭動眼反射は空間的に眼位を一定に保つが，空間内を移動する視標を頭部運動中に固視する際には前庭動眼反射を抑制することができる。PETやfMRIなどの脳機能イメージングによると，自己の動きに関する大脳皮質の領域において前庭覚と視覚情報は互いに抑制的に働く。実験的に冷温度刺激による人工的前庭単独刺激を行った場合，自己運動感が発現中はPIVC相当領域の賦活は亢進し視覚関連領域の賦活は低下する[3]。前庭ガルバニック刺激でも，前庭皮質の賦活亢進に視覚野の賦活低下が認められている[4]。

対照的に，視覚単独刺激では，視覚性自己運動感発現中，PIVC相当領域の賦活は両側性に低下する[5]。温度刺激中に固視すると視覚野，前頭眼野周辺の賦活が強くなり，PIVC相当領域の賦活が弱くなる[6]。

このように視覚野と前庭皮質の間に抑制性の相互作用が働いている。これら

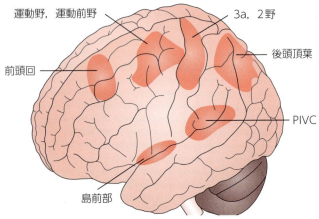

図1 前庭皮質

大脳皮質前庭野イメージ：
前庭野は，頭頂葉から側頭葉に分布する。頭頂葉-島前庭性皮質（parieto-insular vestibular cortex：PIVC）はその中心的な役割を担う。

（文献1より引用）

の実験結果は，健常者における非生理的な単一感覚刺激によるものである．日常生活においては，前庭覚，視覚，体性感覚情報が統合された複合感覚で空間識が形成される．PPPDの病態は明らかではないが，姿勢制御，空間識，情動に関わる感覚処理の異常が原因である機能性疾患と考えられている（第3章参照）[7]．前庭皮質のどの領域の障害がどのような空間識障害をもたらすのか，今後の解明が望まれる．

参考文献

1) Klingner CM, et al: Vertigo and the processing of vestibular information: A review in the context of predictive coding. Neurosci Biobehav Rev, 71: 379-387, 2016.
2) Dieterich M, et al: Functional brain imaging of peripheral and central vestibular disorders. Brain, 131: 2538-2552, 2008.
3) Deutschländer A, et al: Sensory system interactions during simultaneous vestibular and visual stimulation in PET. Hum Brain Mapp, 16: 92-103, 2002.
4) Bense S, et al: Multisensory cortical signal increases and decreases during vestibular galvanic stimulation (fMRI). J Neurophysiol, 85: 886-899, 2001.
5) Brandt T, et al: Reciprocal inhibitory visual-vestibular interaction. Visual motion stimulation deactivates the parieto-insular vestibular cortex. Brain, 121: 1749-1758, 1998.
6) Naito Y, Tet al: Cortical correlates of vestibulo-ocular reflex modulation: a PET study. Brain, 126: 1562-1578, 2003.
7) 診断基準化委員会：持続性知覚性姿勢誘発めまい（Persistent Postural-Perceptual Dizziness: PPPD）の診断基準．Equilibrium research, 78: 228-229, 2019.

第3章

前庭リハビリテーションのための疾患の理解

1 めまい・平衡障害をきたす疾患

伏木宏彰

はじめに

めまい・ふらつきは，若年者から高齢者まで幅広い年齢層で自覚する症状である。65歳以上の高齢者では，約3割が日常生活に支障をきたすようなめまいやふらつきを自覚すると報告されている[1]。めまい・平衡機能低下により日常生活におけるさまざまな行動は制限され，高齢者の生活の質は著しく低下する[2]。

2009年の全米調査によると，前庭障害の有病率は成人40歳以上で約35%と推計される[3]。加齢と共に有病率は増加しめまい症状がある前庭障害者では転倒のリスクは8倍に増加し，無症状の前庭障害者においても転倒のリスクは有意に高くなると報告されている。

めまいの原因は，内耳や中枢の平衡機能障害，循環障害など診療科の枠組みを超えて多岐にわたる（図1）[4-7]。頭痛が関連しためまい，心因性のめまい，内耳性めまいや頭痛に関連しためまいに不安や抑うつを合併している例も頻繁にみられる。

図1 めまい平衡障害の主な原因（日本めまい平衡医学会 1987, 2017, 2019）

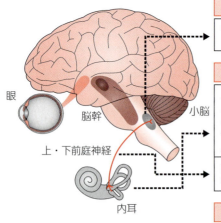

中枢性めまい（約10%）
中枢性頭位めまい，椎骨脳底動脈循環不全
（脳卒中，脳腫瘍，変性疾患，奇形，外傷，炎症など）

末梢性めまい（約60%）
良性発作性頭位めまい症（BPPV）
メニエール病，遅発性内リンパ水腫，内耳梅毒
めまいを伴う突発性難聴，外リンパ瘻
慢性中耳炎由来の内耳障害，薬物による前庭障害
上半規管裂隙症候群*，両側前庭機能障害

前庭神経炎，ハント症候群，聴神経腫瘍**
神経血管圧迫症候群（前庭発作症）*

その他のめまい（約30%）
心因性めまい，持続性知覚性姿勢誘発めまい
前庭性片頭痛，脳脊髄液減少症*
頸性めまい，血圧異常によるめまい
（不整脈，貧血，甲状腺機能低下症，脂質異常，低血糖など）

* 余裕があれば知っておきたい比較的まれな疾患
** 腫瘍が増大すると中枢性

診断の大まかな流れ：疾患の仕分け（sorting）と照合（matching）（図1）

「末梢性めまい」（内耳疾患と末梢神経疾患），「中枢性めまい」，「その他のめまい」のどのカテゴリーに入るかを考える（sorting）。前庭や中枢眼球運動検査で異常がみられた場合は，「末梢性めまい」や「中枢性めまい」を念頭に置く。前庭検査で異常があり，中枢眼球運動検査で明らかな異常がない場合は，「末梢性めまい」を疑う。診断基準に照らし合わせ疾患を絞り込む（matching）。比較的まれな疾患（外リンパ瘻，上半規管裂隙症候群，神経血管圧迫症候群など）を特定するためには，圧や音刺激，過換気負荷，頸部刺激が有用である。

慢性浮動性のめまいや反復するめまい症例で前庭や中枢眼球運動検査で明らかな異常が認められない場合は，「その他のめまい」を念頭に置きつつ，さらに精査を進める。

末梢性めまいの診断の実際

全体像を把握するために診察前に，めまいの問診票，めまい症状の重症度（DHI），抑うつと不安の自記式問診票（HADS）をチェックする（p.103, 111「第4章」で詳しく説明）。血圧測定も行う。筆者らの施設の外来スクリーニング検査一覧を図2に示した。

中枢および末梢の眼球運動検査をベースとした診断フローチャートを図3に例示した（各検査項目：第4章で詳しく説明）。

パターンⅠ：中枢眼球運動に異常が認められた場合や注視・自発眼振検査にて「中枢性めまい」を示唆する眼振が認められた場合は，頭部画像検査を行い眼球

図2　ベッドサイド検査（一次検査）

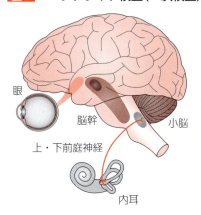

中枢眼球運動機能検査
<u>小脳・脳幹症状/サイン</u>
<u>追跡眼球運動検査</u>，<u>視運動性眼振検査</u>，<u>急速眼球運動検査</u>
<u>注視・自発眼振検査</u>，輻輳・開散運動検査

末梢眼球運動機能検査
<u>頭位眼振検査（Supine Roll）</u>
<u>頭位変換眼振検査（Dix-Hallpike）</u>
<u>Head impulse test</u>（HIT）
<u>頭振り眼振検査</u>
バイブレータ誘発眼振検査
圧・音・過換気刺激
自覚的視性垂直位

聴覚検査
音叉
純音聴力検査

体平衡・歩行検査
<u>Mannテスト</u>，<u>単脚直立</u>
足踏み検査
重心動揺検査
TUG，<u>DGI-FGA</u>

その他の検査
<u>頭部画像検査</u>：CT，MRI，MRA
<u>心理検査</u>：HADS，STAI，SDS
<u>血圧</u>，<u>シェロング検査</u>，心電図，自律神経機能検査
採血（脂質異常，貧血，甲状腺ホルモン，女性ホルモンなど）

下線部は特に重要

図3 ベッドサイド眼運動検査（一次検査）による診断のフローチャート

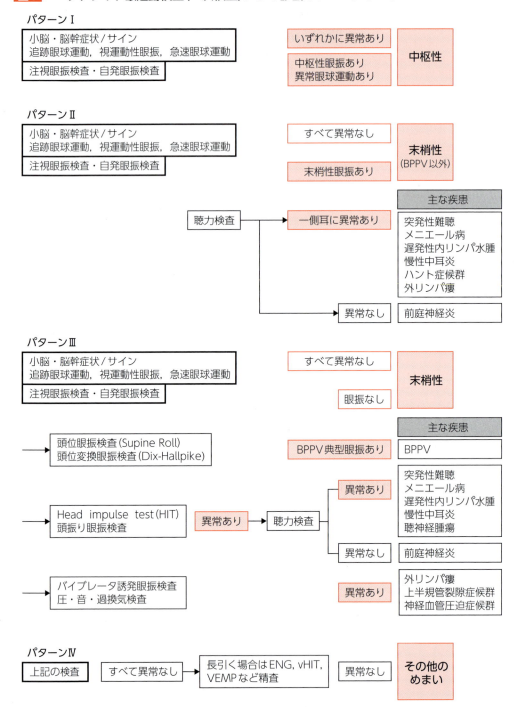

運動および歩行について精査を進める．

パターンⅡ：中枢眼球運動に明らかな異常がなく，かつ注視・自発眼振検査にて「末梢性めまい」を示唆する定方向性水平回旋混合性眼振が認められた場合は，聴力検査を行い診断基準と照らし合わせ末梢性疾患を鑑別する．

パターンⅢ：急性期を過ぎ慢性期に入ると，注視・自発眼振検査（静的検査）では異常が認められないケースが多くなる．頭部回転など前庭に負荷をかけた機

能検査(動的検査)を行う。聴力検査の結果を踏まえ診断基準と照らし合わせ「末梢性めまい」を鑑別する。

パターンⅣ：これらの眼球運動検査を行っても異常が認められない場合は，「その他のめまい」を考える。比較的疾患頻度の高い前庭性片頭痛と比較的新しい疾患概念である持続性知覚性姿勢誘発めまいの診断基準を示した(表1, 2)[6, 7]。慢性化しためまいや反復性のめまいでは，ENGやvHIT，VEMPなど精密検査(二次検査)を進める。長期化し症状が改善しない場合は，「診断の見直し」が必要である。

表1 前庭性片頭痛の診断基準(日本めまい平衡医学会 2018)

1　前庭性片頭痛：
　A　少なくとも5回の中等度から重度の前庭症状の発作が5分から72時間続く
　B　現在あるいは過去に国際頭痛分類の前兆のない片頭痛あるいは前兆のある片頭痛の診断基準を満たした頭痛がある
　C　前庭発作の少なくとも50％に次の一つ以上の片頭痛兆候がある
　　・次のうちの2つ以上の特徴を持つ頭痛：片側性，拍動性，中等度から重度の痛みの強さ，日常動作による痛みの増悪
　　・光過敏と音過敏
　　・視覚性前兆
　D　他の前庭疾患や国際頭痛分類の診断基準にあてはまらない

2　前庭性片頭痛疑い：
　A　少なくとも5回の中等度から重度の前庭症状の発作が5分から72時間続く
　B　前庭性片頭痛の診断基準のBまたはCのうち1つのみ該当する(片頭痛既往または発作中の片頭痛兆候)
　C　他の前庭疾患や国際頭痛分類の診断基準にあてはまらない

表2 持続性知覚性姿勢誘発めまいの診断基準(日本めまい平衡医学会 2018)

以下の基準A～Eで定義される慢性の前庭症状を呈する疾患。診断には5つの基準全てを満たすことが必要。
A．浮動感，不安定感，非回転性めまいのうち1つ以上が，3カ月以上にわたってほとんど毎日存在する。
　1．症状は長い時間(時間単位)持続するが，症状の強さに増悪・軽減がみられることがある。
　2．症状は1日中持続的に存在するとはかぎらない。
B．持続性の症状を引き起こす特異的な誘因はないが，以下の3つの因子で増悪する。
　1．立位姿勢
　2．特定の方向や頭位に限らない能動的あるいは受動的な動き
　3．動いているもの，あるいは複雑な視覚パターンを見たとき
C．この疾患は，めまい，浮動感，不安定感を引き起こす病態，あるいは急性・発作性・慢性の前庭疾患，他の神経学的・内科的疾患，心理的ストレスによる平衡障害が先行して発症する。
　1．急性または発作性の病態が先行する場合は，その先行病態が回復するにつれて症状は基準Aのパターンに定着する。しかし，症状は初めに間欠的に生じ，持続性の経過へと固定していくことがある。
　2．慢性の疾患が先行する場合は，症状は緩徐に進行し，次第に悪化していくことがある。
D．症状は，顕著な苦痛あるいは機能障害を引き起こしている。
E．症状は，他の疾患や障害ではうまく説明できない。

疾患の頻度

めまい・平衡障害をきたす疾患の頻度は，診療科や勤務形態により異なってくる．総合病院耳鼻咽喉科では，成人めまい患者の約6割は末梢性めまいである[8]．なかでも良性発作性頭位めまい症は，疾患頻度が高くめまい全体の約4〜5割を占める．長期化しためまい患者が来院するめまい専門外来では良性発作性頭位めまい症の割合は比較的少なくなり全体の3割程度となる（自施設）．筆者らが行った耳鼻咽喉科医を対象とした「めまい診療の現状」に関するアンケート調査では，回転性めまいに悪心・嘔吐を伴う急性期の前庭神経炎は，大学病院や総合病院を受診するケースが多く，診療所を受診するケースは極めてまれであった．慢性めまい患者は，病院規模にかかわらず一定数が受診していた．

一方，中枢性めまいは，神経内科を受診するめまい患者全体の10〜30％を占め，椎骨脳底動脈循環不全，脳卒中の頻度が高い．前庭性片頭痛，頸性めまい，脳脊髄液減少症などが続く[9]．内科的な問題は全体の5％程度を占め，血圧，低血糖，降圧剤や血管拡張剤などの投薬による影響，感染，ビタミンB_{12}欠乏症などが挙げられる．内科的な問題は，救急の現場では30％と頻度が高くなる．

疾患頻度は年齢や性別によっても異なってくる．若年者のめまいでは，前庭性片頭痛が全体の約半数，続いて低血圧や起立性低血圧などの血圧異常によるめまいが約20％を占めていた（自施設，2018）．若年者では，前庭性片頭痛に限らず頭痛の合併が多く二次性頭痛との鑑別を要する（図4）．更年期女性のめまいでは，平衡機能の所見に乏しい前庭性片頭痛や血圧異常によるめまいに更年期の症状や不安障害を併存するケースが比較的多くなり，症状が遷延化する例もしばしば見受けられた[10]．高齢者のめまいでは，椎骨脳底動脈循環不全，中枢性頭位めまいが多くなる．高齢者のめまいでは認知症の併存率は高い．レビー小体型認知症の一症状としてめまい・ふらつきを訴えるケースもみられる[11]．

メッセージ：疾患メモ column

- 中枢性めまいの除外のため，自発・注視眼振検査，中枢眼球運動検査を行う．異常眼球運動の有無を確認する．
- メニエール病や前庭神経炎などの急性発作時は，フレンツェル眼鏡や赤外線フレンツェル眼鏡を用いた自発眼振検査が有用である．
- めまいを伴う突発性難聴やメニエール病の診断には，音叉あるいは純音聴力検査により聴力低下を確認する．
- 良性発作性頭位めまい症は，頭位変換眼振検査や頭位眼振検査にて特徴的な眼振所見が認められる（p.250「第9章」参照）．
- 前庭神経炎やめまいを伴う突発性難聴，ハント症候群の急性期や後遺症（代償不全）は，前庭リハビリテーションの良い適応である．機能評価にはベッドサイド Head impulse test（HIT）や頭振り眼振検査が有用である．
- 前庭片頭痛は比較的疾患頻度が高い．片頭痛の症状としてのめまい症状である（表1）[7]．
- 持続性知覚性姿勢誘発めまいの主な前庭症状は浮動感，不安定感，非回転性めまいである．症状は3カ月以上続く．前庭リハビリテーション，selective serotonin reuptake inhibitor（SSRI），認知行動療法の有効性が報告されている（表2）[6]．

図4 若年者の二次性頭痛の鑑別

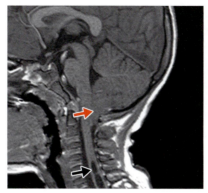
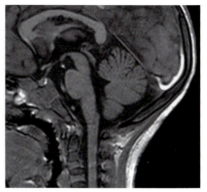

キアリ奇形例：小脳扁桃の下垂（→）と脊髄の空洞化（→）　　　正常例

頭部MRIおよびMRAが有用
鑑別疾患：脳腫瘍，水頭症，くも膜囊胞，キアリ奇形，もやもや病，脳出血など

文献

1) Neuhauser HK: Epidemiology of vertigo. Curr Opin Neurol, 20: 40-46, 2007.
2) 石川和夫，ほか：高齢化社会におけるめまい．高齢者のめまい・QOLへの影響と対策．Equilibrium Res, 65: 84-90, 2006.
3) Agrawal Y, et al: Disorders of balance and vestibular function in US adults: data from the National Health and Nutrition Examination Survey, 2001-2004. Arch Intern Med, 169: 938-944, 2009.
4) 診断基準化委員会：めまいの診断基準化のための資料．1987年めまいの診断基準化委員会答申書．Equilibrium research, 47: 245-273, 1987.
5) 診断基準化委員会：めまいの診断基準化のための資料．診断基準2017年改定．Equilibrium research, 76: 233-241, 2017.
6) 診断基準化委員会：持続性知覚性姿勢誘発めまい（Persistent Postural-Perceptual Dizziness: PPPD）の診断基準．Equilibrium research, 78: 228-229, 2019.
7) 診断基準化委員会：前庭性片頭痛（Vestibular Migraine）の診断基準．Equilibrium research, 78: 230-231, 2019.
8) 宇野敦彦，ほか：市中病院耳鼻咽喉科における最近のめまい統計．日耳鼻, 104: 1119-1125, 2001.
9) Hain TC: http://www.dizziness-and-balance.com/disorders/outline.htm, page last modified: November 17, 2012.
10) 伏木宏彰：更年期女性の難治性めまい症状への対応．医学の歩み, 269: 37-44, 2019.
11) 角田玲子，ほか：高齢者のめまい―めまいの責任部位を疑う症例の診断と治療―．MB ENT, 225: 21-27, 2018.

2 前庭神経炎

角田玲子

概要
一側の前庭機能が急性に障害され，激しい回転性めまい発作を起こす。通常，強いめまい感と嘔気・嘔吐は1〜数日続くが発作は1回である。難聴などの聴覚症状はない。

疫学
男性にやや多く，特に50歳代に多い。

病態
ウイルス感染の関与が疑われているが，証明されていない。

症状所見
①突発的で嘔気・嘔吐を伴う激しいめまい発作が1〜数日続く。めまいが軽快しても体動時や歩行時のふらつきが持続する。
②難聴・耳鳴りなどの聴覚症状はない。

確定診断・診断基準（表1）
①健側に向かう水平回旋混合性眼振があり，患側のHead impulse test（HIT）が陽性である（図1）。

表1 前庭神経炎（vestibular neuritis）診断基準
（日本めまい平衡医学会，診断基準化委員会，2017年改定）

A 症状
1 突発的な回転性めまい発作で発症する。回転性めまい発作は1回のことが多い。
2 回転性めまい発作の後，体動時あるいは歩行時のふらつき感が持続する。
3 めまいに随伴する難聴，耳鳴，耳閉塞感などの聴覚症状を認めない。
4 第Ⅷ脳神経以外の神経症状がない。
B 検査所見
1 温度刺激検査により一側または両側の末梢前庭機能障害（半規管機能低下）を認める。
2 回転性めまい発作時に自発および頭位眼振検査で方向固定性の水平性または水平回旋混合性眼振を認める。
3 聴力検査で正常聴力またはめまいと関連しない難聴を示す。
4 前庭神経炎と類似のめまい症状を呈する内耳・後迷路性疾患，小脳，脳幹を中心とした中枢性疾患など，原因既知の疾患を除外できる。
診断
● 前庭神経炎確実例（Definite vestibular neuritis） A 症状の4項目を満たし，B 検査所見の4項目を満たしたもの。 ● 前庭神経炎疑い例（Probable vestibular neuritis） A 症状の4項目を満たしたもの。

（文献3より引用）

図1 右（上）前庭神経炎

a：聴力検査

b：oVEMP

c：cVEMP

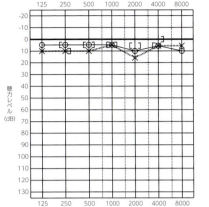
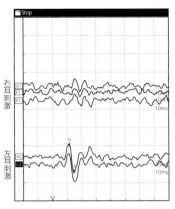
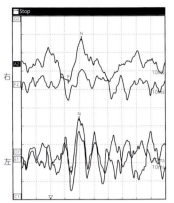

聴力正常。
右oVEMP（卵形嚢－上前庭神経）は消失，cVEMP（球形嚢－下前庭神経）は正常。

d：vHIT

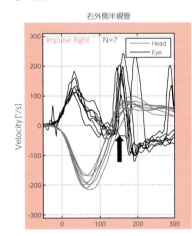
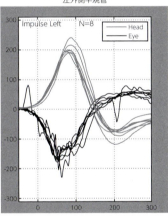
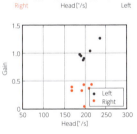

vHITは右外側半規管機能低下（gain低下とCUS↑）があった。温度刺激検査も右は無反応。
oVEMPの低下とあわせて右上前庭神経の障害が考えられる（p.141「vHIT・VEMP」参照）。

②患側前庭機能（例えば，温度刺激検査，vHIT，VEMPなど）の著しい低下がある。
　温度刺激検査：著しい左右差がある。0℃のエアーや氷水刺激でも眼振が誘発できない。
　vHIT：gainが50％以下。catch up saccade（CUS）がある。
　VEMP：著しい左右差，無反応。
③聴力は正常，またはめまいと関係ある難聴を認めない。
④MRIは異常所見がない。

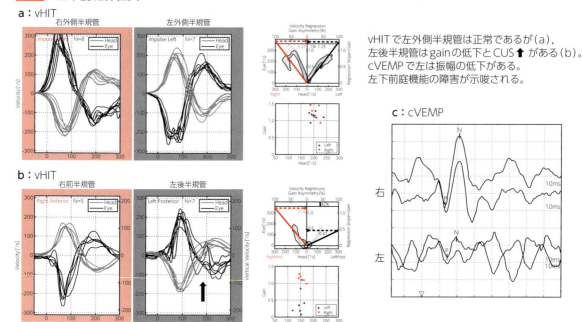

図2 左下前庭神経炎

a：vHIT
b：vHIT
c：cVEMP

vHITで左外側半規管は正常であるが(a)，左後半規管はgainの低下とCUS↑がある(b)。cVEMPで左は振幅の低下がある。左下前庭機能の障害が示唆される。

生活指導・治療

　急性期は安静・補液・制吐剤などの対症療法を行う。抗不安薬を使用することもあるが，短期にとどめる。急性期のステロイド投与が前庭回復に有効との報告がある。できるだけ早期から前庭リハビリテーションを開始し，前庭代償を促進させる。

ピットフォール

　以前は左右別の前庭機能を調べる検査は，外側半規管機能をみる温度刺激検査のみであった。近年，vHITやVEMPにより左右の3つの半規管と2つの耳石器をそれぞれ別に検査できるようになり，前庭神経炎も上前庭神経・下前庭神経それぞれの障害を診断することができるようになった（図1，2，p.141「vHIT・VEMP」参照）。

文献

1) 角田玲子：前庭神経炎．耳鼻咽喉科疾患ビジュアルブック，第2版，落合慈之 監修，中尾一成 編，p147-148，学研メディカル秀潤社，2018．
2) 武田憲昭：前庭神経炎の診断と治療．日本耳鼻咽喉科学会会報，119: 220-221, 2016.
3) 日本めまい平衡医学会 診断基準化委員会：めまいの診断基準化のための資料 診断基準 2017年改定．Equilibrium Res, 76: 233-241, 2017.

3 突発性難聴，メニエール病

角田玲子

概要

突発性難聴とメニエール病（Meniere's disease）は，難聴とめまいを主症状とする内耳の疾患である。

突発性難聴は，突然発症する原因不明の感音難聴である。通常は一側性で，めまいを伴うことがある。めまいを繰り返したり，難聴の改善悪化の繰り返しはない。

メニエール病は，内耳の内リンパ水腫により難聴，耳鳴，耳閉塞感などの聴覚症状を伴うめまい発作を繰り返す疾患である。

初発時は突発性難聴と診断されたが，めまいや聴力変動を繰り返すようになりメニエール病と診断されることがある（図1）。

突発性難聴

疫学

患者数は年間約35,000人（人口10万人当たり27.5人）で増加傾向にある。男女差はない。

病態

突発性難聴は原因不明のものと定義されており，経過や精査によりメニエール病，聴神経腫瘍，ハント症候群などに診断が変更されることがある。

症状所見

突然の難聴を自覚する。難聴は感音難聴であり通常は一側である。治療により聴力は回復，またはそのまま固定するが，進行性に悪化したり変動したりはしない。めまいを随伴するものは重症のことが多い。眼振はごく早期に，一過性に患側向きに現れることもあるが，その後は健側向きが多い。めまいを繰り

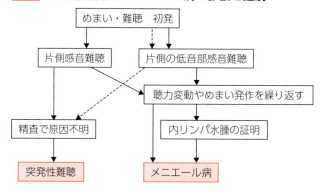

図1 突発性難聴とメニエール病の診断と鑑別

返すこともない。

確定診断・診断基準(表1)

1 突然発症，2 高度感音難聴，3 原因不明を満たす。
① 純音聴力検査での隣り合う3周波数で各30 dB以上の難聴が72時間以内に生じる(図2)。急性低音障害型感音難聴と診断される例は除外する。ま

表1 突発性難聴診断基準

主症状
1 突然発症
2 高度感音難聴
3 原因不明
参考事項
1 難聴(純音聴力検査での隣り合う3周波数で各30 dB以上の難聴が72時間以内に生じた)   (1) 急性低音障害型感音難聴と診断される例を除外する。   (2) 他覚的聴力検査またはそれに相当する検査で機能性難聴を除外する。   (3) 文字どおり即時的な難聴，または朝，目が覚めて気づくような難聴が多いが，数日をかけて悪化する例もある。   (4) 難聴の改善・悪化の繰り返しはない。   (5) 一側性の場合が多いが，両側性に同時罹患する例もある。
2 耳鳴   難聴の発生と前後して耳鳴を生ずることがある。
3 めまい，および吐気・嘔吐   難聴の発生と前後してめまい，および吐気・嘔吐を伴うことがあるが，めまい発作を繰り返すことはない。
4 第Ⅷ脳神経以外に顕著な神経症状を伴うことはない。
診断の基準
主症状の全事項を満たすもの。

(厚生省特定疾患突発性難聴調査研究班，1973年)
(厚生労働省難治性聴覚障害に関する研究班，2015年改訂)

(文献2より引用)

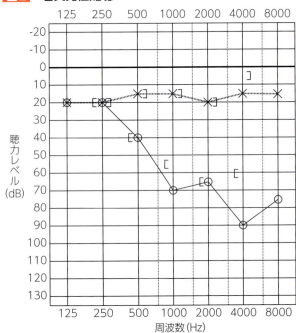

図2 右突発性難聴

右耳(o─o)の中〜高音部の高度感音難聴

た，難聴の改善・悪化の繰り返しはない。
② 難聴の発生と前後してめまい，吐気・嘔吐を伴うことがあるが，めまい発作を繰り返すことはない。
③ MRIで異常を認めない。

生活指導・治療

原因不明であり，エビデンスのある治療法は確立されていない。通常は発症2週間以内の副腎皮質ステロイド投与が行われる。その他，ATP，ビタミンB_{12}，鼓室内ステロイド投与や高気圧酸素療法(発症3カ月以内)なども行われている。発症時のめまいは，程度により制吐剤・鎮静などで対症療法を行う。また，患側の前庭機能低下が残存した場合は，前庭リハビリテーションによる代償促進が有効である。

メニエール病

疫学

メニエール病の患者数は40,000～60,000人(人口10万人当たり35～50人)と推定され，増加傾向にある。また女性に多く，高齢化傾向がある。

病態

メニエール病は内耳の内リンパ水腫により，難聴の変動(蝸牛症状)やめまい発作(前庭症状)を繰り返す。内リンパ水腫は初期は可逆性であるが，発作を繰り返すうちに不可逆性になり，聴力や前庭機能が悪化していく。

症状所見

10分以上続くめまいの発作を繰り返し，耳鳴りや耳閉感を伴うことが多い。難聴は初期には低音を中心とした感音難聴が多く(図3)，めまい発作に伴

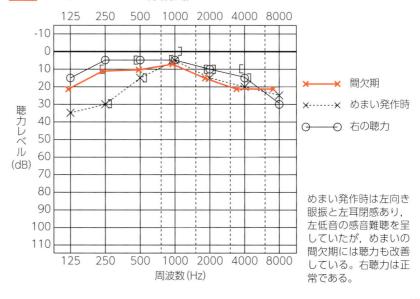

図3 左耳のメニエール病(初期)

めまい発作時は左向き眼振と左耳閉感あり，左低音の感音難聴を呈していたが，めまいの間欠期には聴力も改善している。右聴力は正常である。

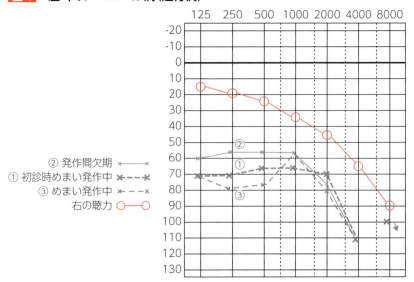

図4 左耳のメニエール病（進行例）

左感音難聴は，① めまい発作時に比べ，② 間欠期では低音中心に改善があるが，③ 再発作でまた悪化する。
発作を繰り返した進行例では徐々に聴力が悪化し，全周波の聴力が悪化していく。
（右は加齢性感音難聴）

って変動しながら徐々に悪化する（図4）。発作時の眼振は水平回旋混合性であり，発作の初期は患側向きに現れ，軽快すると健側向きになることがある。

確定診断・診断基準（表2）[1]

① めまいの持続時間は10分〜数時間が多い。ごく短時間でめまいを繰り返す場合は良性発作性頭位めまい症（benign paroxysmal positional vertigo：BPPV）が考えられる。
② めまい発作に関連して変動する感音難聴がある。
③ 内リンパ水腫の検出法は造影MRIのほか，グリセロールやフロセミドなどの利尿剤により聴力や前庭機能の改善を確認する方法がある。

生活指導・治療

めまい発作のときは安静・補液・制吐剤・鎮静など対症療法を行う。

発作のない間欠期は発作予防の治療を行う（図5）。60〜70％の症例は保存的治療が有効であるが，発作のコントロールが不良な場合は中耳加圧治療や内リンパ嚢開放術が行われる。これらの治療法では，聴力・前庭機能は保存される。一方，前庭機能破壊術はめまい発作には確実な効果を期待できるが，治療側の前庭が廃絶するため，代償不全により慢性的なふらつきや浮動感が継続することがある。また回復不能な難聴の悪化が起こることもあり，適応は慎重に検討する。

メニエール病が進行し前庭機能が高度に障害されると，めまい発作はなくなるが，代償不全によるふらつきが残る。また，両側罹患することもあり両側前庭機能障害の原因にもなる。なお，代償不全に対しては前庭リハビリテーションが適応になる。

表2　メニエール病（Meniere's disease）診断基準

A　症状
1　めまい発作を反復する。めまいは誘因なく発症し，持続時間は10分程度から数時間程度。
2　めまい発作に伴って難聴，耳鳴，耳閉感などの聴覚症状が変動する。
3　第Ⅷ脳神経以外の神経症状がない。

B　検査所見
1　純音聴力検査において感音難聴を認め，初期にはめまい発作に関連して聴力レベルの変動を認める。
2　平衡機能検査においてめまい発作に関連して水平性または水平回旋混合性眼振や体平衡障害などの内耳前庭障害の所見を認める。
3　神経学的検査においてめまいに関連する第Ⅷ脳神経以外の障害を認めない。
4　メニエール病と類似した難聴を伴うめまいを呈する内耳・後迷路性疾患，小脳，脳幹を中心とした中枢性疾患など，原因既知の疾患を除外できる。
5　聴覚症状のある耳に造影MRIで内リンパ水腫を認める。

診断
・メニエール病確定診断例（Certain Meniere's disease） 　A　症状の3項目を満たし，B　検査所見の5項目を満たしたもの。 ・メニエール病確実例（Definite Meniere's disease） 　A　症状の3項目を満たし，B　検査所見の1〜4の項目を満たしたもの。 ・メニエール病疑い例（Probable Meniere's disease） 　A　症状の3項目を満たしたもの。

診断にあたっての注意事項
メニエール病の初回発作時には，めまいを伴う突発性難聴と鑑別できない場合が多く，診断基準に示す発作の反復を確認後にメニエール病確実例と診断する。

（文献1より引用）

図5　メニエール病（発作間欠期の治療）

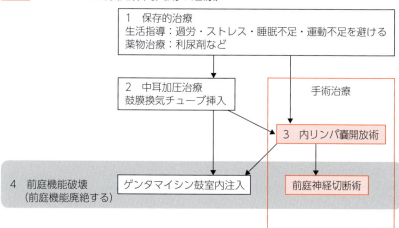

文献
1) 日本めまい平衡医学会 診断基準化委員会：めまいの診断基準化のための資料 診断基準 2017年改定. Equilibrium Res, 76(3): 233〜241, 2017.
2) 小川　郁, ほか：急性高度難聴の診断基準改訂について. Audiology Japan, 58(5): 471-472, 2015.
3) 喜多村　健：突発性難聴治療のEBM. 日本耳鼻咽喉科学会会報, 117(1): 62-63, 2014.
4) 渡辺行雄：メニエール病診療最近の動向. 日本耳鼻咽喉科学会会報, 115(9): 866-869, 2012.
5) 角田玲子：メニエール病. 耳鼻咽喉科疾患ビジュアルブック, 第2版, 落合慈之 監修, 中尾一成 編, p138-143, 学研メディカル秀潤社, 2018.

4 聴神経腫瘍

角田玲子

概要
内耳道内で内耳神経(主に前庭神経)の神経鞘腫(良性腫瘍)により,感音難聴になる。ゆっくりと増大するため,徐々に一側の聴力が悪化するが,急性の難聴を起こすこともある(突発性難聴との鑑別が必要)。また,前庭神経も障害される。大きくなると顔面神経麻痺や脳幹障害による平衡障害を起こすことがある。

疫学
発生頻度は年間10万人に対して1人程度であるが,脳ドックなどのMRIで無症状の聴神経腫瘍が偶然見つかることもある(脳腫瘍の7〜10％)。

病態
内耳神経の神経鞘腫である。内耳神経(蝸牛神経と上・下前庭神経)と顔面神経は内耳道という骨のトンネルを走行するため,腫瘍が増大すると内耳道内で神経が圧迫されて難聴や前庭神経の障害,顔面神経麻痺が起こる。進行すると脳幹を圧迫し,脳幹障害の平衡障害を起こすことがある。

症状所見(図1)
一側の感音難聴。徐々に進行することが多いが急性難聴で発症することもあり,突発性難聴との鑑別が必要になる。ゆっくりと増大するため前庭機能は代償される。そのため,めまい発作はあまりなく,軽いふらつきの症例が多い。

確定診断・診断基準
① 造影MRIで腫瘍を確認する。
② 聴性脳幹反応(auditory brain response:ABR)検査でⅠ-Ⅴ波間隔の延長やⅠ波以降の波形の消失がある。めまいを自覚していなくても患側の前庭機能は低下していることがある。

図1 右聴神経腫瘍

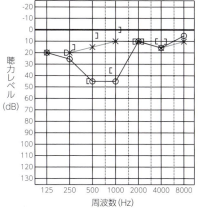

右耳の盆型の聴力低下を示す感音難聴

ABR検査：患側右のⅠ-Ⅴ波間隔が延長している

右Ⅰ-Ⅴ　4.86 ms
左Ⅰ-Ⅴ　4.08 ms

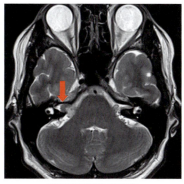

MRI：右内耳道内に腫瘍

生活指導・治療

難聴・顔面神経麻痺・平衡障害などの症状と腫瘍の大きさにより，手術や放射線治療（ガンマナイフ・サイバーナイフ）を行う。腫瘍が小さい，高齢であるなどの場合はMRIで変化をみながら経過観察することもある。治療後のふらつき（一側前庭機能障害）に対して前庭リハビリテーションが有効である。

参考

① 両側の聴神経腫瘍は神経線維腫Ⅱ型（常染色体優性遺伝）で，他の神経鞘腫・皮膚症状・若年性白内障を伴う。
② ABR検査：音刺激による蝸牛神経から，脳幹部の聴覚路由来の電気反応を記録する検査。ヘッドホンからクリック音を与えると，10 msec以内に5～7個のピークがある波形が記録される。Ⅰ波は蝸牛神経の活動電位，Ⅴ波は下丘の聴覚伝導路由来である。蝸牛神経～脳幹部に原因がある感音難聴の場合に異常がでる。また，本人の意思や意識レベルに左右されない他覚的聴力検査であるため，新生児の聴力検査や詐聴，脳死判定などにも用いられる。

文献

1) 千原康裕：聴神経腫瘍．耳鼻咽喉科疾患ビジュアルブック，第2版，落合慈之 監修，中尾一成 編，p166-168，学研メディカル秀潤社，2018．

5 ハント症候群

角田玲子

概要
水痘帯状疱疹ウイルス（varicella zoster virus：VZV）による顔面神経・内耳神経の障害。耳介外耳道の疼痛と帯状疱疹，顔面神経麻痺（顔面神経），難聴・めまい（内耳神経）などの症状を呈する。

病態
顔面神経の膝神経節に潜伏感染したVZVの再活性化により，顔面神経麻痺，難聴，めまいを起こす。

症状所見
① 顔面神経麻痺（顔面神経），② 外耳道および耳介周囲の帯状疱疹，③ 難聴・耳鳴り（蝸牛神経），めまい（前庭神経）の三主徴があるものを完全型，いずれか1つを欠くものを不全型ハント症候群という。

確定診断・診断基準
- 片側の① 顔面神経麻痺，② 耳介・外耳道の帯状疱疹，③ 感音難聴・めまい。
- めまいは健側向き自発眼振が多いが患側向きのこともある。患側前庭機能が低下する。
- VZV感染の証明，補体結合反応による抗体価上昇（ペア血清）やVZVの特異的IgM抗体価の上昇。

生活指導・治療
ハント症候群の顔面神経麻痺は，発疹やめまい・難聴を伴わないBell麻痺よりも難治のため，点滴で抗ウイルス薬（アシクロビル）とステロイド投与を行う。顔面神経麻痺や難聴が改善しても前庭機能障害が残存する症例があり（図1），前庭リハビリテーションの適応になる。

ピットフォール：不全型ハント症候群
三主徴のうち帯状疱疹がなく，耳痛もない場合は聴神経腫瘍や顔面神経鞘腫などの腫瘍や脳梗塞を鑑別するために造影MRIが必要になる。帯状疱疹がなくても強い痛みを訴える場合は，不全型ハント症候群と重症の中耳炎との鑑別のために聴力検査や側頭骨・中耳CT検査が必要になる。

図1 右ハント症候群

a：聴力検査

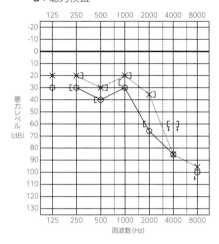

b：vHIT

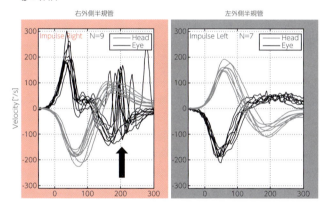

右顔面神経麻痺は完全回復したが，軽度の右難聴と右前庭機能低下（vHITでgain低下，CUS↑）が残存している。

右gain 0.51，左gain 0.99。右gain低下を示している。

文献

1) 小松崎 篤, ほか: めまいの診断基準化のための資料－1987年めまいの診断基準化委員会答申書－. Equilibrium Res, 47: 245-273, 1988.
2) 戸田直紀, ほか: ハント症候群におけるめまいと難聴の長期予後. 耳鼻咽喉科臨床, 96: 405-409, 2003.
3) 村上信五: 顔面神経麻痺の診断と治療. 日本耳鼻咽喉科学会会報, 115: 118-121, 2012.

6 両側前庭機能障害

角田玲子

概要

両側の前庭障害では，歩行時の動揺視（Jumbling現象）や体動時のふらつきが持続し日常生活に著しい支障をきたす。診断基準に前庭障害の原因や時期（同時・異時）に規定はなく，さまざまな原因があるが治療が困難であることが多い。転倒のリスクとなるほか，空間認知能力も障害される。

疫学

わが国の患者数については，現在調査中である。

病態

米国の資料ではアミノ配糖体系抗生剤によるものが多い。日本でもストレプトマイシン（結核の治療薬）やシスプラチン（抗がん剤）などの薬剤性のほか，中枢性疾患（髄膜炎，脳腫瘍，脳梗塞，脊髄小脳変性症），自己免疫疾患などが報告されている。内耳疾患では両側メニエール病や中耳炎による内耳障害，先天奇形などが原因となるが，メニエール病や中耳炎は両側同時ではなく，異時性に悪化することが多い。また，左右の内耳が異時性に異なる疾患で傷害されることもある（図1）。原因を特定できない特発性両側性前庭障害が半数程度ある。

図1 両側前庭機能障害症例（右ハント症候群後遺症，左前庭神経炎）

30年前に右耳介の発疹と右難聴・めまい発作があり，右ハント症候群と診断された。右の難聴は改善しなかったが，その後めまいやふらつきはなかった。4カ月前に激しいめまい発作があり入院した。それ以降ふらつきが継続している。夜道はふらつきがひどく，歩行が困難である。弱い右向き自発眼振を認める。

a：聴力検査

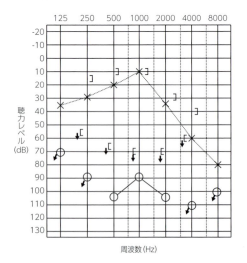

右はハント症候群により重度感音難聴。

b：vHIT

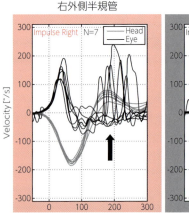
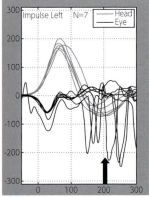

両側vHIT異常。gain低下とCUS↑を認める。ハント症候群による右前庭機能低下は代償されていたが，4カ月前に左前庭神経炎になり，両側の前庭機能障害となった。

症状所見

- 慢性の強いふらつき，特に暗いところで姿勢が安定しない。
- 歩行や体動で景色が揺れてみえる Jumbling 現象や空間認知力の低下などにより，日常生活には非常に支障をきたす。
- めまい発作はあることもないこともある（原因による）。

これらの臨床症状からは，以下の4タイプに分類される。
① 複数の回転性めまい発作のあと，ふらつきを自覚する（両側メニエール病，前庭疾患が左右それぞれに起こった場合）。
② めまい発作はなく徐々にふらつきが悪化する。
③ 急速にふらつきが悪化する（めまい発作の有無は問わない，自己免疫疾患や薬剤性など）。
④ 両側前庭障害と小脳失調や他の末梢神経障害を合併する（cerebellar ataxia, neuropathy, vestibular areflexia syndrome：CANVAS）。

確定診断・診断基準（表1）

診断基準では温度刺激検査の高度低下となっているが，今後vHITやVEMPを含めた基準が策定されると思われる。臨床的にはベッドサイドで可能な検査〔① HITが両側陽性，② ロンベルグテスト（ラバー使用）陽性〕が有用である（図2）。

生活指導・治療

内耳障害を起こす薬剤の使用の制限

アミノ配糖体系抗生剤，シスプラチンなどの抗がん剤，フロセミドなどのループ利尿剤などは永久的な内耳毒性がある。

一時的に前庭を抑制する薬剤の制限

抗不安薬・抗うつ薬，抗ヒスタミン剤などはめまい緩和に使用されることがあるが前庭機能を抑制するので，めまい発作の急性期のみの投与にとどめる。

表1 両側前庭機能障害（bilateral vestibulopathy）診断基準
（日本めまい平衡医学会，診断基準化委員会，2017年改定）

A 症状
1 頭部の運動や体動時に非回転性めまいや動揺視が誘発される。閉眼などにより視覚が遮断されると身体のふらつきが増強する。 2 めまいと関連する中枢神経症状を認めない。
B 検査所見
1 温度刺激検査により両側の末梢前庭機能（半規管機能）の消失または高度低下を認める。 　注：氷水（5 ℃ 以下）20〜50 mLを20〜30秒で外耳道に注入しても温度眼振を認めない場合を「消失」，温度眼振が微弱な場合を「高度低下」。 2 両側前庭機能障害と類似のめまい症状を呈する内耳・後迷路性疾患，小脳，脳幹を中心とした中枢性疾患など，原因既知の疾患を除外できる。
診断
両側前庭機能障害 A 症状の2項目を満たし，B 検査所見の2項目を満たしたもの。

（文献5より引用）

図2 ベッドサイドでできる両側前庭機能低下の検査

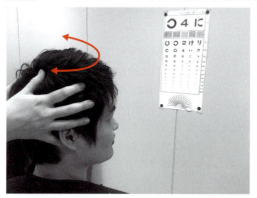

a Dynamic visual acuity（DVA）
検者は被検者の頭を後ろから持ち2 Hzで左右に頭を振る。頭を固定したときよりも視力表が3段以上見えない場合を異常と判定する。

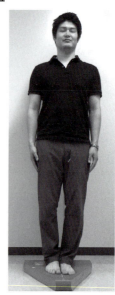

b ロンベルグテスト
ラバー上に直立し閉眼すると動揺が大きくなる。

　前庭リハビリテーションは一側前庭障害に比べ効果が限定的であるが，なるべく早期に開始すべきである。

ピットフォール
CANVAS
　両側前庭機能低下，小脳性運動失調，感覚神経障害を三徴とする。前庭機能低下が先に発症し，3つの症状がそろうまでには長期間かかるため高齢発症が多い。起立性低血圧など自律神経症状も呈す。劣性遺伝の可能性がある。

文献
1) 藤本千里: 特発性両側性末梢前庭機能低下症（idiopathic bilateral vestibulopathy: IBV）. Equilibrium Res, 72. 501-503, 2013.
2) 小板橋美香, ほか: 両側前庭神経炎が疑われた特発性両側性前庭機能低下症の一例. Equilibrium Res 75: 171-176, 2016.
3) 櫻井千恵, ほか: 両側高度前庭機能低下症例に対する臨床的検討. 耳鼻, 56: 47-53, 2010.
4) 新藤 晋, ほか: 両側前庭機能高度低下例の検討—温度刺激検査とvHITの比較検討から両側前庭機能低下症の診断基準を考える—. Equilibrium Res 74, 527-533, 2015.
5) 日本めまい平衡医学会 診断基準化委員会: めまいの診断基準化のための資料 診断基準 2017年改定. Equilibrium Res, 76: 233-241, 2017.

7 頸性めまい

角田玲子

概要
　現在のところ，頸性めまいは「頸部に原因があり，頸部の回転または伸展により生じるめまい」の総称であり，単一の疾患名ではない．めまい以外に頭痛，項部痛，嘔気，冷汗など，各種の不定愁訴を伴う．複数の要因が関与し，また，信頼度の高い検査法が確立されていないため診断および治療法選択が難しい．頸性めまいの原因のうち，頸部固有受容器の障害は理学療法が有効であるが，椎骨脳底動脈循環不全など頸部の血流障害が疑われるものは理学療法は禁忌である．

疫学
　不明

病態
A 頸部固有受容器の障害：前庭神経核へ異常な求心性入力
B 椎骨動脈の閉塞：頭部回旋により椎骨動脈が圧迫されて椎骨脳底動脈循環不全（vertebrobasilar insufficiency：VBI）を起こす．
C 頸部交感神経の障害（Barré-Liéou syndrome）：頸部交感神経からの異常信号が原因（血管が収縮する可能性）
D 片頭痛との関連：頭部三叉神経路の活性化
などが考えられる．1つではなく複数が原因となる可能性がある．

症状所見
・頸部痛や頸椎異常，頸部外傷歴がある．
・一定の頸部運動によりめまいが反復する．頸部運動を継続するとめまいは弱くなることが多い．
・頭痛，嘔気，冷汗，その他各種の不定愁訴を伴うことがある．

確定診断・診断基準(表1)
①頸部運動により動揺が増大・転倒傾向がある．
②頸部運動で眼振などの異常眼球運動がある（図1）．
③頸部以外にめまいの原因となる障害がない（BPPVや他の内耳疾患，中枢性めまいの除外）．
④MRIやCTで頸部・頸椎の異常所見．MRA・digital subtraction angiography（DSA）による椎骨動脈圧迫所見など．
⑤むち打ちや頸部外傷歴との関連
などから診断する．

表1 頸性めまい（cervical vertigo）

（日本めまい平衡医学会，めまいの診断基準化委員会答申書，1987年）

1 疾患概念
頸部に原因があり，多くの場合頸部の回転または伸展により生じるめまいを意味する。その原因に関しては，頸部の骨，筋，靱帯の異常によるもの，椎骨動脈，椎骨動脈周囲の交感神経線維などにあるとされるが，いくつかの原因が重なったり，連続して起こることも多く，めまいのほか多彩な症状を伴うことも少なくない。
2 病歴からの診断
① 頸部の回転または伸展によって起こる各種のめまいを訴える。 ② めまいは一定の頸部運動により反復性に起こり，その頸部運動を継続すると次第に減弱することが多い。 ③ 頸部以外にめまいの原因となる障害が認められない。 ④ めまいのほか，頭痛，項部痛，嘔気，冷汗，その他各種の不定愁訴を訴えることがある。 ⑤ 過去に機能的または器質的頸部損傷の既往歴があったり，頸椎異常を指摘されたことがあったりする。 ⑥ 現在頸椎異常，椎骨脳底動脈循環不全，Barre-Lieou症候群，むち打ち症などの診断を受けている。 ①～③があれば頸性めまいを疑う。
3 検査からの診断
① 直立障害：頸部運動により生じる動揺の増大，転倒傾向。 ② 頸部運動に伴う異常眼球運動の出現。 ③ 自律神経異常。 ④ 椎骨脳底動脈循環不全の証明。 ⑤ 頸椎レ線写真上，spondylolysis，osteophyteの存在，椎間孔狭窄などを認める。 ⑥ Adson徴候，bruitなど内科診断学的所見，Schellong試験成績などを参考にする。 ⑦ collar test：polyneckの適正な装着により頸部痛の減少，平衡機能の改善をしめす。 ⑧ その他，温度刺激異常（一側性CPまたはDP），視運動性眼振異常，追跡眼球運動低下，前庭動眼反射（VOR），明所開眼下前庭動眼反射（VVOR）の異常（gain低下，位相の遅れ）などをみることがある。
予後判定基準
① 頸部運動によるめまいが減衰傾向を示すものは一般に予後がよい。 ② 原疾患の程度。 ③ 立ち直り反射異常が著明なものは予後がよくない。 ④ 視運動性眼振解発状態をみる。 注：上記の諸要素を考慮した判定基準は，本疾患の多様性を考慮すると必ずしもクリアカットにはいかないであろう。

（文献3より改変引用）

図1 頸性めまいの検査

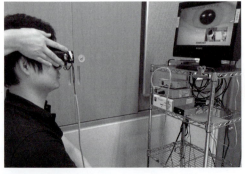 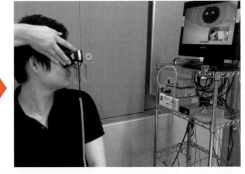

被検者を回転できる椅子に座らせ，赤外線フレンツェル眼鏡下に眼振を観察する。検者は被検者の頭を固定する。前庭に刺激が加わらないように頭部は動かさずに，体幹のみできるだけ回転する。頸部捻転したときの眼振や異常眼球運動の有無を調べる。

生活指導・治療

頸部への負荷を軽減させるために，無理な姿勢を継続しない，長時間のパソコンなどvisual display terminal（VDT）での作業に対する注意を行う。また，頸性めまいと診断されても病態はさまざまであり，病態によって異なる治療法を選択する必要がある。

A 頸部固有受容器の障害：**理学療法が有効である**（p.233「頸性めまいに対する前庭リハビリテーション理論」参照）。

B 椎骨動脈の閉塞：圧迫された血管の減圧（外科手術）やステント留置などの血管内治療，抗凝固剤内服などの保存的加療を行う。頸部の伸展・捻転は危険であり，**理学療法は禁忌である**。

C 頸部交感神経の障害（Barré-Liéou syndrome）：椎間板や後縦靱帯障が変性し，中の交感神経線維が異常興奮すると考えられる。病的交感神経信号をブロックする治療（椎間板減圧術・頸椎前方除圧固定術）が有効と報告されている。

D 片頭痛治療に準じた内服治療と生活指導を行う。

ピットフォール

椎骨脳底動脈循環不全（vertebrobasilar insufficiency：VBI）を起こす頸性めまいには，Bow Hunter's syndrome（頸椎C1～2レベルでの椎骨動脈の圧迫），Powers syndrome（前斜角筋などで椎骨動脈が圧迫），beauty parlor stroke syndrome（美容院のシャンプー台の頸部後屈による椎骨動脈の閉塞）などが知られている。もともと椎骨動脈に左右差があり，優位側が圧迫されて血流障害が起こったときに発症する。めまいのみではなく視覚症状（複視・霧視・動揺視），意識障害（意識が遠くなる・短時間の意識消失），知覚異常（特に口の周りの鈍い感じ）などの神経症状が随伴することが多い。

文献

1) 田浦晶子：頸性めまい．Equilibrium Res, 77: 47-57, 2018.
2) Reiley AS, et al.: How to diagnose cervicogenic dizziness. Arch of Physiother, 10. 1186/s40945-017-0040-x, 2017.
3) 小松崎 篤, ほか：めまいの診断基準化のための資料－1987年めまいの診断基準化委員会答申書－. Equilibrium Res, 47: 245-273, 1988.

8 良性発作性頭位めまい症（BPPV）

伏木宏彰

概要（図1）

　良性発作性頭位めまい症（benign paroxysmal positional vertigo：BPPV）は内耳性めまいの代表疾患であり頻度は最も高い。特定の頭位でめまいが生じる。難聴や耳鳴は伴わない。基礎疾患がなく生じる場合が多い（特発性）。頭部外傷後やメニエール病や突発性難聴，前庭神経炎の経過中にみられることもある（続発性）。日本めまい平衡医学会から診断基準が公表されている後半規管型の半規管結石症と外側半規管型の半規管結石症およびクプラ結石症について理解を深める（表1〜3）[1]。

図1　良性発作性頭位めまい症（BPPV）

疫学：めまい疾患の中で疾患頻度が最も高い
　　　50〜70歳代に多い

症状：①特定の頭位でめまいが生じる（めまい頭位）
　　　②半規管結石では潜時があり1分以内にめまいは消失
　　　③同じ頭位を繰り返すとめまいは軽くなる（疲労現象）
　　　④蝸牛症状（難聴や耳鳴）およびめまい以外の神経症状を伴わない

病態：卵形嚢内の耳石のかけらが半規管内に迷入
　　　⬇
　　　半規管結石：半規管内に浮遊する耳石
　　　クプラ結石：クプラに付着した耳石
　　　⬇
　　　半規管結石あるいはクプラ結石が誤刺激を引き起こす

表1 後半規管型良性発作性頭位めまい症（半規管結石症）の診断基準（日本めまい平衡医学会 2017）

A．症状
1. 特定の頭位変換によって回転性あるいは動揺性のめまいがおこる。
2. めまいは数秒の潜時をおいて出現し，次第に増強した後に減弱ないし消失する。めまいの持続時間は1分以内のことが多い。
3. 繰り返して同じ頭位変換を行うと，めまいは軽減するか，おこらなくなる。
4. めまいに随伴する難聴，耳鳴，耳閉塞感などの聴覚症状を認めない。
5. 第Ⅷ脳神経以外の神経症状がない。

B．検査所見
フレンツェル眼鏡または赤外線CCDカメラを装着して頭位・頭位変換眼振検査を行い，出現する眼振の性状とめまいの有無を検査する
1. 坐位での患側向き45度頸部捻転から患側向き45度懸垂位への頭位変換眼振検査にて眼球の上極が患側へ向かう回旋性眼振が発現する。眼振には強い回旋成分に上眼瞼向き垂直成分が混在していることが多い。
2. 上記の眼振の消失後に懸垂頭位から坐位に戻したときに，眼球の上極が健側へ向かう回旋性眼振が発現する。この眼振には下眼瞼向き垂直成分が混合していることが多い。
3. 眼振は数秒の潜時をおいて発現し，次第に増強した後に減弱，消失する。持続時間は1分以内のことが多い。眼振の出現に伴ってめまいを自覚する。
4. 良性発作性頭位めまい症と類似しためまいを呈する内耳・後迷路性疾患，小脳，脳幹を中心とした中枢性疾患など，原因既知の疾患を除外できる。

診断
後半規管型良性発作性頭位めまい症（半規管結石症） 確実例（Definite）
　A．症状の5項目とB．検査所見の4項目を満たしたもの。
良性発作性頭位めまい症 寛解例（Probable）
　過去にA．症状の5項目を満たしていたが，頭位・頭位変換眼振を認めず，良性発作性頭位めまい症が自然寛解したと考えられるもの。
良性発作性頭位めまい症 非定型例（Atypical）
　A．症状の5項目とB．検査所見の4の項目を満たし，B．検査所見の1～3の項目を満たす眼振を認めないもの。

注：良性発作性頭位めまい症非定型例には，前半規管型発作性頭位めまい症（半規管結石症），後半規管型良性発作性頭位めまい症（クプラ結石症），多半規管型良性発作性頭位めまい症などが含まれる。

表2 外側半規管型良性発作性頭位めまい症（半規管結石症）の診断基準（日本めまい平衡医学会 2017）

A．症状
1. 特定の頭位変換によって回転性あるいは動揺性のめまいがおこる。
2. めまいは数秒の潜時をおいて出現し，次第に増強した後に減弱ないし消失する。めまいの持続時間は1分以内のことが多い。
3. 繰り返して同じ頭位変換を行うと，めまいは軽減する。
4. めまいに随伴する難聴，耳鳴，耳閉塞感などの聴覚症状を認めない。
5. 第Ⅷ脳神経以外の神経症状がない。

B．検査所見
フレンツェル眼鏡または赤外線CCDカメラを装着して頭位・頭位変換眼振検査を行い，出現する眼振の性状とめまいの有無を検査する
1. 臥位での頭位眼振検査にて右下頭位で右向き水平性眼振と左下頭位で左向き水平性眼振の方向交代性下向性（向地性）眼振が発現する。眼振には回旋成分が混在していることが多い。
2. 眼振は数秒の潜時をおいて発現し，次第に増強した後に減弱，消失する。持続時間は1分以内のことが多い。眼振の出現に伴ってめまいを自覚する。
3. 良性発作性頭位めまい症と類似しためまいを呈する内耳・後迷路性疾患，小脳，脳幹を中心とした中枢性疾患など，原因既知の疾患を除外できる。

診断
外側半規管型良性発作性頭位めまい症（半規管結石症） 確実例（Definite）
　A．症状の5項目とB．検査所見の3項目を満たしたもの。
良性発作性頭位めまい症 寛解例（Probable）
　過去にA．症状の5項目を満たしていたが，頭位・頭位変換眼振を認めず，良性発作性頭位めまい症が自然寛解したと考えられるもの。
良性発作性頭位めまい症 非定型例（Atypical）
　A．症状の5項目とB．検査所見の3の項目を満たし，B．検査所見の1と2の項目を満たす眼振を認めないもの。

注：良性発作性頭位めまい症非定型例には，前半規管型発作性頭位めまい症（半規管結石症），後半規管型良性発作性頭位めまい症（クプラ結石症），多半規管型良性発作性頭位めまい症などが含まれる。

表3 外側半規管型良性発作性頭位めまい症（クプラ結石症）の診断基準（日本めまい平衡医学会 2017）

A．症状
1．特定の頭位により，回転性あるいは動揺性のめまいがおこる．
2．めまいは潜時なく出現し，特定の頭位を維持する限り1分以上持続する．
3．めまいに随伴する難聴，耳鳴，耳閉塞感などの聴覚症状を認めない．
4．第Ⅷ脳神経以外の神経症状がない．

B．検査所見
フレンツェル眼鏡または赤外線CCDカメラを装着して頭位・頭位変換眼振検査を行い，出現する眼振の性状とめまいの有無を検査する
1．臥位での頭位眼振検査にて右下頭位で左向き水平性眼振と左下頭位で右向き水平性眼振の方向交代性上向性（背地性）眼振が発現する．眼振には回旋成分が混在していることが多い．
2．眼振は潜時なく出現し，めまい頭位を維持する限り1分以上持続する．眼振の出現に伴ってめまいを自覚する．
3．良性発作性頭位めまい症と類似しためまいを呈する内耳・後迷路性疾患，小脳，脳幹を中心とした中枢性疾患など，原因既知の疾患を除外できる．

診断
外側半規管型良性発作性頭位めまい症（クプラ結石症）　確実例（Definite）
　A．症状の4項目とB．検査所見の3項目を満たしたもの．
良性発作性頭位めまい症　寛解例（Probable）
　過去にA．症状の4項目を満たしていたが，頭位・頭位変換眼振を認めず，良性発作性頭位めまい症が自然寛解したと考えられるもの．
良性発作性頭位めまい症　非定型例（Atypical）
　A．症状の5項目とB．検査所見の3の項目を満たし，B．検査所見の1と2の項目を満たす眼振を認めないもの．

注：良性発作性頭位めまい症非定型例には，前半規管型発作性頭位めまい症（半規管結石症），後半規管型良性発作性頭位めまい症（クプラ結石症），多半規管型良性発作性頭位めまい症などが含まれる．

疫学

市中総合病院/診療所に来院するめまい患者の約4～6割を占める[2]．女性に多く，50～70歳代に比較的多く発症する[3]．加齢，頭部外傷・むち打ち，内耳障害，長期臥床，女性ホルモンの低下などが要因となりうる．

病態

卵形嚢の平衡斑から剥離した耳石のかけらが半規管のクプラに付着していたり（クプラ結石），あるいは半規管内で浮遊している（半規管結石）と，寝返り，起き上がりや上を向くなど重力変化が生じる動作で，クプラが偏位してめまいが起こると考えられている（図2）．耳石のかけらは後半規管および外側半規管に迷入しやすい（図3）．反重力方向となる前半規管内には耳石のかけらは迷入しにくくまれである．

図2 後半規管型BPPVの半規管結石のイメージ

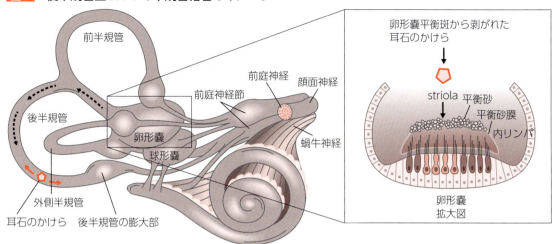

座位⇔仰臥位に頭を動かすと矢印（← →）のように耳石のかけらが動き，誤刺激が引き起こされる。

図3 半規管結石とクプラ結石

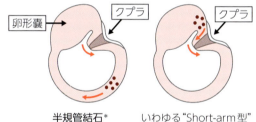

後半規管型：多い

後半規管型BPPVのイメージ

半規管結石*
半規管サイド：
減衰性の上眼瞼
向き回旋性

いわゆる"Short-arm型"
卵形嚢サイド：
持続性の上眼瞼向き回旋性

前半規管型：まれ

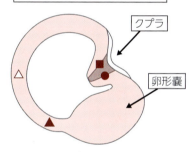

外側半規管型：多い

外側半規管型BPPVのイメージ

クプラ結石*
　●（卵形嚢サイド），■（半規管サイド）：
　持続性の方向交代背地性眼振

半規管結石*
　△：減衰性の方向交代背地性眼振
　▲：減衰性の方向交代向地性眼振

いわゆる"ライトクプラ"：
　持続性の方向交代向地性眼振

*後半規管型の半規管結石，外側半規管型の半規管結石およびクプラ結石は診断基準あり（表1-3）

診断の手がかり（症状/所見）

良性発作性頭位めまい症の**半規管結石**では以下の特徴がある。
①特定の頭位変換でめまいが生じる。
②数秒の潜時をおいて，めまいが出現し増強する。1分以内にめまいは消失。
③同じ頭位を繰り返すとめまいは軽くなる。
④めまいに難聴や耳鳴を伴わない。
⑤第Ⅷ脳神経症状以外の神経症状がない。

良性発作性頭位めまい症の**クプラ結石**では以下の特徴がある。
①特定の頭位変換でめまいが生じる。
②潜時がなく，めまいが出現し特定の頭位を維持する限り，めまいを自覚する。1分以上めまいは持続。
③めまいに難聴や耳鳴を伴わない。
④第Ⅷ脳神経症状以外の神経症状がない。

異常所見に乏しいめまい（血圧異常によるめまいや心因性めまいなど）と比較して，良性発作性頭位めまい症では，回転感の自覚率が高く，目覚め，起き上がり，寝返り，頸部捻転などの動作でめまいが生じやすい[4]。座位から仰臥位，仰臥位から側臥位への動作でめまいが誘発されること，座位で真正面を向いているとめまいは徐々に消失することがベッドサイドで本疾患を疑う手掛かりとなる。

確定診断

現在，日本めまい平衡医学会より，後半規管型（半規管結石症），外側半規管型（半規管結石症およびクプラ結石症）の3つのサブタイプについて診断基準が公表されている（**表1～3**)[1]。特殊型として，眼振の持続時間が長く座位に戻したときに眼振所見に乏しい後半規管型「いわゆるshort-arm型」と，方向交代向地性の頭位眼振が長く続く外側半規管型「いわゆるライトクプラ」の報告例がある（**図3**)[5]。

確定診断は，フレンツェル眼鏡／赤外線フレンツェル眼鏡を用いた眼振所見が決め手となる（p.113「第4章」参照）。眼振の性状から「左右どちらの耳が患側か」，「どの半規管に耳石のかけらが迷入したか」が推定できる。

病的眼振の発現様式に関しては，内耳前庭の解剖生理，特に前庭動眼反射について理解しておく必要がある（p.16「第2章前庭覚の解剖と生理」参照）。
①特定の半規管が刺激されると，刺激された半規管と同じ平面で眼球運動が起こる。
②外側半規管では内リンパの流動が半規管から膨大部に向かう向膨大部流が興奮性の刺激となり，反膨大部流が抑制性の刺激となる。反対に，前半規管および後半規管では反膨大部流が興奮性の刺激となり向膨大部流が抑制性の刺激となる。
③外側半規管では向膨大部流が反膨大部流より強い刺激となる。反対に，前半規管および後半規管では反膨大部流が向膨大部流より強い刺激となる。

生活指導・頭位治療（p.249 第9章参照）

　自然軽快する例も多い。軽快しない場合，「半規管内に迷入した耳石のかけらを元の位置（卵形嚢）に戻す」頭位治療を行う。眼振の所見により左右耳のどの半規管に迷入したかを同定し頭位治療を選択する必要があり，めまいを専門とする医師へのコンサルトが望まれる（例：後半規管型ではEpley法やSemont法，外側半規管型ではGufoni法）。薬物療法はあくまでも補助的で根治的ではない。

文献

1) 診断基準化委員会: めまいの診断基準化のための資料. 診断基準2017年改定. Equilibrium Res, 76: 233-241, 2017.
2) 宇野敦彦，ほか: 市中病院耳鼻咽喉科における最近のめまい統計. 日耳鼻, 104: 1119-1125, 2001.
3) Bhattacharyya N, et al: Clinical Practice Guideline: Benign Paroxysmal Positional Vertigo (Update). Otolaryngol Head Neck Surg (Suppl), 156: 1-47, 2017.
4) 伏木宏彰: 更年期女性の難治性めまい症状への対応. 医学の歩み, 269: 37-44, 2019.
5) 田浦晶子，ほか: Short-arm型後半規管BPPVが疑われた4症例の検討. Equilibrium Res, 70: 151-158, 2011.

メッセージ（column）

①実は"良性発作性頭位めまい症"だった
　種々の平衡機能検査を行っても異常所見に乏しく，問診からも良性発作性頭位めまい症は否定的で前庭性片頭痛や血圧異常によるめまい，椎骨脳底動脈循環不全と初期診断された症例のなかには，数カ月から数年後に実は「良性発作性頭位めまい症」であったというケースを経験する。診断確率を上げるために，頭位眼振検査や頭位変換眼振検査のコツをつかみ丁寧に検査を行うことが肝要である（p.249「第9章」参照）。

②続発性の良性発作性頭位めまい症
　頭部外傷後や前庭神経炎やめまいを伴う突発性難聴に罹患し経過中に良性発作性頭位めまい症が生じる。日常診療ではこういったケースが比較的頻繁にみられる。代償不全に対する前庭リハビリテーションと良性発作性頭位めまい症に対する頭位治療を併用する。

③中枢性めまいとの鑑別
　外側半規管型のクプラ結石（持続性の方向交代背地性眼振）は，中枢性頭位めまいとの鑑別を要する。鑑別は頭位眼振の性状や中枢眼球運動検査の所見を参考する。中枢病変が疑われた場合，精密検査（二次検査）や頭部MRI，MRAをオーダーする（p.249「第9章」参照）。

第4章

前庭リハビリテーションに必要な検査・測定

1 前庭リハビリテーションに必要な検査・測定

伏木宏彰

はじめに

平衡障害は全身のいろいろな部位に現れるが，特に眼球運動に顕著に現れる（表1）。平衡障害がみられた場合は，末梢性か中枢性かの鑑別が重要となる。

前庭リハビリテーションを行うにあたり，めまい症状の重症度，機能検査として眼球運動・体平衡・歩行を評価する（表2）。前庭・中枢眼球運動検査は，末梢/中枢性めまいとその他のめまいを鑑別するために有用である（p.50第3章「診断のフローチャート」を参照）。めまい・平衡障害の程度や治療効果は，症状と眼球運動，体平衡機能を評価する。歩行検査は，前庭リハビリテーション，転倒のリスク判定に有用である。本章では各検査について詳細に解説する。

画像検査として，聴器CTは奇形，外傷，炎症などの内耳や中耳の構造異常，頭頸部MRI・MRAは中枢器質病変/脳血管障害を除外する。

表1 平衡障害チェックリスト

- ☐ 頭位：傾斜しているか？
- ☐ 眼位：skew deviationを認められるか？
- ☐ 自発眼振：末梢性/中枢性眼振が認められるか？
- ☐ 急速眼球運動検査：推尺過小/過剰/非共同があるか？
- ☐ 追跡眼球運動検査：滑動性か階段〜失調性か？
- ☐ 注視眼振検査：方向交代性注視眼振
- ☐ 視運動性眼振検査：眼振の解発に障害があるか？
- ☐ 前庭動眼反射検査：障害があるか？
- ☐ 前庭動眼反射の抑制：障害があるか？
- ☐ 自覚的垂直位：偏位を示すか？
- ☐ 頭位変換眼振検査：誘発眼振が認められるか？
- ☐ 直立と歩行：障害があるか？

表2 前庭リハビリテーションのために習得すべき検査・測定

症状の評価
・Dizziness handicap inventory（DHI）など

機能の評価
・眼球運動：eye movement（前庭・中枢眼球運動検査）
・体平衡：balance（直立，片足立ち，重心動揺検査など）
・歩行：Gait（TUG，DGI-FGAなど）

2 診断の手がかりとなる問診

伏木宏彰

"めまい"とは

　自己の動きは，内耳前庭覚，視覚，体性感覚の異なる受容器で感知され中枢神経系で統合される。"めまい"は，このシステムのどこかに異常が起こり，感覚の不一致が生じると，実際に動いていないのに「あたかも周囲や自分が動いているかのように感じてしまう」症状である。恩師の故・水越鉄理先生（富山大学名誉教授）は，「空間識の異常としてとらえられた平衡障害を自覚する全身的仮性運動感覚」と定義している（図1）[1]。

　乗り物酔い，立ちくらみ程度からメニエール病や前庭神経炎など悪心・嘔吐を伴う回転性のめまい，脳出血や脳梗塞など命に関わるものまで原因はさまざまである。吐き気や嘔吐（自律神経症状）は生体の危険信号として生じる。

図1　めまいが生じる仕組み

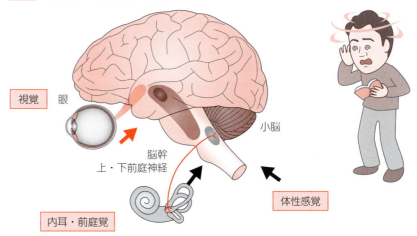

患者が訴える"めまい"から何を考えるか？（図2）

　めまいを主訴として来院した場合，前章で述べたとおり，平衡機能障害をきたす内耳・前庭神経の末梢前庭疾患や小脳や脳幹を中心とした中枢病変により生じるめまい，不整脈や立ちくらみなどの循環調節障害により誘発されるめまいや，片頭痛や不安・抑うつが関連しためまいなど，種々の病態が含まれる（p.48第3章参照）。

　急性期のめまいでは，"ぐるぐる回る"回転性のめまい，慢性期になると"ふわふわ"，"ぐらぐら"，"くらくら"する浮動性めまい，循環調節障害では"目の前が真っ暗"，"くらっ"といった症状を自覚する場合が多い。主として首から

下(体幹)の症状"足元がふらつく"などと自覚する場合，中枢性めまい，加齢性平衡障害，整形外科的疾患も念頭に置く．首から上(頭部)か首から下(体幹)の症状なのかを問診しておくと，前庭リハビリテーションを行うに際の強化ポイントを予想できる．

図2 めまい・ふらつきに関するさまざまな表現

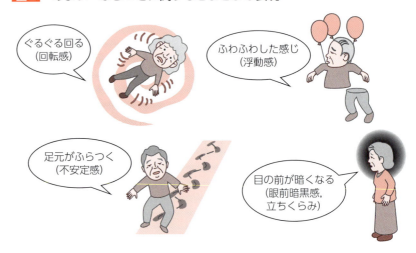

問診のポイント(表2)

めまい症状のポイント

めまいの性状と持続時間，契機に関する詳細な問診は，「末梢」，「中枢」，「その他」と大きなカテゴリーに分類(仕分け，sorting)，疾患を絞り込む(照合，matching)ための有力な手がかりとなる(p.49第3章参照)．

めまいの持続時間や契機をキーとして，疾患の特徴を以下に示した(第3章：各疾患を詳しく説明)．

- **「良性発作性頭位めまい症」**(半規管結石)は，めまい疾患のなかで頻度は最も多く日常診療で頻繁にみられる．典型的には起き上がりや寝返りなどの動作により秒単位でめまいが繰り返し生じる．座位で真正面を向いているとめま

アドバンス：vertigoとdizziness　　column

英語圏をみてもめまい患者の訴えはさまざまであることがわかる(表1)．
バラニー学会(国際めまい学会)では"vertigo"は，自己あるいは外界が回転するなど疑似運動感を伴う感覚(回転感，上下の揺れ)，"dizziness"は疑似運動感覚を伴わない，空間認知が障害された感覚(浮動感)としている[2]．広義には，giddiness(ふらつき)，light-headedness(頭が軽くなった感じ)，unsteadiness(不安定感)，blackout(眼前暗黒感)まで含まれるようである．
「持続性知覚性姿勢誘発めまい」(persistent postural-perceptual dizziness：PPPD)の前庭症状は，空間認知の混乱や障害に伴う非運動性の感覚(dizziness：浮動感)，立位あるいは歩行時の不安定な感覚(unsteadiness：不安定感)，自分自身が揺らぐ，揺れ動く，上下に揺れる，はずむという疑似運動感覚(internal non-spinning vertigo：内的な非回転性めまい)，またはそれに類似した外界の運動感覚(external non-spinning vertigo：外的な非回転性めまい)と定義されている(p.48第3章参照)．

表1　dizziness/vertigo

患者がよく使う表現	英語	日本語訳	説明	頭部の症状	体幹の症状
○	Lightheaded	くらくら	頭が軽い，集中できない	○	
○	Woozy	ふらふら	Lightheadedに吐き気を伴う	○	一部
○	Swimmy feeling	ふらふら	Woozyと類似	○	一部
△	Floating	ふわふわ		○	
○	Spinning	ぐるぐる	回転性	○	
ー	Rotatory	ぐるぐる	Spiningと類似	○	
ー	Moving around	動く		○	
○	Unsteady	不安定ふらふら			○
△	Unbalanced	不安定			○
○	Rocking	揺れる			○
△	Black out	目の前が真っ暗	循環障害		
△	Faint	くらっ	Black outの軽い症状		
△	Ataxia/imbalance	失調	小脳失調		
△	Confusion	混乱	頭の中が整理できない		
ー	Fuzzy	ぼんやり	集中できない，ピンぼけ	○	
ー	Cotton wool feeling	ぼんやり	Fuzzyと類似	○	

表2　問診のポイント

1．問診票（負担を減らすために来院前に自宅で記入する）

◆めまいの性状：
目の前がぐるぐる回る（回転感），頭がぐらぐら/ふわふわ（浮動感），身体がふらつく/歩くとよろけそうになる（体平衡・歩行障害），目の前が暗くなる（眼前暗黒感，立ちくらみ）など。

◆めまいの持続時間：瞬間から秒単位，分単位，時間単位，日単位，持続性。

◆めまいの契機：誘因の有無
・起き上がり，寝返り，立ち上がり，洗濯物を干すとき，炊事で下を向いたとき，歯科治療や美容院で仰臥位姿勢になったときなど。
・ストレス，不眠，疲労など日常生活の変化，春先，梅雨，台風のなど季節の変わり目。
・スーパーマーケット，駅の構内など人混み。

◆めまいの反復性：あり　なし

随伴症状：脳神経症状（複視，顔の運動や感覚の麻痺，嚥下や声の異常など）
　　　　　蝸牛症状の随伴（難聴，耳鳴り，耳閉塞感）
　　　　　頭痛，頸部痛や肩こり
合併症：高血圧，脂質異常，糖尿病，不整脈，睡眠時無呼吸，
　　　　低血圧，貧血，甲状腺機能低下，
　　　　前立腺肥大，緑内障，胃潰瘍など
既往歴：中耳・内耳疾患，結核，梅毒，脳卒中，外傷の既往など
生活習慣：喫煙，飲酒，肥満，睡眠不足やストレス，毛染め
職歴：PC操作，騒音，有機溶剤，振動工具
薬剤歴：降圧・昇圧，抗凝固，アミノグリコシド系，抗てんかん，抗不安，鎮痛
体質：冷え症，暑がり，のぼせ，アレルギー体質

2．めまい重症度：DHI，ABCなど（第4章p.103，106参照）

3．不安・うつ（HADS，STAI，SDSなどの問診票，第4章p.111参照）

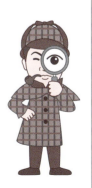

いは徐々に消失する。起き上がりや立ち上がりで生じる一過性のめまいの鑑別として，高齢者では「椎骨脳底動脈循環不全」，若年者や女性では「血圧異常によるめまい」(低血圧／起立性調節障害)を念頭に置く。高齢者で合併症の有無をチェックする。

- 「**脳卒中**」(小脳・脳幹の出血や梗塞)では，分単位でめまいが生じる。頭痛・頸部痛，他の脳神経／小脳症状に注意する。
- 「**メニエール病**」のめまいは，誘因なく発作性に発症し，反復性で持続時間は日本めまい平衡医学会の診断基準では10分から数時間と定義されている。めまい発作に伴って難聴，耳鳴，耳閉塞感などの聴覚症状が変動する。一方，国際バラニー学会の診断基準では持続時間は20分から12時間と定義され，少なくとも2回以上のめまいに変動する片側耳症状(難聴，耳鳴りや耳閉塞感)を伴うとしている。ストレス，不眠，疲労など日常生活の変化，春先，梅雨，台風などの季節の変わり目に多くみられる。
- 「**前庭性片頭痛**」においても持続時間が定義されている。めまい発作の持続時間は5分から72時間で，めまい発作が5回以上あり，めまい発作回数の50%以上に片頭痛兆候を伴う。
- 「**前庭神経炎**」は，突発的な強い回転性めまいで発症しその後も体動時や歩行時のふらつきが数日間続く。回転性めまい発作は1回のことが多い。すなわち，過去に回転性めまいの既往がないことが診断の原則である。
- 「**持続性知覚性姿勢誘発めまい**」(PPPD)は，浮動感，不安定感，非回転性めまいであり，症状は3カ月以上続く。平衡機能に異常所見が乏しい慢性浮動性のめまいでは，スーパーマーケット，駅の構内など人混みなどでめまいを自覚する。一方，「中枢性めまい」(多系統萎縮症など)は，体平衡や歩行の障害が徐々に悪化する。

<u>めまいの持続時間をキーとして，反復性で聴覚症状を伴わない回転性めまい疾患の特徴を以下に示した。</u>

- 「**前庭型メニエール病**」では，発作時間が長いめまいを繰り返す。
- 「**前庭性片頭痛**」や「**椎骨脳底動脈循環不全**」では，一過性のめまいを反復する。片頭痛の有無を確認する。
- 「**神経血管圧迫症候群**」では，瞬間的なめまいを群発的に反復する。

めまい以外に押さえておきたいポイント

- 随伴症状では，「前庭片頭痛」を念頭に頭痛や頸部痛について詳しく問診する。当院を受診した40～65歳の女性の約半数に頭痛が併存していた[3]。若年者のめまいの約半数は前庭性片頭痛であり，未就学児では片頭痛が関連した「良性発作性めまい」という疾患概念もある。激しい頭痛や頸部痛を訴える場合，頭部CT，頭頸部のMRI・MRAなどの画像検査により，片頭痛，筋緊張性頭痛，群発性頭痛などの一次性頭痛と頭頸部の外傷や血管障害，非血管性頭蓋内疾患，感染症，奇形などの二次性頭痛との鑑別を行う。
- 薬物治療を念頭に薬剤アレルギーの有無に加え，前立腺肥大，緑内障，胃潰瘍など合併症をチェックする。
- 前庭リハビリテーションを行う際は，高血圧，脳卒中，頸部疾患に留意する。
- 心因的要因はめまい・ふらつき患者の10～30%に併存している。めまいやふらつきの改善には，平衡障害に対する特異的な治療に加え，不安や抑うつ傾向を把握しておくことが重要である。

表3　危険なめまい：問診のポイント

①今まで経験したことがない頭や首の激しい痛み
②意識がない，低下している
③ろれつが回らない，しゃべり方が変，声が急にかれた，むせる
④手足が動かしにくい，箸が使えない，（片側の）しびれ
⑤物が二重に見える
⑥顔（特に口のまわり）がしびれる，感覚が鈍い

- めまいの持続時間
  - 良性発作性頭位めまい（秒単位）
  - メニエール病（時単位）
  - 前庭神経炎（日単位）
  - 小脳・脳幹梗塞／出血（分単位）

- 重要な所見／サイン
  - 激しい頭痛や他の脳神経症状
  - 座位が保てない体幹失調
  ↕
  ＊末梢性めまいでは，めまい発作中も座位で姿勢が保持できる。

アドバンス：問診票の活用　

限られた診療時間内に多くの患者を診察する日常臨床の現場においては，患者情報を短時間に的確に知りうるために問診票を大いに活用する。私たちの施設で用いている問診票はA4用紙6ページに及ぶ。加齢や性差に伴いめまいの背景や疾患の割合が異なるため，若年者や高齢者，更年期の女性では，さらに問診を追加している。来院時の患者の負担を減らすために，ホームページから問診票をダウンロードして予め記入できるように配慮している（https://www.mejiro.ac.jp/clinic/specialties/giddiness/monshin/）。

アドバンス：脳卒中など危険なめまいの頻度と特徴

「中枢性めまい」（脳卒中／一過性脳虚血発作）の割合は救急めまい患者の3.2％を占め，そのうち0.7％は「めまい症状のみ」で発症すると報告されている[4]。末梢性めまいと初期診断されても，後から頭痛や他の症状が現れることがあり，初診で末梢性と判断した場合でも中枢性めまいの可能性について十分に説明をしておく。

危険なめまいを疑う症状と中枢性めまいを鑑別するための有用な検査を**表3，4**に示した。救急の現場では，Head impulse test（HIT），注視および自発眼振検査，眼位の異常（skew deviation）が注目されている（**表5**）[5]。HIT，注視および自発眼振検査については本章で詳しく解説する。小脳梗塞患者の約10％は「めまい症状のみ」で大多数は左右側方注視眼振や重度の失調症状がみられる[6]。

表4　中枢性めまいを鑑別するための項目

自覚(副)症状：**激しい頭痛・頸部痛や複視，顔の運動や感覚の麻痺，嚥下や声の異常など**

内科学：**血圧**，心電図

眼科学：眼底検査，眼球運動検査

耳科学：純音聴力検査，鼓膜観察(耳垢除去)

神経内科学：脳神経，小脳症状/サイン，体幹失調

神経耳科学：自発眼振検査，固視抑制，前庭機能検査
　　特殊手技(BPPV：Dix-Hallpike test, Supine roll test)

画像検査：**CT(脳出血)，MRI(脳梗塞)**

下線は鑑別に有用

表5　危険なめまい：眼球運動検査(HINTS)

1. Head Impulse test：正常(末梢前庭正常である)
2. Nystagmus：注視・自発眼振検査で中枢性眼振を認める
3. Test of Skew：眼位の異常

急性めまいにて，1～3の検査のうち，どれか1つでも所見が該当すれば中枢性めまいを疑う．

文献

1) 水越鉄理：めまい・平衡障害とは．めまい・平衡障害の診断と治療，p3-4，現代医療社，1988．
2) Bisdorff A, at el: Classification of vestibular symptoms: towards an international classification of vestibular disorders. J Vestib Res, 19: 1-13, 2009.
3) 伏木宏彰：更年期女性の難治性めまい症状への対応．医学の歩み，269: 37-44, 2019．
4) Kerber KA, et al: Stroke Among Patients With Dizziness, Vertigo, and Imbalance in the Emergency Department. A Population-Based Study. Stroke, 37: 2484-2487, 2006.
5) 久保和彦：HINTS．耳鼻，61: 32-34, 2015．
6) Nelson JA, et al: The Clinical Differentiation of Cerebellar Infarction from Common Vertigo Syndromes. West J Emerg Med, 10: 273-277, 2009.

3 理学療法評価

加茂智彦

　本章では，前庭リハビリテーションで実施される理学療法評価を述べていく。以下は各評価指標の推奨カテゴリである。また，第5章にて各評価指標とICFカテゴリとの関連の図を記載したのでそちらも参照していただきたい（p.150「第5章」参照）。

推奨度

　アメリカ理学療法協会のThe Vestibular Evidence Database to Guide Effectiveness（VEDGE）task forceのメンバーが作成した推奨カテゴリである。本組織が各評価指標の臨床，学術的有用性を検討し，前庭特有の基準を設定した。

4：強く推奨
このアウトカムの測定は優れた精神測定学的特性（psychometric properties）と臨床的有用性がある。加えて，この評価は無料または簡単に使用することができる。

3：推奨
このアウトカムの測定は優れた精神測定学的特性と臨床的有用性がある。またこの評価は優れた精神測定学的特性と臨床的有用性があるが，無料ではなく，専門の機関でないと測定ができないかもしれない。

2：現時点では推奨
このアウトカムの測定は十分よい精神測定学的特性と臨床的有用性がある。しかし，無料ではなく，専門の機関でないと測定ができないかもしれない。またはこの尺度は他の患者集団では検証されているが前庭障害のある人では検証されていない。またはこの方法は十分な臨床的有用性のみである。

1：非推奨
このアウトカムの測定は精神測定学的特性が低い。または臨床的有用性が低い。

4 Visual analogue scale (VAS)

加茂智彦

前庭障害患者におけるVisual analogue scale(VAS)は，首を振ったときのめまいの程度，座ったときや歩いたときの視覚のぼやけ，不安定感などを評価する．

種類

oVAS：座っている状態の視覚のぼやけと，そこから歩いた状態の視覚のぼやけの差
dVAS：座っている状態の不安定感と，そこから歩いた状態の不安定感の差
HMVAS：座った状態で頭を左右に振る前と振った後のめまいの差．頭を1Hz(メトロノームでは120 BPM)の速度で1分間振る．

方法

各項目のそれぞれのVASを測定する(0：まったくめまいがない，10：最もひどいめまい)．

推奨度

表1 発症時期による推奨度

項目	4	3	2	1
急性期(0〜6週)			○	
慢性期(6週以降)			○	

表2 障害による推奨度

項目	4	3	2	1
末梢前庭障害			○	
中枢前庭障害			○	
BPPV			○	
その他			○	

参考文献

1) Hall CD, et al: Reliability of clinical measures used to assess patients with peripheral vestibular disorders. J Neurol Phys Ther, 30: 74-81, 2006.

5 Visual vertigo analogue scale (VVAS)

加茂智彦

Visual vertigo analogue scale(VVAS)は,9つの環境下における視覚によるめまいの程度を測定することができるVASである[1]。

■ 項目数

9項目
1 スーパーマーケットでの歩行
2 車に乗る(運転ではなく乗客の場合)
3 蛍光灯の下
4 交差点
5 ショッピングセンターの中
6 エスカレーターに乗る
7 映画館での映画
8 柄のある床
9 テレビを見ているとき

■ 方法

各項目のそれぞれの環境下におけるめまいの程度のVASを測定する。(0:まったくめまいがない,10:今までで経験した最もつよいめまい,あるいはめまいによりその活動を避けるレベル)

■ 判定

・9個の環境下のうち,2個以上でVASが0 mmを上回った場合,視覚めまいが存在する。
・9個のVASの平均値が90〜100 mmの場合,重度視覚めまいとなる。

■ 推奨度(表1,2)

表1 発症時期による推奨度

項目	4	3	2	1
急性期(0〜6週)			○	
慢性期(6週以降)			○	

表2 障害による推奨度

項目	4	3	2	1
末梢前庭障害			○	
中枢前庭障害			○	
BPPV			○	
その他			○	

参考文献

1) Dannenbaum E, et al: Visual vertigo analogue scale: an assessment questionnaire for visual vertigo. J Vestib Res, 21: 153-159, 2011.

6 Dynamic visual acuity(DVA)

加茂智彦

Dynamic visual acuity(DVA)は，前庭障害患者の前庭動眼反射(vestibulo-ocular reflex：VOR)機能を測定することが可能である。

必要な道具

視力検査表，メトロノーム

方法

①視力表を壁に貼る(ここではShallen Eye chartの3 Meter Eye Chart A4 sizeを用いる)[1](図1)。
②視力表によって規定された距離に椅子を置き(このEye chartでは3 m)，患者に座ってもらう。
③頭を動かさない状態で，両目での視力を確認する(片目は閉じずに両目での視力確認)(図2)。
④上から順番に視力を確認していき，正答可能な最も下のラインを基準値とする。その際，左から右に順番に患者に答えていってもらう(図3)。

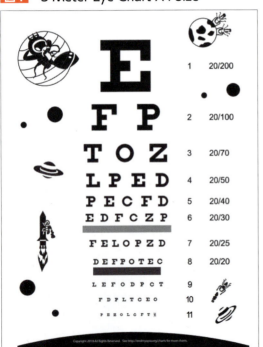

図1 3 Meter Eye Chart A4 Size

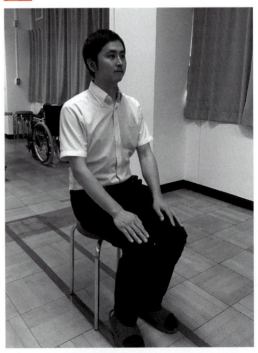

図2

⑤検査者は患者の頭をもち，頭を水平方向に2 Hz（1秒間に4回）の速度で他動的に振る（頭を振る角度は20～30°程度）。メトロノームを使用すると定量化しやすい（メトロノームでは240 BPMに設定）（図4～6）。

⑥上から順番に視力を確認していき，正答可能な最も下のラインを記録値とする。その際，右から左に順番に答えていってもらう（図7）。

図3

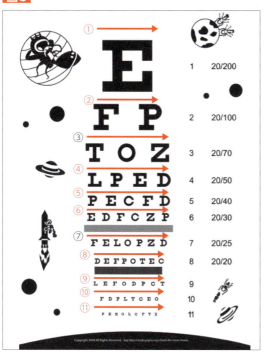

図4

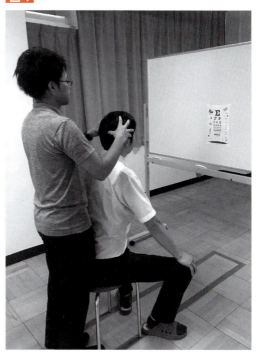

図5

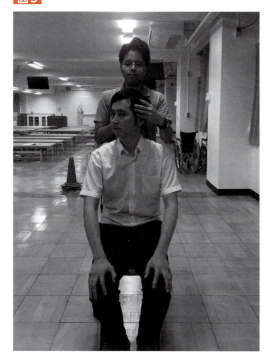

図6

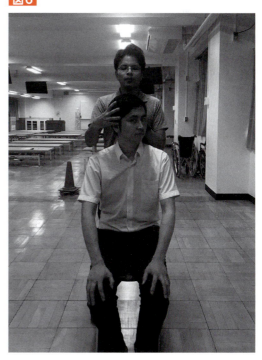

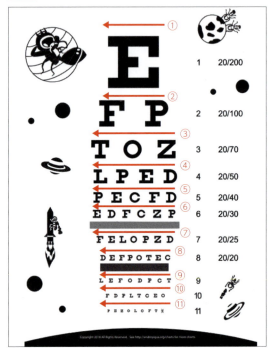

図7

判定

- 頭を動かしてないときの結果と頭を動かしたときの結果に3段以上の乖離があるとき，VOR機能が低下していると判断する。
- 健常な成人であれば差は1段，健常な高齢者であれば差は2段であると報告されている。

推奨度(表1, 2)

表1 発症時期による推奨度

項目	4	3	2	1
急性期(0〜6週)			○	
慢性期(6週以降)			○	

表2 障害による推奨度

項目	4	3	2	1
末梢前庭障害			○	
中枢前庭障害			○	

文献

1) 3 Meter Eye Chart A4 size. Shallen Eye chart, (https://endmyopia.org/charts/).

7 Dynamic gait index（DGI）

荻原啓文

　Dynamic gait index（DGI）は歩行中における課題に対してのバランス修正能力を評価することができる。歩行中に上下左右への頭部の運動，速度や方向の変化，障害物回避などを要求する8個の課題から構成されている（表1）。なかでも上下左右への頭部の運動は前庭障害患者の機能障害を評価するために非常に有効である。

必要な道具

　歩行路（図1），ストップウォッチ，コーン，障害物（靴箱もしくは20cm程度の高さのもの）（図2）。

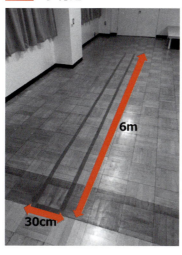

図1 歩行路

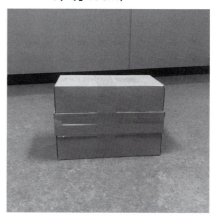

図2 障害物（靴箱を2つ重ねたもの，約23cm）

項目数

　8項目

方法

　横幅30cm，縦幅6mの歩行路で頭部の回転を伴う歩行（図3）や，コーンを避ける歩行（図4）など8項目の歩行課題を実施してもらい，評価者が0〜3点の4段階で採点する。

表1 Dynamic gait index

課題	指示	判断基準
平面歩行	普段の速さでここから次の目印まで歩いてください(6m)。	(3)正常：6m歩行，補助具なし，良好な速度，平衡異常がない，正常な歩行パターン。 (2)軽度障害：6m歩行，補助具使用，比較的遅い速度，軽度の歩行の逸脱。 (1)中等度障害：6m歩行，遅い速度，異常歩行パターン，平衡異常あり。 (0)重度障害：介助なしに6m歩けない，重度の歩行の逸脱もしくは平衡異常。
歩行速度を変える	普段の歩調で歩き始めてください(1.5mの間)。私が「速く」と言ったらできるだけ速く歩いてください(1.5mの間)。私が「遅く」と言ったらできるだけ遅く歩いてください(1.5mの間)。	(3)正常：バランスの崩れや歩行の逸脱がなく，なめらかに歩行速度の変更が可能。通常，速い，遅い速度の間には著明な歩行速度の違いがみられる。 (2)軽度障害：歩行速度の変更は可能だが，軽度の歩行の逸脱が認められる，または歩行の逸脱は認められないが著明な歩行速度の変更ができない，または歩行補助具を使用する。 (1)中等度障害：歩行速度の調整がわずかしかできない，または歩行速度の変更は可能だが著明な歩行の逸脱が生じる，または歩行速度の変更は可能だがバランスを崩す，しかし立ち直り，歩行を継続できる。 (0)重度障害：歩行速度を変えられない，またはバランスを崩し，壁や何かにつかまる必要がある。
水平方向の頭部の回転を伴う歩行	普段の歩調で歩き始めてください。私が「右を見て」といったらまっすぐに歩きながら右へ頭を回してください。右を向いたままでまっすぐ歩き，私が「左を見て」と声をかけたら頭を左へ回してください。左を向いたままでまっすぐに歩き，私が「まっすぐ前を見て」と声をかけたら頭を正面に戻します。	(3)正常：歩行に変化なく滑らかに頭を回すことができる。 (2)軽度障害：滑らかに頭を回すことができるが，わずかな歩行速度の変化がある。歩行路から少し乱れる，もしくは歩行補助具を使用する。 (1)中等度障害：頭を回すことはできるが，歩行速度に中等度の変化や減速，よろめきがみられる。しかし立ち直り，歩行を継続できる。 (0)重度障害：課題の実行に伴い，重度の歩行の乱れが起きる。すなわち歩行路より38.1cmよろめく，バランスを崩す，止まる，壁に手を伸ばす。
垂直方向の頭部の回転を伴う歩行	普段の歩調で歩き始めてください。私が「上を見て」といったらまっすぐに歩きながら頭を傾け上を見てください。上を見上げたままでまっすぐ歩き，私が「下を見て」と声をかけたら頭を下に傾けてください。下を向いたまま歩き，私が「まっすぐ前を見て」と声をかけたら頭を正面に戻します。	(3)正常：歩行に変化なく滑らかに頭を回すことができる。 (2)軽度障害：課題の実行に伴い，わずかな歩行速度の変化がある。歩行路から少し乱れる，もしくは歩行補助具を使用する。 (1)中等度障害：課題の実行に伴い，歩行速度に中等度の変化や減速，よろめきがみられる。しかし立ち直り，歩行を継続できる。 (0)重度障害：課題の実行に伴い，重度の歩行の乱れが起きる。すなわち歩行路より38.1cmよろめく，バランスを崩す，止まる，壁に手を伸ばす。
歩行と方向転換	普段の歩調で歩き始めてください。私が「回って止まって」と言ったら，できるだけすばやく逆の方向に向き止まってください。	(3)正常：3秒以内に安全に回り，バランスを崩すことなくすばやく停止する。 (2)軽度障害：3秒を越えるが，安全に回り，バランスを崩すことなく停止する。 (1)中等度障害：回るのが遅い，口頭指示を必要とする，回って停止後バランスを保つためにいくつかの細かなステップを必要とする。 (0)重度障害：安全に回ることができない，回って停止をするために介助を必要とする。
障害物を越える	普段の速さで歩き始めてください。靴箱の所まで行ったらその横を回っていくのではなく，それを越えて歩き続けてください。	(3)正常：歩行速度を変えることなく靴箱をまたぐことができる。平衡異常はない。 (2)軽度障害：靴箱をまたぐことはできるが，安全にまたぐために歩幅を調整し減速する必要がある。 (1)中等度障害：靴箱をまたぐことはできるが，止まってからまたぐ。口頭指示を必要とする場合がある。 (0)重度障害：介助なしには実行することができない。
コーンを避ける	普段の速さで歩いてください。最初のコーン(約1.8m離す)に達したらその右を回って歩いてください。2番目のコーン(最初のコーンから1.8m離す)に達したらその左を回って歩いてください。	(3)正常：歩行速度を変えることなく安全にコーンを避けて歩くことができる。平衡異常はない。 (2)軽度障害：2つのコーンを安全に避けることはできるが，そのために歩幅を調整し減速する必要がある。 (1)中等度障害：コーンを避けることはできるが，著明に減速しなければいけない。口頭指示を必要とする場合がある。 (0)重度障害：コーンを避けることができない，1つもしくは2つのコーンに当たってしまう，介助を必要とする。
階段	家で行っているように，そこの階段を昇ってください(必要であれば手すりを用いる)。上まで昇ったら向きを変えて降りてください。	(3)正常：1足1段で，手すりを使わない。 (2)軽度障害：1足1段で，手すりを使う。 (1)中等度障害：2足1段で，手すりを使う。 (0)重度障害：安全に行うことはできない。

図3 頭部の回転を伴う歩行

図4 コーンを避ける歩行

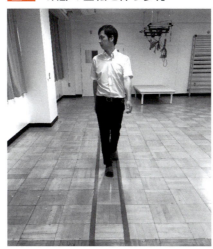
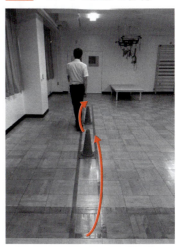

判定

8項目24点満点。点数が高いほどバランス修正能力が高いとされており,19点未満では6カ月以内の転倒リスクが2.58倍増加することが報告されている[1]。

推奨度(表2, 3)

表2 発症時期による推奨度

項目	4	3	2	1
急性期(0〜6週)	○			
慢性期(6週以降)	○			

表3 障害による推奨度

項目	4	3	2	1
末梢前庭障害	○			
中枢前庭障害	○			
BPPV			○	
その他			○	

文献

1) Whitney SL, et al: The dynamic gait index relates to self-reported fall history in individuals with vestibular dysfunction. J Vestib Res, 10: 99-105, 2000.

8 Functional gait assessment (FGA)

荻原啓文

　Functional gait assessment（FGA）は，DGIに基づいて開発されたバランス評価である[1]。DGIに支持面の狭い歩行（タンデム歩行），閉眼歩行，後ろ向き歩行の3個の項目を追加し，コーンの周りを回る歩行を除外した10個の課題から構成されている（表1）。3個の項目はDGIの尺度特性と天井効果を改善するために追加され，バランス能力の高い人への適用も可能な評価法である。

必要な道具

　歩行路（p.93「DGI」図1参照），ストップウォッチ，障害物（靴箱もしくは20cm程度の高さのもの）（p.93「DGI」図2参照）。

項目数

　10項目

方法

　横幅30cm，縦幅6mの歩行路で10項目の歩行課題を実施してもらい，評価者が0～3点の4段階で採点する。

判定

　10項目30点満点。点数が高いほどバランス修正能力が高いとされており，23点未満では転倒リスクが増加することが報告されている[2]。

推奨度（表2, 3）

表2　発症時期による推奨度

項目	4	3	2	1
急性期（0～6週）			○	
慢性期（6週以降）	○			

表3　障害による推奨度

項目	4	3	2	1
末梢前庭障害	○			
中枢前庭障害	○			
BPPV			○	
その他			○	

表1　Functional gait assessment

課題	指示	判断基準
平面歩行	普段の速さでここから次の目印まで歩いてください(6m)。	(3)正常：6mを5.5秒未満で歩行，補助具なし，良好な速度，平衡異常がない，正常な歩行パターン，30.48cm幅の歩行路で15.24cmを越えない。 (2)軽度障害：7秒未満5.5秒以上での6m歩行，補助具あり，比較的遅い速度，軽度の歩行の逸脱，30.48cm幅の歩行路から15.24～25.4cm逸れる。 (1)中等度障害：6m歩行，遅い速度，異常歩行パターン，平衡異常あり，30.48cm幅の歩行路から25.4～38.1cm逸れる，7秒以上の歩行時間を要する。 (0)重度障害：介助無しに6m歩けない，重度の歩行の逸脱もしくは平衡異常，30.48cm幅の歩行路から38.1cm以上逸れるもしくは壁に手を伸ばすか触れる。
歩行速度を変える	普段の歩調で歩き始めてください(1.5mの間)。私が「速く」と言ったらできるだけ速く歩いてください(1.5mの間)。私が「遅く」と言ったらできるだけ遅く歩いてください(1.5mの間)。	(3)正常：バランスの崩れや歩行の乱れがなく，滑らかに歩行速度の変更が可能，通常，速い，遅い速度の間には著明な歩行速度の違いがみられる。30.48cmの歩行路から15.24cmを越えない。 (2)軽度障害：歩行速度の変更は可能だが，軽度の歩行の逸脱が認められる，30.48cm幅の歩行路から15.24～25.4cm逸れる，歩行の逸脱はないが著明な歩行速度の変更ができない，歩行補助具を使用する。 (1)中等度障害：歩行速度の調整がわずかしかできない，または歩行速度の変更は可能だが著明な歩行の逸脱が生じる，30.48cm幅の歩行路から25.4～38.1cm逸れる，または歩行速度の変更は可能だがバランスを崩す，しかし立ち直り，歩行を継続できる。 (0)重度障害：歩行速度を変えられない，30.48cmの歩行路から38.1cm以上逸れる，バランスを崩すので壁に手を伸ばしたり何かにつかまる必要がある。
水平方向の頭部の回転を伴う歩行	ここから6m先にある次の印の所まで歩いてください。普段の歩調で歩き始めてください。まっすぐに歩きながら3歩後に右へ頭を回してそのまままっすぐ歩き続けてください。さらに3歩後に左へ頭を回してそのまままっすぐ歩き続けてください。それぞれの方向に2回繰り返すまで3歩ごとに右と左を見てください。	(3)正常：歩行に変化なく滑らかに頭を回すことができる，30.48cmの歩行路から15.24cmを越えない。 (2)軽度障害：滑らかに頭を回すことができるが，わずかな歩行速度の変化がある，30.48cm幅の歩行路から15.24～25.4cm逸れる，または歩行補助具を使用する。 (1)中等度障害：頭を回すことはできるが，歩行速度に中等度の変化や減速がみられる，30.48cm幅の歩行路から25.4～38.1cm逸れる，しかし立ち直り，歩行を継続できる。 (0)重度障害：課題の実行に伴い，重度の歩行の乱れが起きる(30.48cmの歩行路から38.1cm以上よろめく，バランスを崩す，止まる，壁に手を伸ばす)。
垂直方向の頭部の回転を伴う歩行	ここから6m先にある次の印の所まで歩いてください。普段の歩調で歩き始めてください。まっすぐに歩きながら3歩後に上を見てそのまままっすぐ歩き続けてください。さらに3歩後に頭を下げ，下を見ながらまっすぐ歩き続けてください。それぞれの方向に2回繰り返すまで3歩ごとに上と下を見てください。	(3)正常：歩行を変えることなく課題を実行できる，30.48cmの歩行路から15.24cmを越えない。 (2)軽度障害：課題の実行に伴い，わずかな歩行速度の変化がある，30.48cm幅の歩行路から15.24～25.4cm逸れる，または歩行補助具を使用する。 (1)中等度障害：課題の実行に伴い，歩行速度に中等度の変化や減速がみられる，30.48cm幅の歩行路から25.4～38.1cm逸れる，しかし立ち直り，歩行を継続できる。 (0)重度障害：課題の実行に伴い，重度の歩行の乱れが起きる(30.48cmの歩行路から38.1cm以上よろめく，バランスを崩す，止まる，壁に手を伸ばす)。
歩行と方向転換	普段の歩調で歩き始めてください。私が「回って止まって」と言ったら，できるだけすばやく逆の方向に向き止まってください。	(3)正常：3秒以内に安全に回り，バランスを崩すことなくすばやく停止する。 (2)軽度障害：3秒を越えるが，安全に回り，バランスを崩すことなく停止する。もしくは3秒以内に安全に回り停止するが，軽度の平衡異常が伴う，バランスを保つために細かなステップを必要とする。 (1)中等度障害：回るのが遅い，口頭指示を必要とする，または回って停止後バランスを保つためにいくつかの細かなステップを必要とする。 (0)重度障害：安全に回ることができない，回って停止をするために介助を必要とする。
障害物を越える	普段の速さで歩き始めてください。靴箱の所まで行ったらその横を回っていくのではなく，それを越えて歩き続けてください。	(3)正常：歩行速度を変えることなく2つ積み上げた靴箱(高さ22.86cm)をまたぐことができる，平衡異常はない。 (2)軽度障害：1つの靴箱(高さ11.43cm)を歩行速度を変えることなく安全にまたぐことができる，平衡異常はない。 (1)中等度障害：1つの靴箱(高さ11.43cm)をまたぐことはできるが，安全にまたぐために歩幅を調整し減速する必要がある。口頭指示を必要とする場合がある。 (0)重度障害：介助なしには実行することができない。

支持面の狭い歩行	胸の前で腕を組み，爪先に踵を合わせ，継ぎ足で3.6m歩いてください。最大で10歩まで数えます。	(3) 正常：ふらつかずに踵と爪先を揃えて10歩歩ける。 (2) 軽度障害：7〜9歩歩ける。 (1) 中等度障害：4〜7歩歩ける。 (0) 重度障害：4歩未満か介助なしには実行することができない。
閉眼歩行	ここから次の印のところまでの6mを普段の速さで目を閉じて歩いてください。	(3) 正常：6m歩行可能，補助具なし，良好な速度，平衡異常がない，正常な歩行パターン，30.48cm幅の歩行路から15.24cm以内を超えない，6mを7秒未満で歩くことができる。 (2) 軽度障害：6m歩行可能，補助具あり，比較的遅い速度，軽度の歩行の逸脱，30.48cm幅の歩行路から15.24〜25.4cm逸れる，6mを7秒以上9秒未満で歩くことができる。 (1) 中等度障害：6m歩行可能，遅い速度，異常歩行パターン，平衡異常あり，30.48cm幅の歩行路から25.4〜38.1cm逸れる，6mを9秒以上かけて歩く。 (0) 重度障害：介助なしでは6m歩行不可能，重度の歩行の逸脱もしくは平衡異常，30.48cm幅の歩行路から38.1cm以上逸れる，もしくは課題ができない。
後ろ向き歩行	私が「止まって」と言うまで後方に歩いてください。	(3) 正常：6m歩行可能，補助具なし，良好な速度，平衡異常がない，正常な歩行パターン，30.48cm幅の歩行路から15.24cmを超えない。 (2) 軽度障害：6m歩行可能，補助具あり，比較的遅い速度，軽度の歩行の逸脱，30.48cm幅の歩行路から15.24〜25.4cm逸れる。 (1) 中等度障害：6m歩行可能，遅い速度，異常歩行パターン，平衡異常あり，30.48cm幅の歩行路から25.4〜38.1cm逸れる。 (0) 重度障害：介助なしでは6m歩行不可能，重度の歩行の逸脱もしくは平衡異常，30.48cm幅の歩行路から38.1cm以上逸れる，もしくは課題ができない。
階段	家で行っているように，そこの階段を昇ってください(必要であれば手すりを用いる)。上まで昇ったら向きを変えて降りてください。	(3) 正常：1足1段，手すりを使わない。 (2) 軽度障害：1足1段，手すりを使う。 (1) 中等度障害：2足1段，手すりを使う。 (0) 重度障害：安全に行うことはできない。

文献

1) Wrisley DM, et al: Reliability, internal consistency, and validity of data obtained with the functional gait assessment. Phys Ther, 84: 906-918, 2004.
2) Wrisley DM, et al: Functional Gait Assessment: Concurrent, Discriminative, and Predictive Validity in Community-Dwelling Older Adults. Phys Ther, 90: 761-773, 2010.

9 modified Clinical test of sensory interaction in balance (mCTSIB)

加茂智彦

　modified Clinical test of sensory interaction in balance(mCTSIB)は，さまざまな感覚の環境下での姿勢コントロール能力を評価することができる。前庭障害だけでなく脳卒中や高齢者などでも測定されている。

必要な道具

ストップウォッチ，クッションなど床面を不安定にさせるもの(図1)。

図1　必要な道具

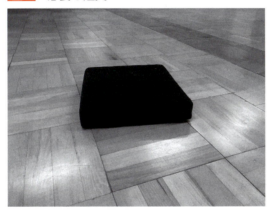

方法

　各条件で手を胸の前に組んで，30秒立位を保持する。足の位置や履物は結果に影響しないことが報告されているため，厳密な姿勢の条件はない[1, 2]。30秒以上可能な場合は30秒で終了し，記録用紙に"30秒"と記載する。

条件
条件1：開眼，平地
条件2：閉眼，平地
条件3：開眼，不安定な床面
条件4：閉眼，不安定な床面

終了基準
① 閉眼条件のときに目を開けてしまった場合。
② バランスを崩し，転倒予防のため介助が必要になった場合。

判定

- 秒が長いほど機能が高いことを示す。
- 各条件下にて0～30秒。
- 4つの条件下のスコアを足した合計秒数(0～120秒)。

推奨度(表1, 2)

表1 発症時期による推奨度

項目	4	3	2	1
急性期(0～6週)			○	
慢性期(6週以降)			○	

表2 障害による推奨度

項目	4	3	2	1
末梢前庭障害			○	
中枢前庭障害			○	
BPPV			○	
その他			○	

文献

1) Whitney SL, et al: The influence of footwear on timed balance scores of the modified clinical test of sensory interaction and balance. Arch Phys Med Rehabil, 85: 439-443, 2004.
2) Wrisley DM, et al: The effect of foot position on the modified clinical test of sensory interaction and balance. Arch Phys Med Rehabil, 85: 335-338, 2004.

10 Sharpened Romberg test

荻原啓文

　タンデム立位の姿勢をとり，その姿勢を維持できる時間を開眼時と閉眼時で測定する静的バランスの検査である[1]。

必要な道具

ストップウォッチ

項目数

1課題のみ

方法

　被検者には片側の足のつま先にもう片側の足の踵が触れるようにしてタンデム立位の姿勢をとり，その姿勢を維持できる時間を開眼時と閉眼時で測定する（図1）。上限は30秒。腕の位置に規定はないが胸の前で組むのが望ましい。

図1 閉眼でのSharpened Romberg test

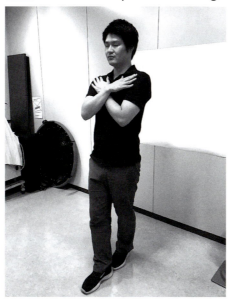

判定

明確な判定はないため，先行研究の標準データを**表1**に示す。

表1 右足を前にしたタンデム立位の標準データ

	20〜49歳	50〜59歳	60〜69歳	70〜79歳
開眼	29.5 (2.5)	30.0 (0)	29.0 (4.2)	30 (0.2)
閉眼	26.0 (8.0)	21.3 (9.3)	20.1 (10.8)	16 (9.4)

(文献1より引用)

推奨度(表2, 3)

表2 発症時期による推奨度

項目	4	3	2	1
急性期(0〜6週)			○	
慢性期(6週以降)			○	

表3 障害による推奨度

項目	4	3	2	1
末梢前庭障害			○	
中枢前庭障害			○	
BPPV			○	
その他			○	

文献

1) El-Kashlan HK, et al: Evaluation of clinical measures of equilibrium. Laryngoscope, 108: 311-319, 1998.

11 Dizziness handicap inventory (DHI)

荻原啓文

　Dizziness handicap inventory（DHI）は，めまいやふらつきによる日常生活活動の障害度を3つのサブスケールに分けて評価することができる自己記入式の評価法である[1]。前庭障害では最も頻繁に使用される問診票の1つである[2]。Physical，Emotional，Functionalにサブカテゴリー化が可能で，それぞれ身体面，感情面，機能面による障害の程度を表している（表1）。日本語版の信頼性と妥当性も検証されている[3]。

項目数

25項目

サブカテゴリー

Physical：7項目，28点
Emotional：9項目，36点
Functional：9項目，36点

方法

　各質問に対して，はい（4点），時々（2点），いいえ（0点）のいずれかで回答を行う。

判定

　点数が高いほどめまいやふらつきによる日常生活活動の障害が大きく，0〜30点で軽度，31〜60点で中等度，61〜100点で重度の障害があると報告されている[4]。

推奨度（表2, 3）

表2 発症時期による推奨度

項目	4	3	2	1
急性期（0〜6週）	○			
慢性期（6週以降）	○			

表1　日本語版Dizziness Handicap Inventory（増田ら，2004）

記載日　　年　　月　　日

お名前　　　　　　　　　　カルテ番号

この調査の目的は，あなたがめまいによって，日常生活上どのような支障をきたしているのかを知ることにあります。それぞれの質問に「はい」「時々」「いいえ」のどこにあたるか○をしてください。

1	上を向くと，めまいは悪化しますか？	はい	時々	いいえ	P
2	めまいのために，ストレスを感じますか？	はい	時々	いいえ	E
3	めまいのために，出張や旅行などの遠出が制限されていますか？	はい	時々	いいえ	F
4	スーパーマーケットなどの陳列棚の間を歩くときに，めまいが増強しますか？	はい	時々	いいえ	P
5	めまいのために，寝たり起きたりする動作に支障をきたしますか？	はい	時々	いいえ	F
6	めまいのために，映画，外食，パーティーなど外出することを制限していますか？	はい	時々	いいえ	F
7	めまいのために，本や新聞を読むのが難しいですか？	はい	時々	いいえ	F
8	スポーツ，ダンス，掃除や皿を片付けるような家事などの動作でめまいが増強されますか？	はい	時々	いいえ	P
9	めまいのために，1人で外出するのが怖いですか？	はい	時々	いいえ	E
10	めまいのために，人前に出るのが嫌ですか？	はい	時々	いいえ	E
11	頭をすばやく動かすと，めまいが増強しますか？	はい	時々	いいえ	P
12	めまいのために，高い所へは行かないようにしていますか？	はい	時々	いいえ	F
13	寝返りをすると，めまいが増強しますか？	はい	時々	いいえ	P
14	めまいのために，激しい家事や庭掃除などをすることが困難ですか？	はい	時々	いいえ	F
15	めまいのために，周囲から自分が酔っているように思われているのではないかと心配ですか？	はい	時々	いいえ	E
16	めまいのために，1人で散歩に行くことが困難ですか？	はい	時々	いいえ	F
17	夜道を歩くときに，めまいは増強しますか？	はい	時々	いいえ	P
18	めまいのために，集中力が妨げられていますか？	はい	時々	いいえ	E
19	めまいのために，夜暗い時には，自分の家の周囲でも歩くことが困難ですか？	はい	時々	いいえ	F
20	めまいのために，家に1人でいることが怖いですか？	はい	時々	いいえ	E
21	めまいのために，自分がハンディキャップ（障害）を背負っていると感じますか？	はい	時々	いいえ	E
22	めまいのために，家族や友人との関係にストレスが生じていますか？	はい	時々	いいえ	E
23	めまいのために，気分が落ち込みがちになりますか？	はい	時々	いいえ	E
24	めまいのために，あなたの仕事や家事における責任感が損なわれていますか？	はい	時々	いいえ	F
25	身体をかがめると，めまいが増強しますか？	はい	時々	いいえ	P

P：Physical（7項目），E：Emotional（9項目），F：Functional（9項目）
「はい」を4点，「時々」を2点，「いいえ」を0点で採点した。

（文献3より引用）

表3 障害による推奨度

項目	4	3	2	1
末梢前庭障害	○			
中枢前庭障害	○			
BPPV	○			
その他	○			

文献

1) Jacobson GP, et al: The development of the Dizziness Handicap Inventory. Arch Otolaryngol Head Neck Surg, 116: 424-427, 1990.
2) Fong E, et al: Systematic Review of Patient-Reported Outcome Measures in Clinical Vestibular Research Arch Phys Med Rehabil, 96: 357-365, 2015.
3) 増田圭奈子, ほか: めまいの問診票(和訳Dizziness Handicap Inventory)の有用性の検討. Equilibrium Res, 63: 555-563, 2004.
4) Whitney SL, et al: Is perception of handicap related to functional performance in persons with vestibular dysfunction? Otol Neurotol, 25: 139-143, 2004.

12 Activities-specific balance confidence (ABC) scale

荻原啓文

Activities-specific balance confidence scale (ABC Scale) は，日常生活動作を行う自信度を評価する自己記入式の質問紙法である[1]（表1）。

項目数

16項目

方法

各質問に対し0〜100％の11段階で点数付けを行ってもらう。

判定

16項目の平均した値を代表値として扱う。代表値が67％未満では転倒リスクが増加することが報告されている[2]。

推奨度（表2, 3）

表2 発症時期による推奨度

項目	4	3	2	1
急性期（0〜6週）		○		
慢性期（6週以降）		○		

表3 障害による推奨度

項目	4	3	2	1
末梢前庭障害			○	
中枢前庭障害			○	
BPPV			○	
その他			○	

文献

1) Powell LE, et al.: The Activities-specific Balance Confidence (ABC) Scale. J Gerontol A Biol Sci Med Sci, 50A: M28-34, 1995.
2) Lajoie Y, et al.: Predicting falls within the elderly community: comparison of postural sway, reaction time, the Berg balance scale and the Activities-specific Balance Confidence (ABC) scale for comparing fallers and non-fallers. Arch Gerontol Geriatr, 38: 11-26, 2004.

表1 The Activities-specific balance confidence (ABC) scale

このアンケートは，あなたが日常のさまざまな動作を行うときにバランスを崩したり，ふらついたりせずにできる自信がどの程度あるかを調べるためのものです。
質問事項の動作を最近していない場合には，行った場合を想定して回答してください。
普段歩行器や杖を使用したり，誰かに掴まって動かれる方は，その状態で考えていただいて結構です。
『まったく自信がない　0％』，『完全に自信がある　100％』とし，今の状態をお答えください。

	質問内容	0%	10	20	30	40	50	60	70	80	90	100%
		自信がない										自信がある
1	家の中を歩きまわることができますか？	□	□	□	□	□	□	□	□	□	□	□
2	家の階段を上ったり下ったりできますか？	□	□	□	□	□	□	□	□	□	□	□
3	前かがみになって下駄箱からスリッパを取り出すことができますか？	□	□	□	□	□	□	□	□	□	□	□
4	棚の目の高さにある小さな缶(箱)が取り出すことができますか？	□	□	□	□	□	□	□	□	□	□	□
5	つま先立ちをして自分の頭より上にある物をとることができますか？	□	□	□	□	□	□	□	□	□	□	□
6	椅子の上に立って物をとることができますか？	□	□	□	□	□	□	□	□	□	□	□
7	床をほうきやモップで掃除ができますか？	□	□	□	□	□	□	□	□	□	□	□
8	家の外に駐車した車の所まで歩くことはできますか？	□	□	□	□	□	□	□	□	□	□	□
9	車の乗り降りはできますか？	□	□	□	□	□	□	□	□	□	□	□
10	ショッピングモールの駐車場を横切って店舗に入ることはできますか？(高速道路のパーキングエリアから建物にはいれますか？)	□	□	□	□	□	□	□	□	□	□	□
11	坂道を上ったり下りたりすることはできますか？	□	□	□	□	□	□	□	□	□	□	□
12	混雑したショッピングモールや駅の構内で，人があなたを追い越していく中，歩くことができますか？	□	□	□	□	□	□	□	□	□	□	□
13	混雑した場所で人にぶつからずに歩くことができますか？	□	□	□	□	□	□	□	□	□	□	□
14	手すりをつかんでエスカレーターを乗り降りできますか？	□	□	□	□	□	□	□	□	□	□	□
15	両手が荷物でふさがった状態(手すりを使わない状態)でエスカレーターを乗り降りできますか？	□	□	□	□	□	□	□	□	□	□	□
16	凍った(滑りやすい)道路を歩くことができますか？	□	□	□	□	□	□	□	□	□	□	□

名前　　　　　　　　　　　　　回目　　　平均　　　％

(文献1より引用)

13 Vertigo handicap questionnaire (VHQ)

加茂智彦

Vertigo handicap questionnaire (VHQ) は，めまいが日常生活，社会生活，余暇活動，QOLに与える影響を評価することができる質問紙評価である。

項目数

26項目
- 採点に使用するのは1〜25項目。
- 26番目の質問はめまいによって就業の状況がどのように変化したかを問うものであり，採点には用いない。

サブカテゴリー

- なし

方法

- 各質問に対して，いつもある(4点)，しばしばある(3点)，ときどきある(2点)，まれにある(1点)，まったくなし(0点)のいずれかで回答する

判定

- 各項目0〜4で評価
- 点数が高いほどめまいによる障害が大きいことを示す(最高点：100点，最低点：0点)。
- カットオフ値は報告されていない。

推奨度（表1, 2）

表1　発症時期による推奨度

項目	4	3	2	1
急性期(0〜6週)			○	
慢性期(6週以降)			○	

表2　障害による推奨度

項目	4	3	2	1
末梢前庭障害			○	
中枢前庭障害			○	
BPPV			○	
その他			○	

文献

1) 五島史行, ほか: 末梢性めまい疾患における Vertigo handicap questionnaire (VHQ) の日本語版の信頼性，妥当性の検討. Equilibrium Res, 69: 412-417, 2010.

14 Vestibular disorders activities of daily living scale (VADL)

加茂智彦

Vestibular disorders activities of daily living scale (VADL) は，前庭障害患者の自己記入式のADL評価スケールである。この評価スケールでは前庭障害によるめまいや不安定感などが日常生活に与える影響を評価することができる。

項目数

28項目

サブカテゴリー

- 機能（Functional）：12項目
- 移動（Ambulation）：9項目
- 手段（Instrumental）：7項目

方法

- 各質問に対して，自立（1点）〜難しすぎてできない（10点）とNA（その活動を行っていない）のいずれかで回答する（図1）。

判定

- 点数が高いほどめまいや不安感によるADL障害が大きいことを示す（最高点：280点，最低点：1点またはNA点）。
- カットオフ値は報告されていない。

推奨度（表1，2）

表1 発症時期による推奨度

項目	4	3	2	1
急性期（0〜6週）			○	
慢性期（6週以降）			○	

表2 障害による推奨度

項目	4	3	2	1
末梢前庭障害			○	
中枢前庭障害			○	
BPPV			○	
その他			○	

文献

1) Cohen HS, et al: Development of the vestibular disorders activities of daily living scale. Arch Otolaryngol Head Neck Surg, 126: 881-887, 2000.

図1 記録用紙

Vestibular Disorders Activities of Daily Living Scale (VADL)

氏名：　　　　　　　　　　　　　測定日：　　　年　　月　　日

めまいやバランス障害が日常生活に与える影響を評価します。各項目についてそれぞれ評価を行ってください。もし断続的なめまいやバランス障害により状態が変わる場合，最も悪い状態にて評価を行ってください。もしあなたがその行動をまったく行っていない場合NAに〇をつけてください。

	項目	1	2	3	4	5	6	7	8	9	10	NA
F-1	寝ている姿勢から起き上がる											
F-2	ベッドや椅子に座った状態から立ち上がる											
F-3	上半身の着替え(シャツやブラジャー，肌着など)											
F-4	下半身の着替え(ズボンやスカート，ももひきなど)											
F-5	靴下やストッキングを履く											
F-6	靴を履く											
F-7	浴槽に入ることや出ること											
F-8	浴槽やシャワーにて入浴する											
F-9	天井に手を伸ばす(棚や食器棚の上に手を伸ばす)											
F-10	下に手を伸ばす(床や棚の下に手を伸ばす)											
F-11	食事の支度											
F-12	親密な活動(性的な行為)											
A-13	平らな表面を歩く											
A-14	でこぼこな表面を歩く											
A-15	段差を上がる											
A-16	段差を降りる											
A-17	狭いスペースを歩く(廊下やコンビニなどの通路)											
A-18	広い場所を歩く											
A-19	人が大勢いる場所で歩く											
A-20	エレベーターを使う											
A-21	エスカレーターを使う											
I-22	車を運転する											
I-23	歩きながら物を運ぶ(荷物やごみ袋など)											
I-24	簡単な家事(ほこりを払う，物を片付けるなど)											
I-25	重い家事(掃除機をかけることや重い家具を運ぶなど)											
I-26	レクリエーション活動(スポーツやガーデニング)											
I-27	職業的な役割(仕事，子供の世話，家事，学生)											
I-28	周辺地域を移動する(車やバス)											

「判断基準」
1：自立．内耳障害になる前と動作や活動に変化はない。
2：活動することは心地よくはないが，動作や活動の質は障害の前と変わらない。
3：活動は減ったが，動作や活動のやり方は変わっていない。動作や活動の質は低下したと感じるが，やり方は変わっていない。
4：動作や活動がゆっくりで用心深く，より注意的になる。動作や活動のやり方が変わったと感じる(以前より動作や活動をゆっくりまたは注意深く行う)。
5：手助けのために物体を用いることを好む。援助のため日常環境においてよく目にする物を使うことを好む(例えば階段の手すりなど)。しかし，その動作や活動をするうえで物や道具に依存はしない。
6：手助けのために物を用いる必要がある。援助のため日常環境においてよく目にする物を使う必要がある。しかし，個々の活動をするために特別に設計された道具や物を使う必要はない。
7：特別な道具や物を使う必要がある。個々の活動をするためにデザインされた補助具や道具を使用する必要がある(例えば，手すり，杖，物を取るためのマジックハンド，バスに乗降するためのリフト，ウェッジピロー)。
8：特別な介助や援助が必要。身体介助をする人が必要，または，まれな介助において2人介助が必要である。
9：介助．活動を実行するために介助に依存する必要がある。
10：難しすぎて実行できない。めまいやバランス障害のため，その動作や活動を実行しない。
NA：その活動を普段行っていない，またはその質問に答えたくない。

(文献1より引用)

15 Hospital anxiety and depression scale (HADS)

荻原啓文

　前庭障害患者はめまいによるストレスから精神的不安やうつ病を引き起こす可能性がある[1]。Hospital anxiety and depression scale（HADS）[2]は，少ない質問数で不安と抑うつを一度に評価できる自己記入式の質問紙法である（表1）。日本語版の信頼性と妥当性[3]と耳鼻咽喉科外来患者における検証[4]もされている。

項目数

14項目

カテゴリー

不安7項目
抑うつ7項目

方法

14項目の各質問に対して，4つの選択肢から適当なものを選択し回答する。

判定

採点は14項目の各質問を不安と抑うつに分けて合計点を算出する。それぞれ0～21点で採点される。0～7点は「non：問題なし」，8～10点は「doubtful：不安または抑うつの疑い」，11～21点は「definit：明確な不安または抑うつ」を示す。

推奨度

なし

文献

1) Herdman S, et al: Management of Psychological Problems and the Dizzy Patient. Vestibular rehabilitation, 4th Edition, p.296-308, 2014.
2) Zigmond AS, et al: The hospital anxiety and depression scale. Acta Psychiatr Scand 67: 361-370, 1983.
3) 八田宏之, ほか: Hospital Anxiety and Depression Scale日本語版の信頼性と妥当性の検討：女性を対象とした成績. 心身医学, 38: 309-315, 1998.
4) 五島史行, ほか: 耳鼻咽喉科外来患者における不安抑うつ評価. 耳鼻咽喉科臨床, 102: 1071-1075, 2009.

表1　日本語版 Hospital anxiety and depression scale（HADS）（八田ら，1998）

気分の変化は病気に重要な影響を与えることもあり，これを知ることが治療に役立つことがあります。
以下の質問にあまり考え込まずにお答えください。長い時間考え込むと不正確になることがあります。
各項目1つだけお答えください。

最近の気持ちについて，当てはまる数字に○をつけてください。

1 緊張したり気持ちが張りつめたりすることが
　1　しょっちゅうあった
　2　たびたびあった
　3　ときどきあった
　4　まったくなかった

2 むかし楽しんだことを今でも楽しいと思うことが
　1　まったく同じだけあった
　2　かなりあった
　3　少しだけあった
　4　めったになかった

3 なにか恐ろしいことが起ころうとしているという恐怖感をもつことが
　1　しょっちゅうあって，非常に気になった
　2　たびたびあるが，あまり気にならなかった
　3　少しあるが気にならなかった
　4　まったくなかった

4 物事の面白い面を笑ったり，理解したりすることが
　1　いつもと同じだけできた
　2　かなりできた
　3　少しだけできた
　4　まったくできなかった

5 心配事が心に浮かぶことが
　1　しょっちゅうあった
　2　たびたびあった
　3　それほど多くはないが，時々あった
　4　ごくたまにあった

6 きげんの良いことが
　1　まったくなかった
　2　たまにあった
　3　ときどきあった
　4　しょっちゅうあった

7 楽に座って，くつろぐことが
　1　かならずできた
　2　たいていできた
　3　たまにできた
　4　まったくできなかった

8 仕事を怠けているように感じることが
　1　ほとんどいつもあった
　2　たびたびあった
　3　ときどきあった
　4　まったくなかった

9 不安で落ちつかないような恐怖感をもつことが
　1　まったくなかった
　2　ときどきあった
　3　たびたびあった
　4　しょっちゅうあった

10 自分の顔，髪型，服装に関して
　1　関心がなくなった
　2　以前よりも気を配っていなかった
　3　以前ほどは気を配っていなかったかもしれない
　4　いつもと同じように気を配っていた

11 じっとしていられないほど落ち着かないことが
　1　しょっちゅうあった
　2　たびたびあった
　3　少しだけあった
　4　まったくなかった

12 物事を楽しみにして待つことが
　1　いつもと同じだけあった
　2　以前ほどはなかった
　3　以前よりも明らかに少なかった
　4　めったになかった

13 突然，理由のない恐怖感（パニック）におそわれることが
　1　しょっちゅうあった
　2　たびたびあった
　3　少しだけあった
　4　まったくなかった

14 面白い本や，ラジオまたはテレビ番組を楽しむことが
　1　たびたびできた
　2　ときどきできた
　3　たまにできた
　4　ほとんどめったにできなかった

HAD Scale 配点表

	A		D
1	3	8	3
	2		2
	1		1
	0		0

	D		A
2	0	9	0
	1		1
	2		2
	3		3

	A		D
3	3	10	3
	2		2
	1		1
	0		0

	D		A
4	0	11	3
	1		2
	2		1
	3		0

	A		D
5	3	12	0
	2		1
	1		2
	0		3

	D		A
6	3	13	3
	2		2
	1		1
	0		0

	A		D
7	0	14	0
	1		1
	2		2
	3		3

A：Anxiety
D：Depression

scores
0-7：non
8-10：doubtful
11-21：definitex

（文献3より引用）

16 注視・自発眼振検査，頭振り眼振検査，ベッドサイドHIT，バイブレータ誘発眼振検査

伏木宏彰

はじめに

"眼振"とは，ゆっくりとした眼球の動き（緩徐相）と素早い反対方向への眼球の動き（急速相）が交互にリズミカルに生じる眼球運動と定義される（図1）。臨床上は生理的な眼振と病的な眼振に区別される。病的な眼振を見つける検査，生理的な眼振を確認する検査を理解して検査を行う（図2）。

ベッドサイドで行える前庭検査を示した（表1）。注視・自発眼振検査，頭位/頭位変換眼振，頭振り眼振検査，Head impulse test（HIT）が挙げられる。HITは短時間で容易に行えるのでぜひとも習得したい。注視眼振検査および

図1 眼振とは

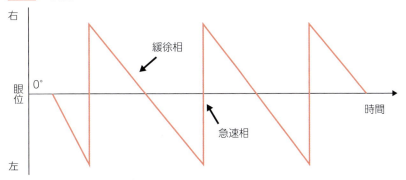

急速相の方向を眼振の方向とする。この例では右向き眼振と表現する。
ゆっくりとした眼球の動き（緩徐相）と素早い反対方向への眼球の動き（急速相）が交互にリズミカルに生じる眼球運動

図2 眼振を見つけるための検査

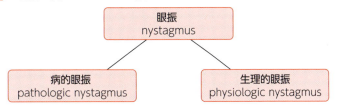

表1 習得すべきベッドサイド眼運動検査（一次検査）

1. 病的な眼振を調べる
   - 注視・自発眼振検査
   - 頭位/頭位変換眼振検査
   - 圧刺激（瘻孔症状）検査
   - 頭振り眼振検査
   - バイブレータ誘発眼振検査

2. 前庭眼反射（VOR）の低下を調べる
   - Head impulse test（HIT）

自発眼振検査にて病的な眼振が認められた場合，急性期の末梢性めまいや中枢性めまいの診断に有用である。頭振り眼振検査やHITを行い，末梢前庭機能の低下や左右の前庭に不均衡がないかを調べる。頭位眼振検査や頭位変換眼振検査は，良性発作性頭位めまい症や中枢性頭位めまいの診断に不可欠である（p.250「第9章」で詳しく説明）。第3章にはこれらの検査に基づいた診断のフローチャートが示してある。

注視・自発眼振検査

検査の意義

注視眼振検査（裸眼）と自発眼振検査（非注視下）は眼球運動系検査の基本である（図3，4）。本検査にて病的眼振が観察された場合は末梢前庭あるいは中枢眼球運動制御に異常があることを意味する[1]。

注視眼振検査で観察される眼振には，本質的に異なる自発眼振と注視眼振の2種類がある。自発眼振は末梢，中枢いずれの障害でも生じうる。末梢前庭障害で認められる自発眼振は視覚入力により抑制される。すなわち，フレンツェル眼鏡あるいは赤外線フレンツェル眼鏡を装着した場合（非注視下）のほうが眼振は強くなって観察されるので，注視時と眼振の強さを比較することが大切である。一方，狭義の注視眼振は，注視点で眼位の保持ができないために生じる現象で，中枢障害で認められる。

検査の準備

注視眼振検査：特になし

自発眼振検査：フレンツェル眼鏡あるいは赤外線フレンツェル眼鏡

フレンツェル眼鏡：前庭性眼球運動は視覚入力により抑制されるため，裸眼よりフレンツェル眼鏡（15〜20ジオプトリーの凸レンズ）を装着したほうが眼振の検出率は高い。例えば，前庭神経炎やメニエール病などの末梢性の急性発作で認められる定方向性水平回旋混合性眼振は固視により抑制される。人工的に誘発した前庭性温度眼振も固視により抑制される。これはVisual suppression test（二次検査）として臨床応用されている（p.39「第2章小脳・脳幹」およびp.135「第4章」参照）。

赤外線フレンツェル眼鏡：眼振の観察に加え記録や解析ができる医療機器まで多種多様である（図4，5）。患者の負担度，操作性や機能・解像度，価格などを考慮して機種を選択する。

検査の実際(図3, 4)

注視眼振検査は，原則として，座位正頭位で行う(図3)。めまい症状が激しく座位が困難な場合は，仰臥位正頭位で観察する。検査にあたり，患者の額あるいは顎を軽く左手で正中に固定し，右手にて眼前おおよそ50cmに視標(人差し指あるいはボールペンなど)を提示する。まず，正面位(第一眼位)にて眼振の有無を観察する。続いて，ゆっくりと視標を約30°側方に動かし，約30秒程度注視を保持し，眼振の有無を調べる。素早く正面位に戻して観察する。この際，後述する反発眼振の有無を調べる。左右側方，上下(第二眼位)にて観察する。

図3 注視眼振検査

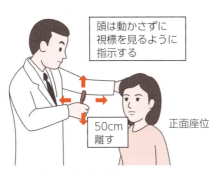
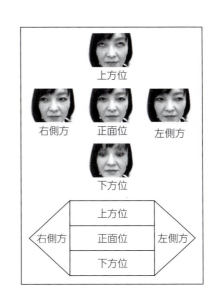

図4 自発眼振検査

a：赤外線フレンツェルを装着しモニターで観察

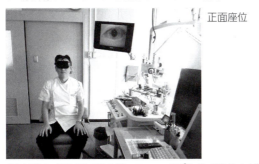

(赤外線カメラ ET-60LM2, ニューオプト株式会社より)

b：フレンツェル眼鏡

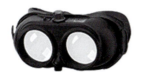

(ファーストフレンツェル眼鏡 5型 S-5, 第一医科株式会社より)

c：5つの眼位

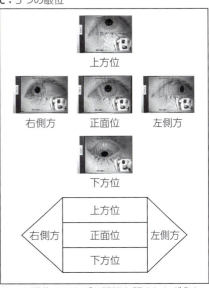

5つの眼位でそれぞれ眼振を認めたかどうか記載する。

臨床の現場では，追跡眼球運動検査，視運動性眼振検査など中枢眼球運動検査も続けて行う（p.24「第2章　視覚」を参照）。比較的早く左右側方，あるいは上下に視標を動かし，追跡眼球運動障害の有無を調べる。連続的に滑らかに視標を追従できるのか（smooth），あるいは，不連続で階段状（saccadic）や失調性（ataxic）になっているかを調べる。また，眼位の異常（斜視，内転・外転障害，共同偏視，斜偏視）や義眼に注意し，注視麻痺の有無も併せて観察する。自覚症状として，複視，動揺視の有無をチェックする。
　自発眼振検査（非注視下の眼振観察）は，フレンツェル眼鏡や赤外線フレンツェル眼鏡を用いる（図4，5）。注視時と同様に，正面位，左右側方，上下方位で観察する。

図5　自発眼振検査に用いる赤外線フレンツェル眼鏡

a：観察から動画記録が行える機器

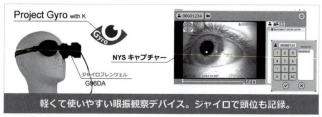

（ジャイロフレンツェルG96DA，キッズメディカル株式会社）

b：記録解析とハーフミラーを利用し視刺激検査にも対応した機器

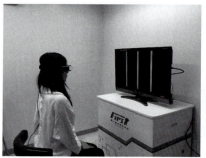 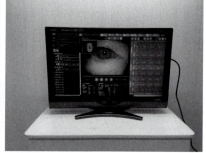

（眼球運動検査装置 yVOG-Glass，第一医科株式会社）

アドバンス：赤外線フレンツェル眼鏡による眼球運動観察（非注視下） column

　赤外線フレンツェル眼鏡下での眼振検出率は非常に高く電気眼振法（ENG：二次検査）での暗所開眼条件と同程度である。同一観察者が26名のめまい患者で赤外線フレンツェル眼鏡装着条件と注視のできない暗所開眼条件で眼振出現率を比較したところ，出現率はそれぞれ19/26と18/26と差異はなかった（自施設）。急性低音障害型感音難聴などの難聴疾患における無症候性の前庭性眼振の検出率も高い。ベッドサイドでの眼振観察として推奨したい。赤外線フレンツェル眼鏡下で観察した眼振は，ビデオ式画像（VOG）として記録保存し眼位および眼球速度を解析することができる。

図6 眼振の記載法とネーミング法

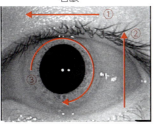

○	眼振がみられない
⊖	眼振の存在が疑わしい
←	水平・右向き眼振（①）
↓	垂直・上眼瞼向き眼振（②）
╱	斜行性眼振
↷	回旋・左回り眼振（③）
	＊眼球上極における方向
⇐	右向き頻度大の眼振の場合
⇐	右向き振幅大の眼振の場合
↔	振子様眼振

頭部や視界の動きを三次元的に感知して生じる反射性眼球運動（前庭性眼振や視運動性眼振）は，水平，垂直，回旋方向の三次元で表現される。制御中枢である脳幹や前庭小脳においてもそれぞれ異なる領域（前庭神経核や微小帯域）で制御されている。一方，随意性眼球運動（追跡眼球運動や衝動性眼球運動）は，水平および垂直方向の二次元的な眼球運動となる。

眼振の記載法（図6）

眼振の性状は，方向，振幅，頻度について記載する。眼は球体の運動であり，眼振方向（急速相）を水平（患者からみて：右向き，左向き），垂直（上眼瞼向き，下眼瞼向き），回旋（患者の眼球上極における方向：右回り，左回り）の方向で記載する。

眼振の見方

自発眼振

自発眼振とは，前庭刺激や視刺激などの眼振誘発刺激がない状態で出現している眼振をいう。急性期や回復期の前庭系の不均衡により生じる。末梢，中枢のいずれの障害でも起こりうる。

・**水平回旋混合性眼振**（図7）

定方向性水平回旋混合性の眼振は，メニエール病や前庭神経炎などの末梢前庭の急性障害の場合が多く，注視により眼振は抑制される。

非注視下（フレンツェル眼鏡あるいは赤外線フレンツェル眼鏡装着）で観察しやすい。急性前庭障害により，末梢前庭の左右不均衡が生じ，病的な前庭動眼反射が起こる。眼振の方向は，各半規管の障害の総和が反映された混合性眼振となる。眼位により，眼振の方向は変わらない（定方向性）。眼振の水平成分の緩徐相は，左右不均衡のバランスの高い方と反対側に向かう。例えば，左の前庭機能低下では，右側が相対的に高くなる。右向きに頭部回転したときの生理的な前庭動眼反射でみられる眼振と同じ（左向き緩徐相，右向き急速相を有する眼振：眼振の方向は右向き）が認められる。注視により，実際には外界は動いていないという視覚情報による補正が働き，眼振の緩徐相は抑制される。

・**水平性眼振**（図8）

定方向性の純水平性眼振の場合も，多くは末梢前庭障害であるが，中枢障害でも出現することがある。

・**垂直性眼振**（図8）

垂直性眼振は，中枢性障害を疑う。多くは純垂直性で他の成分を認めない。自発眼振であり，第一眼位で認められ，第二眼位でも眼振の向きは変わらない。下眼瞼向き眼振では，側方視で眼振が著明となる。出現頻度は，下眼瞼向き眼振のほうが高く，主としてキアリ奇形，小脳変性疾患など前庭小脳の病変で認められる。上眼瞼向き眼振は，主として延髄の病変で認められる[2,3]。

図7 診断意義

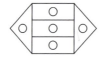

眼振なし

→ 次のステップ：
頭位・頭位変換眼振検査
前庭検査と聴覚検査

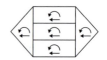

定方向性水平回旋混合性眼振
ほとんどが末梢性めまい

→ 次のステップ：
前庭検査と聴覚検査

末梢性めまいでは，注視により眼振は弱まる。言い換えると，フレンツェル眼鏡あるいは赤外線フレンツェル眼鏡装着すると眼振は増大する。

注視眼振検査と自発眼振検査（眼振フレンツェル眼鏡あるいは赤外線フレンツェル眼鏡装着）で病的眼振の強さを比較することが大切。

図8 眼振の分類と推測される疾患

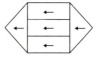

a：定方向性水平性眼振
末梢性めまいが大多数だが中枢性もある

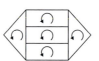

b：純回旋性眼振
延髄や中脳の病変

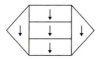

c：垂直性眼振
下眼瞼向き：前庭小脳病変
上眼瞼向き：延髄病変
→ 次のステップ：頭部画像検査

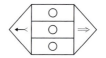

d：左右側方注視眼振
左小脳橋角部病変

・**純回旋性眼振**（図8）

　頭位変化による刺激がなく自発的に回旋性眼振を観察した場合は，脳幹障害を疑う。左右側方視で回旋の方向は変化しない。延髄空洞症やWallenberg症候群などの延髄病変，中脳病変などで出現が報告されている[2,3]。

注視眼振（図8）

　注視眼振は，眼位の保持が障害されたために生じる現象で，中枢障害を意味する。視標が提示された場合，注視点に向かう急速眼球運動が生じるが眼位を保持できないため，ゆっくりと戻ってしまう。すなわち，注視方向に向かう眼振が観察される。

　左右側方注視眼振は，右方および左方側方注視で出現する眼振である。特に，左右側方注視で振幅・頻度に差が認められる場合，ブルンス眼振とよばれる。小脳橋角部障害で出現する眼振で，振幅がより大，頻度がより小を示す注視眼振側が患側のことが多い。

　反発眼振は，正面視では眼振は認められないが，①側方注視後しばらくして

注視方向とは反対方向に向かう注視眼振，②側方注視から正面位に戻したときに反対方向に向かう注視眼振の2種類がある[4]。例えば，前者は右方注視で一過性に右方向の眼振が認められ，消失した後に眼振が逆転して左向き眼振が出現する。後者は右方注視から素早く正面位に戻したときに，左向きに一過性に眼振が認められる。第4脳室周辺の病変（前庭小脳，前庭神経内側核，舌下神経前位核）で報告されている。眼振方向と反対側が患側である場合が多い。

その他の眼振

　先天性眼振は，生後まもなくして認められる眼振で，急速相と緩徐相の速度差の区別がつきにくいタイプ（振子型）と方向性があるタイプ（衝動型）がある。注視および非注視下で眼振が認められるが，末梢前庭障害の場合と異なり，眼振は注視により増強する。また，注視眼位により，眼振の強さが変化する。視運動性眼振検査にて錯倒（倒錯）とよばれる特徴的な所見が認められる（p.24「第2章 視覚」を参照）。眼振が著明であるにもかかわらず，めまい感や平衡障害，神経学的所見に比較的乏しい。

　その他，特殊な眼振として，両眼で眼振方向の異なる輻輳眼振，開散眼振や，一側眼で認められる単眼性眼振，潜伏眼振などがある。

📖 メッセージ

・フレンツェル眼鏡を用いた非注視下での眼振観察は，検者は約50 cm以上の距離を保つ。あまり近づくと，検者が見えて，そちらを注視してしまう。
・定方向水平回旋混合性の眼振は，末梢性を強く疑う唯一のタイプ。固視により眼振が抑制される，頭痛や他の脳神経症状がない，体幹失調がないことを確認する。
・定方向性水平回旋混合性眼振以外の自発あるいは注視眼振を観察した場合は，常に中枢障害を疑って諸検査を進める。頭痛，中枢神経症状の有無を必ず確認する。ocular flutter，opsoclonusなど異常眼球運動（非眼振）を認めた場合も中枢障害を疑う。
・定方向性純水平性眼振は中枢病変の可能性もある。
・下眼瞼向き眼振は，正面位より左右側方位で観察しやすい。
・頭位変換による回旋性眼振は，良性発作性頭位めまい症で認められる。座位と患側懸垂頭位で回旋方向が逆転する（第11章参照）。
・左右側方の注視位置は，視角にして約30°が望ましい。注視方向側で白目が隠れない程度がよい。極端な側方視では，正常人でも眼位が保持できず，眼振が出現する（極位眼振）。
・自発，注視眼振は，すべての眼位で認められる場合（Ⅲ度）から，急速相側の眼位のみで認められる場合（Ⅰ度）など，病期によりさまざまである。特に一側注視のみで出現する眼振は，定方向性眼振のⅠ度の場合と左右側方注視眼振の一側のみの眼振の場合があり，診断に際して注意を要する。

頭振り眼振検査，ベッドサイドHIT，バイブレータ誘発眼振検査

前庭動眼反射は，頭部の加速度を感知して3ニューロンアークで眼球運動を引き起こす単純な反射系であり，中枢神経系の修飾を含め中枢神経経路が解明されている。ゆえに前庭性眼球運動の動特性を調べることにより末梢・中枢の病巣診断が行える（p.141「vHIT」の項も参照）。

外来で行える代表的な前庭眼球運動検査を示した（表2）[5]。ベッドサイドHITは特別な医療機器を必要とせず短時間で簡便に行えるので是非とも習得してもらいたい。

表2 外来で行える前庭眼運動検査

キー論文	前庭刺激	検査時間	メカニズム	適応
頭振り眼振検査（Hainら，1987）	振子様 2Hz	15〜20秒	中枢VSMを含めた前庭不均衡	一側前庭障害：VN，メ病
Head impulse test（Halmagyiら，1988）	impulse 1500-3000°/s2 振子様6Hz相当	左右方向，ランダムに3回ずつ	VOR低下に伴うcatch up saccade	一側・両側前庭障害：VN，メ病
バイブレータ誘発眼振検査（Hamannら，1999）	振子様 60〜100Hz	10秒×2	末梢前庭不均衡	一側前庭障害：VN，メ病，上半規管裂隙症候群

	めまい患者における異常検出率	一側末梢前庭機能喪失例		一側末梢前庭障害例		
		感度	特異度	感度（CP）	特異度（CP）	診断
頭振り眼振検査	31〜58%	100%	100%	40〜90%	60〜77%	4，5発以上の後眼振 典型では健側向き
Head impulse test		100%	100%	34〜39%	95〜100%	saccadeあり 回転側の前庭障害
バイブレータ誘発眼振検査	33.9%（自発眼振ない症例）	98%	94%	33〜95%	66%	左右同じ方向に眼振 典型では健側向き

VN：前庭神経炎，メ病：メニエール病

頭振り眼振検査（HSN）

検査の意義
　頭振り眼振検査（post Head-shaking nystagmus：HSN）は両側前庭刺激に対する前庭代償を反映する。中枢系を含めた左右の前庭系に不均衡があると，頭振り後に眼振が誘発される[6]。

検査の準備
　フレンツェル眼鏡あるいは赤外線フレンツェル眼鏡を用意する。

検査の実際（図9）
　30°前屈姿勢で検者が頭部を持ち20回左右に頭を振る。目を閉じる。振幅は小さくても可。2Hz（1秒に2周期）以上が望ましい。頭振り後に目を開ける。30秒間の眼振観察が望ましい。

眼振の見方
　頭振り後，4，5発後眼振が出現すれば異常と判定。

メッセージ
　時計の秒針に合わせて検者のかけ声で頭を振ってもらう。1，2，3，…10，1，2，3，…10。
　正常例や中枢障害例，他の検査で前庭不均衡がみられない例でも眼振がみられることがある。
　頸部疾患を有する患者には行わない。

ベッドサイドHIT

検査の意義
　ベッドサイドHead impulse test（ベッドサイドHIT）は一側前庭刺激に対する前庭動眼反射を反映する。利得（眼球運動速度／頭部運動速度）が小さい場合，それを補うためのsaccadeが生じる（catch-up saccade：p.24「第3章 視覚」を参照）[7]。

検査の準備
　特になし。

検査の実際（図9）
　30°前屈姿勢で検者が頭部を持ち素早く頭を振る。振幅は5〜10°程度。患者には前方の一点（検者の額帯鏡の中心や鼻など）をじっとみてもらう。左右ランダムに頭部を動かす。

眼振の見方
　1方向で3回のうち，2回以上catch-up saccadeがあれば陽性。例えば，右向き頭部回転でcatch-up saccadeを認めた場合は右末梢前庭障害。

図9 HSNとHIT

a：頭振り眼振検査（post Head-shaking nystagmus：HSN）

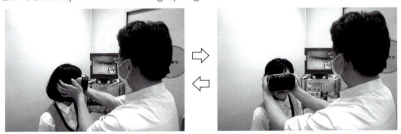

1秒間に2往復

HSNの手技：
①30°前屈姿勢で検者が頭部を持ち20回左右に頭を振る。目を閉じる。振幅は小さくても可。
②2Hz（1秒に2周期）以上が望ましい。時計の秒針に合わせて。検者のかけ声で頭を振ってもらう　1，2，3，…，10，1，2，3，…，10。

頭振り後：
③目を開ける。
④頭振り後，眼振が出現すれば異常。
⑤30秒間の眼振観察が望ましい。

参考：
前庭代償を反映。敏感度：一側前庭障害患者の30〜40％が陽性。
特異度：65〜90％。正常例や中枢障害例，他の検査で前庭不均衡がみられない例でもHSN異常となることがある。

b：Head impulse test（HIT）

右回転：正常　　　右回転：右前庭障害

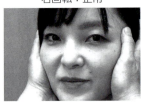 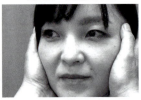

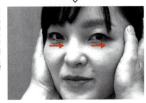

右前庭機能が低下すると，右回転で左向きの前庭性眼球運動が不十分となり，遅れて真正面を見るための随意運動（catch-up saccade➡）が起きる。

HITの手技：
①30°前屈姿勢で検者が頭部を持ち素早く頭を振る。5°〜10°
②患者には前方の一点（検者の額帯鏡の中心や鼻など）をじっとみてもらう。
③頭部をゆっくりと動かしリラックスしてから，「早く動かしますよ」といって検査するとよい。
④左右ランダムに頭部を動かす。

1方向で3回のうち，2回以上catch-up saccadeがあれば異常。
例えば，右向き頭部回転で陽性なら右末梢前庭障害疑い。

📋 メッセージ

- 頭部をゆっくりと動かしリラックスしてから，「早く動かしますよ」といって検査するとよい。
- 頸部疾患を有する患者には行わない。

バイブレータ誘発眼振検査（VIN）

検査の意義

バイブレータ誘発眼振検査（Vibrator induced nystagmus：VIN）は両側前庭刺激に対して一側の機能が低下した場合の前庭不均衡を反映する。頸眼反射の関与もある（頸筋固有受容器に対する眼反応：p.30「第2章 体性感覚」を参照）。一側前庭障害を示唆する感度の高い検査と考えられている[8]。

検査の準備

フレンツェル眼鏡あるいは赤外線フレンツェル眼鏡、マッサージ器を用意する。

検査の実際（図10）

60～100Hzの家庭用マッサージ器を用い、振動刺激を一側乳様突起部（あるいは胸鎖乳突筋部）に与え振動刺激中の誘発眼振の有無を観察する。10秒間程度。

眼振の見方

どちらの乳様突起部を刺激しても一定方向の眼振方向を認めれば異常（健側向きに眼振が出現）。

図10 バイブレータ誘発眼振検査（Vibrator induced nystagmus：VIN）

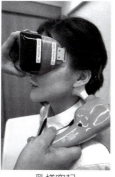
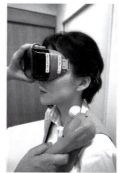

乳様突起　　　　胸鎖乳突筋

VINの手技：
60～100Hzの家庭用マッサージ器を用い、振動刺激を一側乳様突起部（あるいは胸鎖乳突筋部）に与え振動刺激中の誘発眼振の有無を観察する。10秒間程度。

起源：前庭動眼反射
高周波数の両側前庭刺激。一側の機能が低下した場合の前庭不均衡を反映する。
頸眼反射の関与もあり：頸筋固有受容器に対する眼反応。

診断意義：
両側乳様突起の刺激で同じ方向に眼振が認められた場合、前庭障害の存在が疑われる（健側向きの眼振）。
一側前庭障害を示唆する感度の高い検査と考えられている。
めまい・ふらつき患者の約3割で誘発眼振が認められた（自験例）。
めまいのない正常健常人ではバイブレータで眼振は誘発されない。

📩 メッセージ

めまい・ふらつき患者の約3割で誘発眼振が認められる（自験例）。めまいのない正常健常人ではバイブレータで眼振は誘発されない。

 アドバンス：臨床的意義（図11） column

各検査は，それぞれ異なる頭部回転に対する前庭機能を反映している。
- 温度刺激検査（カロリック）：0.003〜0.004Hzの頭部運動に相当する非生理的低周波刺激（速度蓄積機構を介した眼反応）
- HSN：2Hzの中周波数の頭部運動刺激（日常頭部運動の範囲内）
- HIT：高加速度の頭部回転刺激
- VIN：約100Hzの高周波振動刺激

患側診断は温度刺激検査とHITで可能。HSNおよびVINは，前庭不均衡，前庭代償を反映。脳神経学的症状/所見がないことを確認する。

図11　すべての検査を行えば周波数別に機能が評価できる

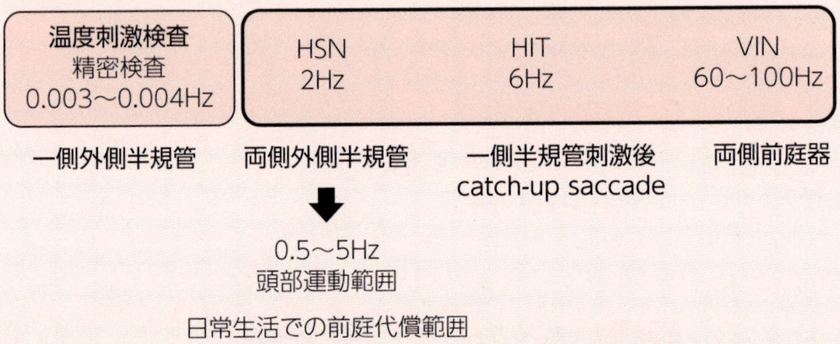

温度刺激検査 精密検査 0.003〜0.004Hz	HSN 2Hz	HIT 6Hz	VIN 60〜100Hz
一側外側半規管	両側外側半規管	一側半規管刺激後 catch-up saccade	両側前庭器

↓
0.5〜5Hz
頭部運動範囲

日常生活での前庭代償範囲

 アドバンス：検査の組み合わせによる診断率の向上（図12） column

発症直後の前庭神経炎では，自発眼振検査，温度刺激検査，HSNのいずれの検査を行っても異常所見が認められる。しかし，発症後2カ月目に来院した場合，各々の検査の異常検出率は低下する[9]。筆者らの施設に来院した自発眼振検査で眼振がない慢性期のめまい患者に，4つの検査を組み合わせて行ったところ異常検出率は76.7%に高まった。浮動性めまいや急性期を過ぎた症例において，これらの検査を組み合わせると診断精度が高まる。

図12　検査のタイミングと異常検出率

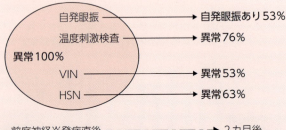

異常100%
- 自発眼振 → 自発眼振あり 53%
- 温度刺激検査 → 異常 76%
- VIN → 異常 53%
- HSN → 異常 63%

前庭神経炎発症直後 -------→ 2カ月後

| 急性期 回転性，悪心嘔吐 | 亜急性期 ふらつき |

（文献9より引用）

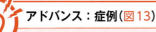

アドバンス：症例（図13）

　回転性めまい発作で内科入院された60歳男性は，退院後もふらつきを自覚し，複数の病院で耳鼻咽喉科，脳神経外科，内科，整形外科，和漢診療科を受診するも原因がわからず，3年にわたり診療科が定まらない，いわゆる"めまい難民"の状態で受診された．しかし，問診とベッドサイド前庭検査により前庭神経炎後遺症（代償不全）と診断された．このとき，3つの前庭検査は「簡便で数分以内で行える有用な外来検査である」と改めて実感した．後日，前庭リハビリテーションを行いめまい症状は軽快した．

図13　原因不明のめまいの症例

60歳代，男性，主訴：ふらつき

X年　回転性のめまい発作にて某総合病院内科で入院．
その後，ふらつきが残存し，めまいを繰り返していた．
頭部MRI　異常なし
某総合病院耳鼻科，脳外科，内科，別の総合病院の整形，脳外科，内科，大学病院の和漢診療科．
X+2年4月　某総合病院耳鼻科紹介受診．
X+3年7月　ふらつきが増悪し，当科に再紹介．

鼓膜：正常，純音聴力検査：正常，耳レ線：内耳道に左右差なし
注視・自発・頭位眼振なし

脳神経症状/サイン：異常なし
小脳症状/サイン：追跡眼球運動は滑動性，指・鼻試験は正常

外来前庭検査→ HSN：左向き後眼振，VIN：両側とも左向き，HIT：右回転で陽性
☞右前庭障害後遺症（代償不全）と診断

精密前庭検査：ENG　温度刺激検査で右CP61％
☞右前庭障害後遺症の確定診断

→　前庭リハビリテーション

引用文献

1) 伏木宏彰ら：注視眼振検査．JOHNS, 20: 341-344, 2004.
2) Leigh RJ, et al: Nystagmus due to vestibular imbalance. The neurology of eye movements. (ed. 4th), p480-493, Oxford University Press, 1999.
3) Eggers SDZ, et al: Classification of Vestibular Signs and Examination Techniques: Nystagmus and Nystagmus-like Movements. J Vestib Res, doi: 10.3233/VES-190658, 2019. [Epub ahead of print].
4) 小松崎篤：小脳障害における眼振と異常眼球運動．眼球運動の神経学，医学書院，p211-221, 1985.
5) Fife TD, et al: Assessment: vestibular testing techniques in adults and children: report of the Therapeutics and Technology Assessment Subcommittee of the American Academy of Neurology. Neurology, 55: 1431-1441, 2000.
6) Hain TC, et al: Head-shaking nystagmus in patients with unilateral peripheral vestibular lesions. Am J Otolaryngol, 8: 36-47, 1987.
7) Halmagyi GM, et al: A clinical sign of canal paresis. Arch Neurol, 45: 737-739, 1988.
8) Hamann KF, et al: Vibration-induced nystagmus - A sign of unilateral vestibular deficit. ORL J Otorhinolaryngol Relat Spec, 61: 74-79, 1999.
9) Park H, et al: Lessons from follow-up examinations in patients with vestibular neuritis: how to interpret findings from vestibular function tests at a compensated stage. Otol Neurotol. 30: 806-811, 2009.

17 直立・偏倚検査

浅井正嗣

　直立・偏倚検査は，直立姿勢維持能力や筋緊張の左右差を評価するための検査法である．直立検査には両脚直立検査，Mann検査，単脚直立検査，偏倚検査には足踏み検査，書字検査が含まれる．ここではMann検査，単脚直立検査，足踏み検査について解説する．

直立検査

Mann検査[1]
方法
　一側のつま先と他側の踵を接して前後一直線上に揃え直立する（図1a）．体重は前後脚均等にかける．上肢は軽く体側につける．開眼30秒間，閉眼30秒間の観察を行う．足の前後を入れ替えて同様に検査する．

判定
　開眼，閉眼ともに30秒以内の転倒を異常とする．姿勢維持できた時間，開眼と閉眼の差，右足前と左足前の差，転倒の左右方向などを記録する．

単脚直立検査[1]
方法
　直立姿勢から一側下肢の大腿を軽く挙上し，単脚で起立させる（図1b）．開眼で30秒間，閉眼30秒間の観察を行う．脚をかえて同様に検査する．

図1　直立検査（Mann検査と単脚直立検査）

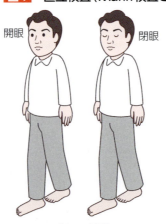 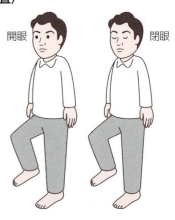

a：Mann検査　　　　　　　　　　b：単脚直立検査
（文献1より引用改変）

判定

① 開眼30秒以内に挙上した足が床についた場合，② 閉眼30秒間に3回以上，挙上した足が床についた場合を異常とする。挙上した足の床についた回数，足が床についている時間，直立維持できた時間，開眼と閉眼の差，右脚直立と左脚直立の違いなどを記録する。

直立検査の解釈と注意点

一方向への偏倚や転倒傾向は，一側末梢性前庭障害，一側性小脳障害などで出現しやすい。開眼時ふらつきが大きい場合は，中枢性前庭（小脳脳幹）障害や心因性めまいも考える。閉眼時の動揺が開眼時より明らかに大きい場合をロンベルグ現象陽性とし，末梢性前庭障害，脊髄疾患（体性感覚上行路の障害）などを疑う。なお，一側末梢性前庭障害では代償の進行とともに体平衡は改善するので，ロンベルグ現象陽性になるとは限らない。

小児や高齢者では，健常者でも異常を示しうることを考慮する。四肢や体幹の骨格や筋に障害がある場合は，平衡障害と間違わないよう注意する。検者は被験者の後方などについて転倒回避に努める。被検者には倒れそうになったら支えることを説明して安心させる。

偏倚検査

足踏み検査[1-3]

方法

床面に半径0.5 mと1 mの円を描き，30°または45°の分度線を入れる[2,3]。被験者は円の中心に両足をそろえて立つ。閉眼または布で遮眼し，両上肢を前方に伸展し，起立位置で上腿を水平まで上げて，普通の歩行調で100歩の足踏みを行う（図2）。なお，足踏みは50歩でも可とする[1]。足踏みが終了した時点の回転角度，移行角度，移行距離を計測し（図3），足踏み軌跡の偏倚方向・角度，体動揺の有無，揺れの方向，頭部と体幹の相対的位置変化，両上肢の水平からの位置の変化を観察する[1]。

図2　偏倚検査（足踏み検査の様子）

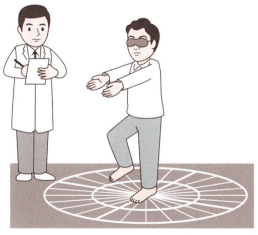

（文献1より引用）

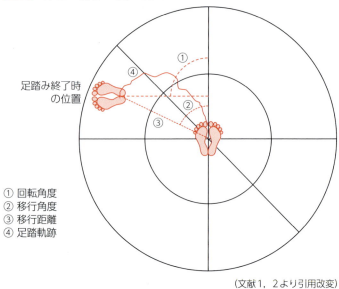

図3 床面の様子と測定項目

① 回転角度
② 移行角度
③ 移行距離
④ 足踏軌跡

(文献1,2より引用改変)

判定

100歩の足踏みを行った場合の判定基準は以下の通り[1,2]である(図3)。

・回転角度:左右44°以内は正常,45〜90°は移行帯,91°以上は異常
・移行距離:1 m未満は正常,1 m以上は異常
(付記)高齢者の回転角度判定参考値[2]
・65〜79歳:180°以下は正常
・80歳以上:190°以下は正常

回転角度・移行距離に異常がなくても,足踏み中の動揺が著しいときは異常とする。

足踏み検査の解釈と注意点

一側末梢性障害例では患側へ偏倚する傾向があるが,代償が進むと健側へ偏倚することもある。著明な動揺や転倒は,一側末梢性前庭障害急性期,両側末梢性前庭障害,中枢性障害,脊髄障害などが考えられる[2]。めまい患者では転倒の恐れがあるので,検者は必ず被検者の後方側面か背面に立つ[1]。

文献

1) 日本めまい平衡医学会 編:「イラスト」めまいの検査, 改訂第3版, 診断と治療社, 2018.
2) 日本めまい平衡医学会 編:「イラスト」めまいの検査, 改訂第2版, 診断と治療社, 2009.
3) 北原正章:平衡機能検査. 現代の耳鼻咽喉科学, 改訂第2版, 檜 学 編, p191-204, 金原出版, 1983.

18 重心動揺検査（stabilometry）

浅井正嗣

はじめに

　重心動揺検査は，めまい平衡障害の病巣診断目的に保険診療が認められた検査法であるが，前庭リハビリテーションの評価にも有用性が高い。本項では検査方法と解析項目を説明し，最後にEquiTest™について付記する。なお重心動揺検査で記録されるのは足圧中心点の動揺だが，以後の本文中では"足圧中心動揺"を"重心動揺"と記載する。これは極端な場合を除いて，身体重心動揺の基本的な性質が足圧中心動揺の波形のなかに概ね包含されていることによる。

立ち方と検査方法[1-3]

①両足内側縁を接触し，検査台の基準点と足底中心点が一致するように立つ（図1）。両上肢は体側に軽くつけ，自然の姿勢で直立する。靴下は履いてもよい。
②閉足での直立困難な場合は，開足または踵をつけて足尖を開いて直立させて検査し，開足間距離あるいは足尖を開いた角度を記載する。
③視標は1〜3m前方で眼の高さに設置する。
④検査時間は開眼60秒，閉眼60秒の順で行う。60秒立てないときは30秒で行う。
⑤過渡的な動揺を除外するために，直立後10〜15秒待って記録開始する。

図1 立ち方

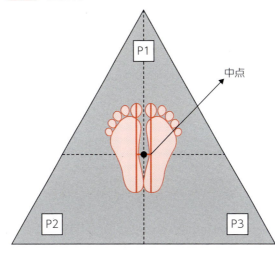

・両足の内側縁を接して立つ。足底の中心点を台の基準点（●）と一致させる。
・足底の中心点：左右足の第1趾[1)]または第2趾[2)]と踵を結ぶ線の中点を結んだ線分の中点。
・重心動揺計には通常，3つのセンサーが内蔵されている（図のP1〜P3）。各センサーからの距離の等しい点が台の基準点（●）になる。

（文献1，2より一部引用）

statokinesigram と stabilogram

重心動揺検査の中核となるグラフである(図2a, b)。statokinesigram は重心動揺図、重心図などとよばれる。検査台の基準点を原点(0, 0)にした座標系に描かれた重心動揺軌跡である。stabilogram は横軸に時間、縦軸に重心動揺の左右または前後の値をとったグラフである。"重心動揺を解析する"とは、"両グラフの解析をする"ことである。

解析項目

保険診療上、重心動揺検査(250点)という場合は、解析項目として動揺中心変位、面積(外周・矩形・実効値面積)、軌跡長(総軌跡長・単位軌跡長・単位面積軌跡長)、ロンベルグ率を含む。以下に各項目を説明する。

動揺中心変位

図2には右内耳性めまい(60歳代、男性)の重心動揺が描かれている。この図のX座標、Y座標の平均値(1.04、-0.24)が、60秒間の重心動揺の中心点の検査台基準点からの変位、つまり動揺中心変位である。

面積

図2の面積計算のイメージ図が図3である。矩形面積は、前後最大径×左右最大径の値である(図3a)。外周面積は重心動揺図の外周をなぞってできる図形の面積である(図3a)[4-5]。実効値面積は動揺中心点から各重心動揺点までの距離の実効値を半径とする面積値である(図3c)[2]。

図2 重心動揺図と時間波形

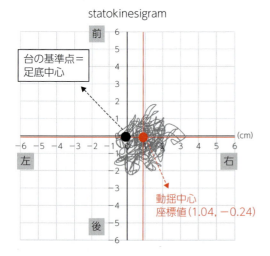

a：statokinesigram
検査台の基準点を原点としたときのXY座標。横軸は左右方向、横軸は前後方向。

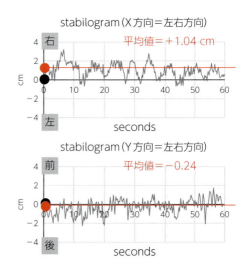

b：stabilogram
横軸に時間、縦軸に左右方向の座標値をとったグラフ

図3　面積値3種類模式図

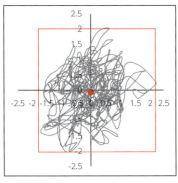
a：矩形面積

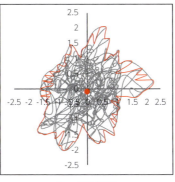
b：外周面積

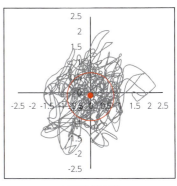
c：実効値面積

赤線部分が実際に計算される面積部分．図3では図2の被験者の動揺中心点（赤丸）が原点になるよう移動してある．

軌跡長

総軌跡長は60秒間に移動した距離，単位軌跡長は「総軌跡長÷60」で1秒間に移動した距離である．単位面積軌跡長は「総軌跡長÷外周面積値」である．総軌跡長の単位をcmで表示した場合，単位軌跡長の単位はcm/秒，単位面積軌跡長の単位は1/cmとなる．

ロンベルグ率

面積，軌跡長（単位面積軌跡長を除く）について「閉眼値÷開眼値」で計算する．視覚情報を取り除いたときの安定性を評価する．外周面積値を用いることが多く，その場合は目安として2.5以上を異常値と考える．前庭障害，脊髄疾患，一部の小脳障害などで異常値を示すことがある．

パワー・ベクトル分析を行った場合は保険点数では200点加算される．パワースペクトル，位置ベクトル，速度ベクトル，振幅確率密度分布をすべて行う．

パワースペクトル

stabilogram（図4a）のような変位の時間波形がもつ周波数成分を解析する方法である．左右方向，前後方向について計算する．横軸に10 Hzまでの周波数，縦軸にはパワー値または振幅値が用いられる（図4c）．時田は，「一側迷路障害例では，左右動揺において，約0.2 Hzにパワーの増加を認める」また「両側迷路障害例では，前後動揺において，約0.6〜0.8 Hzにパワーの増加を認める」と述べている[6]．このような利用法以外に，周波数を3帯域に分けて帯域間の比較を行う方法がある．具体的には，0.2 Hz未満，0.2〜2 Hz，2〜10 Hzの3つの周波数帯域ごとにパワー値（または振幅値）を合計して，10 Hz以下すべてのパワーに対する比率を求め（図4d），比較検討を行う．

位置ベクトル

図5aは，動揺中心点（図2の赤丸）を原点として45°ずつの8方向に分けた場合に，どの方向に重心動揺のサンプリング点が集まっているかをみる方法である．時田は，「動揺の広がりがわかる」[6]と述べている．

図4 パワースペクトル解析

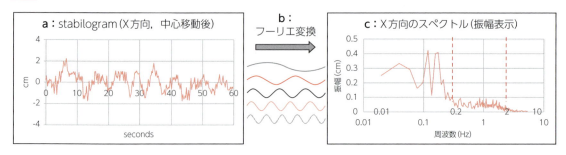

a：図2の被験者の左右方向のstabilogram。
b：フーリエ変換により波形を構成する周波数成分ごとのパワースペクトルまたは振幅スペクトルを計算。
c：結果の表示，対象は10 Hzまで。
d：周波数帯域は10 Hzまでとして周波数帯域ごとの振幅スペクトルの和の全体に対する比率を表示する。

X帯域	比率	単位
0.02～0.2 Hz	32.80	%
0.2～2 Hz	50.84	%
2～10 Hz	16.36	%

図5 位置ベクトルと速度ベクトル

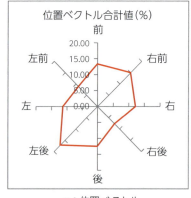

a：位置ベクトル

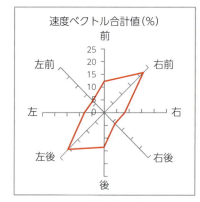

b：速度ベクトル

図2の患者の解析結果。8方向の軸を中心に±22.5°の方向を1つの区域とする。
a：位置ベクトル：各区域にあるサンプリング点の絶対値の和を，すべてのサンプリング点の絶対値の和で割った比率を示す。
b：速度ベクトル：サンプリングデータごとに変化する速度の方向を8方向に分ける。各区域にある速度の絶対値の和を，すべてのサンプリング点の速度の絶対値の和で割った比率を表す。

速度ベクトル

図5bは図2の重心動揺図で個々のサンプリング点がもつ速度（速さと方向）を計算し，8方向に分けた場合の速さの合計値あるいは平均値を表す。合計値でみた場合は動揺の方向性，平均値でみた場合はどの方向への動揺が速いかがわかる。

振幅確率密度分布

動揺中心点を基準としたときの左右方向，前後方向のサンプリング点位置の度数を，それぞれX軸，Y軸上に展開したヒストグラムである（図6a，b）[1]。
ヒストグラムの頂点を結ぶ曲線の型を，最小値，最大値，中央値，平均値，標

図6 振幅確率密度分布（図2の患者）

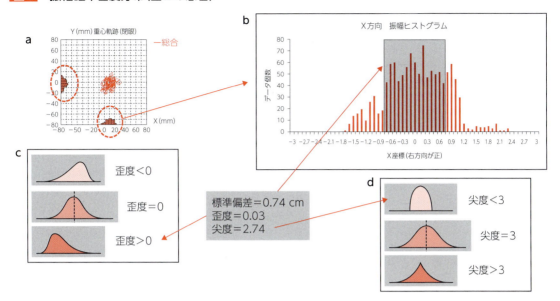

a：点線で囲んだ部分が振幅ヒストグラム。
b：振幅ヒストグラムのX方向拡大図。□で囲んだ部分が標準偏差の範囲。
c：歪度分類図。
d：尖度分類図。

準偏差（動揺中心点からのデータのばらつきの指標：図6b），歪度（動揺中心点からのデータの偏りの指標：図6c），尖度（動揺中心点からのデータの先鋭度の指標：図6d）などで評価する。図6は左右方向について解析しているが，標準偏差でみた振幅のばらつきは0.74 cm，歪度：0.03，尖度：2.74となっており，動揺中心点より左側に若干だがデータが偏り，先鋭度はそれほど高くない（とがっていない）と読み取れる。

電気刺激（電気性身体動揺検査など），視運動刺激（OKN，ETT，BTTなど），傾斜刺激・水平運動刺激（EquiTest™など），振動刺激を行った場合は1項目で120点が加算される。近年はラバー負荷検査[3]もこの項目で算定されているようである。

EquiTest™

Nashnerにより，立位バランス保持能力を検査する機器として製品化された。ここでは販売開始当初の検査仕様を概説する。検査は3つに大別される。
第1は視覚や体性感覚を制御することで，前庭入力がどの程度機能しているかを評価する。そのために被検者が立つ起立台や被検者を取り囲む前景板を，被検者の前後動揺を追従するように傾斜動揺させる。評価は，直立安定性や立ち方（ankle strategy，hip strategy）を数値化して行い，前庭リハビリテーション効果を評価するのに役立つ[7]。第2に起立台を前方または後方へ水平移動したときの姿勢反応（長潜時反応）を評価する。第3に傾斜刺激を連続して加えた際の姿勢安定化能力を評価する。これにより，姿勢反応が立位保持に不利に働く場合の制御能力をみる。

以上を総合的に解釈することで,体平衡障害の鑑別診断の参考にもなる。

おわりに

前庭リハビリテーションの効果は,面積や軌跡長に限らず,動揺中心点変位,ロンベルグ率,動揺方向,速さ,周波数などさまざまな現れ方をする。これらを的確に把握することが,患者の機能改善の発見につながると考える。

文献

1) 日本平衡神経科学会: 重心動揺検査のQ&A, 手引き(1995). Equilibrium Res, 55(1): 64-77, 1996.
2) 日本めまい平衡医学会: 平衡機能検査法基準化のための資料-2006年 平衡機能検査法診断基準化委員会答申書,及び英文項目-. Equilibrium Res, 65(6): 468-503, 2006.
3) 岩崎真一: 重心動揺検査.「イラスト」めまいの検査,改訂第3版,日本めまい平衡医学会 編, p22-23, 診断と治療社, 2018.
4) 浅井正嗣,ほか: Microsoft Excelによる重心動揺解析ソフトウェアの作成. Equilibrium Res, 77(2): 88-98, 2018.
5) 今岡 薫,ほか：重心動揺検査における健常者データの集計. Equilibrium Res, 56(Suppl. 12): 1-84, 1997.
6) 時田 喬: 重心動揺検査 その実際と解釈. アニマ,東京, 2010.
7) 浅井正嗣,ほか: 前庭障害例の平衡訓練−動的体平衡機能検査による評価−. Equilibrium Res, 53(3): 404-410, 1994.

19 ENG（カロリック，ETT，OKN）

伏木宏彰，角田玲子

はじめに

図1に主な精密平衡機能検査（二次検査）を示した。これらの精密検査により前庭の5つの感覚受容器，前庭神経，中枢神経系における障害部位と程度を推定することができる。精密検査のうち，温度刺激検査，回転検査，Visual suppression test，急速眼球運動検査，視運動性眼振検査，急速眼球運動検査はENG記録し定量解析する[1]。赤外線フレンツェル眼鏡を用いたVOGとENGは検査条件や測定時間により使い分ける（図2）。

図1 特殊機器を用いた精密平衡機能検査（二次検査）

末梢機能

- 3つの半規管：前，後，外側半規管
  温度刺激検査 Air caloric testing：外側半規管
  回転検査 Sinusoidal rotational（VOR）：外側半規管
  Video head impulse test（v HIT）：すべての半規管

- 2つの耳石：球形嚢，卵形嚢
  Vestibular-evoked myogenic potential
  cervical VEMP：球形嚢
  ocular VEMP：卵形嚢

- 2つの前庭神経
  Galvanic body sway testing（GBST）

中枢機能

- 固視（fixation）
  Caloric visual suppression test

- 追跡眼球運動（pursuit）
  追跡眼球運動検査 Eye tracking test

- 視運動性眼球運動（optokinetic）
  視運動性眼振検査　OKN，OKP

- 衝動性眼球運動（saccade）
  急速眼球運動検査

図2 主な眼球運動計測法

- ビデオ画像（VOG）式
- 電気眼振計（ENG）式
- 赤外線眼振計式
- 電磁誘導式

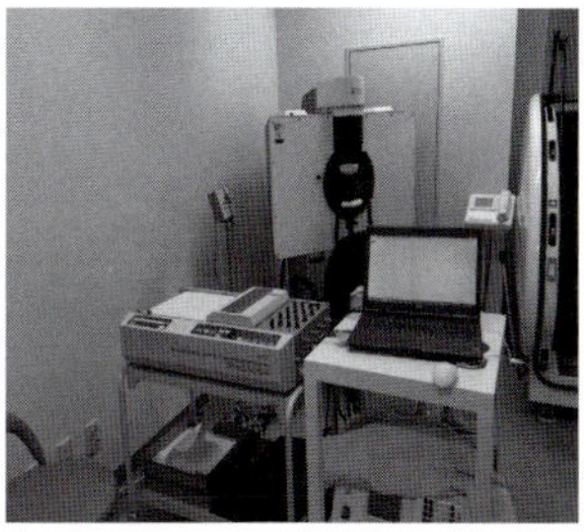

視運動刺激装置（Jung型）と電気眼振計（ENG）
①観察性，②記録性，③解析性を考慮する

	検査条件			測定時間
	明所開眼	暗所閉眼	暗所開眼	
VOG	可能な機器もあり	×	○	短時間向き
ENG	○	○	○	長時間向き

電気眼振法（ENG）

電気眼振法（Electronystagmography：ENG）は，眼球の動き（原波形）と速度（速度波形）を左右・上下の成分に分けて記録する。注視・閉眼・暗所開眼時の眼振や追跡眼球運動検査（Eye tracking test：ETT），視運動性眼振検査（Optokinetic nystagmus test：OKN）の記録，温度刺激検査（Caloric test）中の眼振の最大緩徐相速度を計測することができる。

眼球は角膜側（＋）と網膜側（－）に電位差があり，眼球の動きによる電位の変動を記録する（図3）。はじめに視角10°を基準とした較正を行う。下記のような条件や視刺激下の眼振を記録する。

注視眼振検査

左右上下の視標（視角にして30°）を注視しているときの目の動きを記録する。正常は眼振がない。

ETT

動いている視標をじっと見つめて網膜の中心窩（fovea）でとらえる機能を記録する。視標は周期3〜4秒，振幅20〜30°で左右，上下に正弦運動する。正常では視標と同じように滑らかな運動が記録されるが，小脳や脳幹に障害があると階段状の動き（saccadic）や失調性（ataxic）になる（図4）。

OKN

車窓から外の景色を眺めている人の眼は，進行方向に急速に動く眼振が出現しているが，これは正常の反応で視運動性眼振という。検査では眼の前を等間隔の直線が通り過ぎていくのを1本1本見るように指示する。正常では視標の線を追いかける緩徐相と次の線に視線を移す急速相からなる眼振が記録される（図5）。視標の提示を等加速で加速・減速するとoptokinetic nystagmus pattern test（OKP）になる。正常では眼振が解発され，緩徐相速度を拡大する

図3 ENGの原理

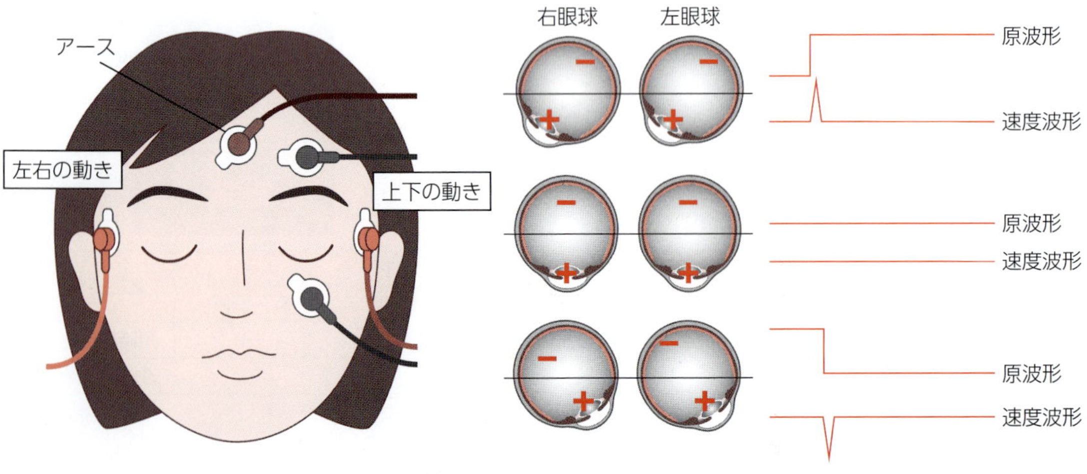

眼球が右を向いたとき，原波形が上方に移動するように較正する。

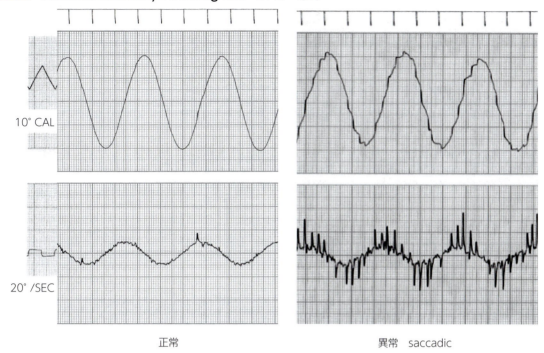

図4 追跡眼球運動検査（Eye tracking test：ETT）：水平

正常　　　　　　　　　　　　異常　saccadic

ときれいなドーム型になる。内耳などの末梢性障害では障害側OKPが不良になることがある。小脳や脳幹の障害ではさまざまなOKPの異常を示す（図6）。

参考：視標の提示

ETTやOKNの視標の提示は専用の装置のほか，スマートフォンのアプリケーション「Fushiki pro」[5]を利用することもできる。

図5 視運動性眼振検査（Optokinetic nystagmus test：OKN）

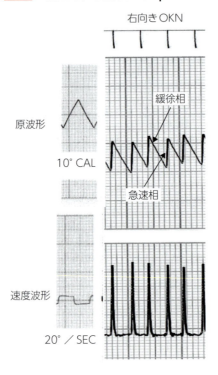

図6 Optokinetic nystagmus pattern test（OKP）

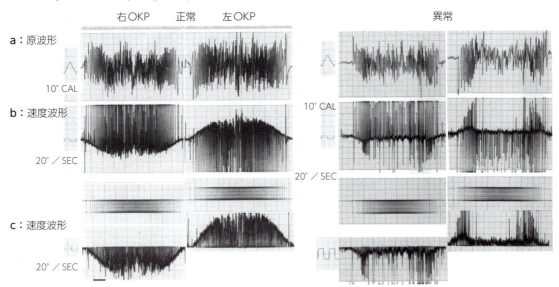

温度刺激検査(Caloric test)と固視抑制(visual suppression)

要点

外耳道に体温と差のある水や空気を入れると，外側半規管の内リンパ液が加温・冷却されて対流が起こる。これが内リンパ流となり，正常な内耳ではクプラが刺激され眼振が起こる。左右の外側半規管を個別に刺激するので，一側性の内耳障害を検査することができる。カロリックテスト中に，視標を提示して固視させると眼振は抑制される。これは小脳片葉の機能であり，固視抑制(visual suppression)という。

検査法

外側半規管は頭部の水平面に対して30°傾いているので，臥位であれば高めの枕で30°頭を前屈させると外側半規管が垂直になる。この頭位で外耳道に冷水(30℃)や冷風(10℃)を注入すると反対の耳向きの眼振が誘発される(図7)。眼振が良好に誘発される暗所開眼下でENG記録を行い，最も眼振が強く出現しているときの緩徐相速度(最大緩徐相粗度)を，刺激した内耳の外側半規管の機能とする。温水や温風の刺激では刺激した耳向きの眼振が誘発される。温度眼振が最高一定に達したところで明るくし，視標を10秒程度提示すると眼振が抑制される。抑制されたときの緩徐相速度が直前の最大緩徐相速度の50％以下であれば固視抑制は正常である(図8)。

参考：video oculography(VOR)

赤外線CCD眼鏡下に眼球運動を観察し，ビデオ記録をする。その後，コンピュータで眼球運動を解析する。水平・垂直に加え回旋成分も解析できるのが利点であるが，閉眼時の観察はできない。

図7 温度刺激検査(Caloric test)

外側半規管は外側にあるため，外耳道の冷却や加温により内リンパ液の対流を起こすことができる。

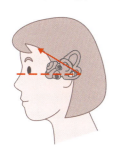 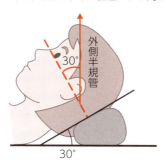 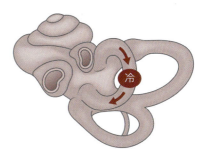

外側半規管は水平面に対して30°上方に傾いているので，臥位で温度刺激検査を行うときには高めの枕を入れる。

外耳道に冷刺激：外側半規管が冷やされて膨大部と反対向きの内リンパの流れ(反膨大部流)が起こり，外側半規管の有毛細胞は抑制される。そのため対側耳向きの眼振が起こる。
(p.16「半規管・前庭動眼反射」の項参照)

図8 温度刺激検査と固視抑制

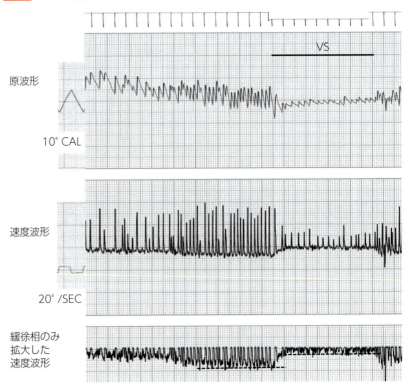

左耳10℃冷気刺激により，右向きの眼振が誘発されている。
VS：固視抑制のため緩徐相速度が66％抑制されている。

参考文献

1) Watanabe Y, et al: Computer analysis of electronystagmography recordings in routine equilibrium examinations. Adv Otorhinolaryngol, 30: 187-192, 1983.
2) 伊藤彰紀：電気眼振図（ENG）の検査法と診断的意義について．Equilibrium Res, 69: 401-411, 2010.
3) 小松崎 篤, ほか：眼振図　とり方・よみ方, 改訂新版, 篠原出版, 1989.
4) 北原 糺：赤外線フレンツェル眼鏡とENGの使い分け．MB Entoni, 179: 51-55, 2015.
5) Hiroaki Fushiki: Fushiki Pro,（https://apps.apple.com/jp/app/fushikipro/id1436427514）, 2018.

20 最近の前庭機能検査法

角田玲子

要点

　従来，左右別の前庭機能検査は温度刺激検査(外側半規管の機能)のみであった。しかし近年はvHIT(各半規管)，VEMP(耳石器)の検査を組み合わせることで内耳の5種類の前庭器と上前庭神経・下前庭神経の障害の有無を調べることができるようになった(図1)。

video Head impules test(vHIT)

要点

　前庭動眼反射(vestibule ocular reflex：VOR)の働きをみるHead impules test(HIT)はベッドサイドで外側半規管機能低下を検査する方法(図2)である。vHITはVORの頭部と眼球のスピードをビデオで記録しコンピュータ解析する。これにより，左右別また各半規管別の機能を記録・解析することができる。専用の装置が必要であるが，刺激は生理的な刺激であり，温度刺激検査に比較して簡便・短時間・侵襲の少ない検査である。

検査法(図3)

　vHITでは，HITで観察できる視標を再補足するcatch up saccade(overt CUS)のほか，頭位を動かしている最中のcovert CUSも記録できる。頭部の動きと逆に動く眼球のスピードをgainとして表示する。正常ではgainが1.0前後でCUSはない。半規管機能低下ではgainが低下，またCUS(+)になる(p.54「前庭神経炎」の項参照)。

図1　前庭機能と前庭神経の検査法

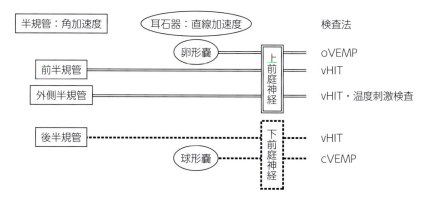

図2 Head impules test（HIT）

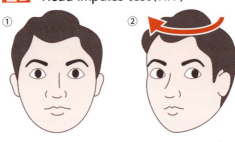
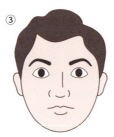
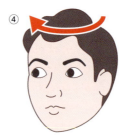
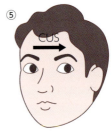

① 被験者に検者の鼻先を見つめているように指示する。
② 被験者の頭部を予測できないタイミングで急速に右に20〜30°回転し，止める。右外側半規管が正常なときは前庭動眼反射（vestibule-ocular reflex：VOR）により患者の視線は動かない。

右外側半規管障害ではVORが低下し指標を見続けることができず④，指標を再補足する代償性の眼球運動 catch up saccade（CUS）が観察される⑤。
HIT陽性と判断される。

図3 video Head impules test（vHIT）（正常例）

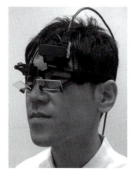
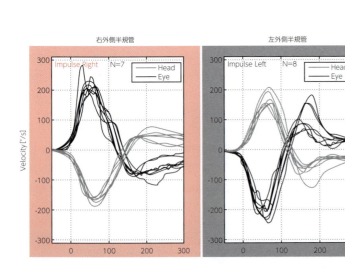
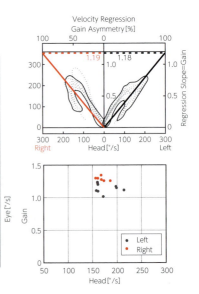

142

vestibular evoked myogenic potential (VEMP)

要点

前庭の耳石器である卵形嚢・球形嚢の機能検査である．低音の強大音刺激により，球形嚢－下前庭神経－同側胸鎖乳突筋で記録される誘発電位をみるcVEMP，卵形嚢－上前庭神経－対側下眼瞼下で記録される誘発電位をみるoVEMPがある．

cVEMP検査法

ヘッドホンで105 dBのクリック音，または500 Hzのトーンバースト音刺激を与える（伝音性難聴があると気導刺激で検査できない）．表面電極の関電極を胸鎖乳突筋の中央に，不関電極を胸骨上端外側（胸鎖乳突筋付着部）に置き，100回程度の加算を行う．記録の際には胸鎖乳突筋を緊張させることが重要で，頸部を捻転する，臥位で頭部を挙上するなどの必要がある（老人などで筋緊張が不充分な場合は反応が出現しにくい）．正常では，潜時13 msecの陽性波（P13）と潜時23 msecの陰性波（N23）が記録される．2回以上記録して波形の再現性をみる．無反応，再現性のある波形が得られない場合は異常，振幅に左右差がある場合は機能低下と判定する（図4）．

oVEMP検査法

関電極を下眼瞼直下，不関電極をその1～2 cm下に置く．刺激耳と反対の眼下で陰性（N1），陽性のピーク（P1）が記録できる（図5）．oVEMPは気導音刺激では正常でも反応が出現しにくいことがある．

図4 cVEMP（球形嚢検査）：右側検査

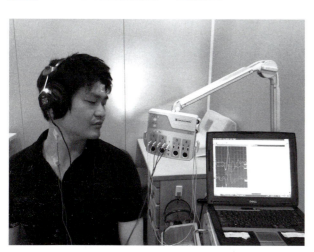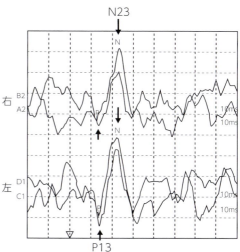

ヘッドホンから音刺激（105 dBのクリック音または500 Hzトーンバースト）し，同側の胸鎖乳突筋の活動電位を記録する．頸部を捻転し，筋肉を緊張させておく必要がある．

図5 oVEMP（卵形嚢検査）

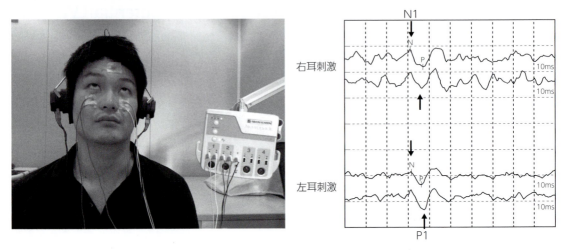

音刺激と反対側の下眼瞼からの誘発電位を記録する。検査時には眼球を上転させておく必要がある。

文献

1) 新藤　晋：vHIT（video Head Impulse Test）の診断的価値．Equilibrium Res, 76: 212-218, 2017.
2) 室伏利久：新しいVEMPの検査法．Equilibrium Res, 69: 182-187, 2010.
3) 岩﨑真一：前庭誘発筋電位検査のコツ．日耳鼻会報, 116: 40-41, 2013.
4) 瀬尾　徹：VEMPの診断的価値．Equilibrium Res, 76: 219-224, 2017.

21 聴力検査

角田玲子

要点

オージオメトリーを用いた純音聴力検査では，左右の気導・骨導聴力を測定する。これにより感音難聴・伝音難聴・混合難聴が鑑別できる。オージオメトリーがない場合は，音叉で伝音難聴と感音難聴を推定することができる。

純音聴力検査

方法

125〜8000 Hzの純音を提示し，被検者が聴こえると応答した最も小さい音圧(最小可聴値)を調べる。ヘッドホンで提示された音は外耳→中耳→内耳→蝸牛神経→中枢と伝わり，この最小可聴値を気導聴力という。乳様突起にあてた骨導端子で音を振動として与えると外耳・中耳を通らずに内耳に振動が伝わり，この最小可聴値を骨導聴力という。外耳・中耳に障害がある場合，気導聴力は悪化しているが骨導聴力は正常である(伝音難聴)。内耳や中枢の障害では骨導も気導も同程度悪くなる(感音難聴)。骨導も悪いが，気導がより悪化している場合を混合難聴という(図1)。骨導聴力検査では両側の内耳に振動が伝わるため，非検査側には必ずヘッドホンで雑音を与えて検査音を遮蔽する(マスキング)(図2)。左右の気導聴力に40 dB以上の差があるときもマスキングが必要になる。

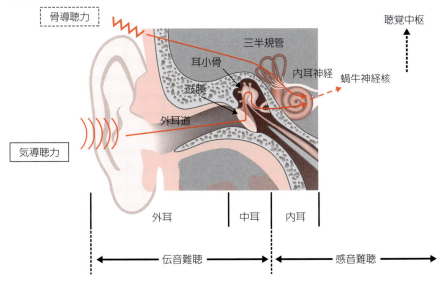

図1 音の伝わり方

検査の判定（図3）

各周波数の最小可聴値をオージオグラムに記入する。横軸は検査周波数，左が低音，右が高音である。縦軸は検査音の強さ（音圧）であり，0 dB HLが正常成人の最小可聴値の平均に相当する。下に行くほど最小可聴の検査音の音が大きくなり，難聴の程度が重度であることを示す。平均聴力レベルで軽度難聴：25～40 dB 未満，中等度難聴：40～70 dB 未満，高度難聴：70～90 dB 未満，重度難聴：90 dB 以上である。

参考：平均聴力レベル

会話音域の閾値：500 Hz = a，1000 Hz = b，2000 Hz = c，4000 Hz = d として，$(a + 2b + c)/4$ または $(a + b + c + d)/4$ で表す。

図2　左骨導聴力検査

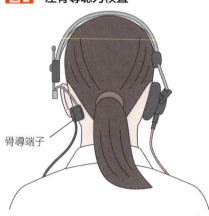

骨導端子

骨導端子は左耳の後ろの乳突部にあてる。
右耳はヘッドホンから雑音（マスキングノイズ）を出す。

図3　オージオグラム

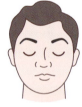

右骨導 [　　　] 左骨導
右気導 ○　　　× 左気導

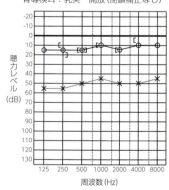
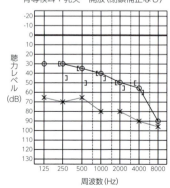
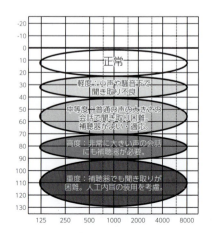

音叉検査（図4）

ベッドサイドや救急外来で簡易的に気導・骨導検査ができる（聴力の左右差が小さい場合や対象によって感度は低下する）。低音（512 Hz以下）音叉を鳴らし，一側の耳元で聴こえなくなった時点で，反対側でまだ聴こえれば気導聴力に左右差がある。

Weber法

聴力に左右差があるとき，音叉を鳴らし，前額にあてる。感音難聴であれば良聴耳に，伝音難聴であれば難聴耳に音が偏って聴こえる。

Rinne法

音叉を鳴らし乳様突起にあてて骨導音を聴かせ，音が減衰して聴こえなくなった時点で外耳孔前にもっていき気導を聴かせる。音が聴こえれば正常または感音難聴，聴こえなければ伝音難聴である。

図4 音叉検査

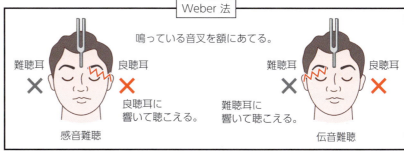

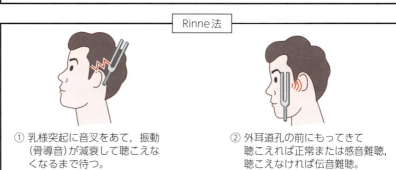

文献

1) 日本聴覚医学会 編, 原　晃 監: 純音聴力検査. 聴力検査の実際, 改訂4版, p44-56, 南山堂, 2017.
2) 日本聴覚医学会難聴対策委員会: 難聴対策委員会報告 −難聴（聴覚障害）の程度分類について−, (https://audiology-japan.jp/audiology-japan/wp-content/uploads/2014/12/a1360e77a580a13ce7e259a406858656.pdf), 2014.
3) 立木　孝, ほか: 音叉聴力検査. Audiology Japan, 44: 38-45, 2001.

第5章

前庭リハビリテーションの進め方

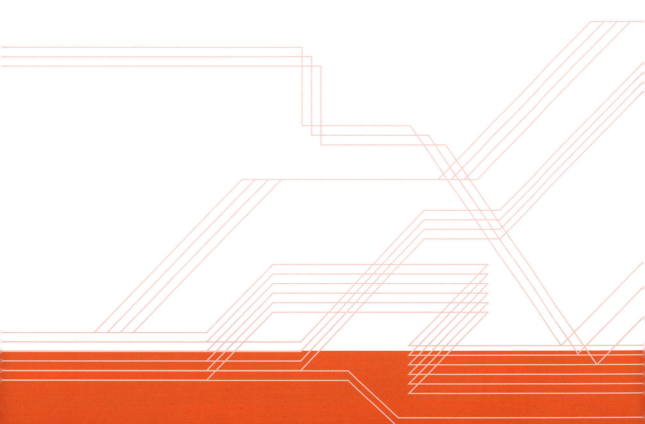

1 前庭リハビリテーションを始める前に

加藤 巧，加茂智彦

概要

　本章では前庭リハビリテーションの実践として，実際の評価手順，臨床推論，治療選択，再評価の流れを説明する。本章の内容は，第6章以降の各機能障害・疾患に対するリハビリテーションを実際に行っていくうえで，一貫して用いられるべき方法および考え方である。また前庭リハビリテーションの実践には，第2章から第4章までに説明された解剖学・生理学，各前庭疾患に関する知識，検査方法等の理解が必要であるため，読者には本章を読み進めながら，理解できないところは随時，前の章を参照して理解を深めていくことをお勧めする。

前庭リハビリテーションを行ううえでの理学療法評価の考え方

　理学療法士は，医師の診断の下リハビリテーションを提供するが，自らの理学療法評価および機能障害の評価に基づいて行わなければならない。言い換えると，例として医師による「前庭神経炎」の診断が下された患者全員に，同一の運動プログラムを処方することは決して最善の治療ではなく，一人ひとりの患者に対する評価に基づいた機能障害の特定とその判断に基づく治療の選択が必要である。これは前庭リハビリテーションに限ったことではなく，理学療法の適用となるすべての患者の評価，治療に対していえることである。

　取りこぼしのない正確な評価および理学療法的診断を下すために重要なのは，包括的かつ一定的な評価方法をすべての患者に対して繰り返し用いることである。それぞれの検査や評価方法の選択については，それらによって得られる結果が臨床判断に与える影響などを統計学的指標（感度，特異度，尤度比など）に基づいて検討する（p.162"コラム①"参照）。本項で述べる理学療法評価については，第3章や第4章で紹介されたもののうち，米国ピッツバーグ大学・理学療法部門 University of Pittsburgh, Department of Physical Therapy（Suzan Whitney教授）の修士課程および前庭系リハビリテーションの認定コースを修了し，米国にて前庭リハビリテーションを行った筆者の臨床経験に基づいて，米国の理学療法士によって臨床上行われる初期評価や治療効果の判定に焦点を当て紹介する（p.48「第3章」，p.80「第4章」参照）。ダイレクトアクセスのある米国ではトリアージ・鑑別診断も理学療法士の重要な役割の一つであり，理学療法のみで対応可能か否かを判断し，必要に応じて適切な専門医への照会およびまたセカンドオピニオン，前庭機能検査や画像診断の依頼，他の診療科への照会を行う。

評価の第1段階：トリアージ

理学療法評価から介入方法の検討に至るまでの過程は大きく3段階に分けられる（図1）。

理学療法士による評価の第1段階として重要なのは**トリアージ**[*1]である（図2）。第2章でも概説されたように，めまい平衡障害を呈する原因疾患は多岐にわたる（p.48「第2章」参照）。すべてのめまい平衡障害に対して前庭リハビリテーションの適用が効果的とはいえず，さらには前庭リハビリテーションや運動が禁忌である疾患も多い。場合によってはすぐに医学的治療を必要とする疾患を患っている可能性もある。理学療法士は，医師によって下された診断を受けすぐに介入を開始するのではなく，自らの問診や検査に基づいて判断し，場合によってはリハビリテーションを提供せず，医師への相談や画像診断を仰ぐという選択をすることもあるだろう。

めまい平衡障害を呈する患者に対するトリアージとして重要なのは，現病歴，既往歴，家族歴などの問診，神経学的テスト，脳神経テスト，および眼球運動検査である．問診の具体的な方法については第4章も参照して頂くが，その中でも特に重要なのが，**めまい平衡障害の特徴（症状／主訴，時間的関係性，状況）**による原因疾患の推測である（p.80「第4章」参照）。参考までに，**表1**にめまい診療で出くわすであろう各疾患におけるめまい平衡障害の特徴についてまとめた。これらの情報のみで診断を下すことは不可能であるが，前庭リハビリテーションの適用でない疾患の疑いや医師の診断と一致しない所見がみられた場合は，医師への相談や画像診断が必要となる。**表2**には前庭リハビリテ

> **用語解説**
> *1 トリアージ*
> 本来は，災害時などにおいて傷病者の緊急度や重症度によって治療の優先度を決定することにより，限られた医療資源を最大限に有効活用することをいう。しかしここでは，患者が理学療法士によって安全に評価・介入ができるか否かを判断するための鑑別を意味している。

図1 米国における理学療法評価における臨床判断のパラダイム

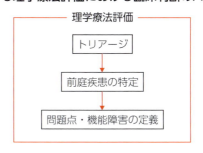

図2 米国における理学療法評価の第1段階（トリアージ）

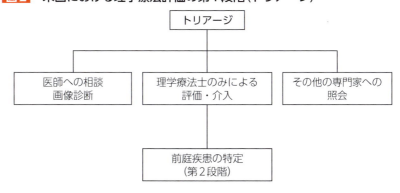

表1 めまい平衡障害の特徴による鑑別診断

	BPPV	一側前庭障害（急性期）	一側前庭障害（慢性期）	メニエール病	外リンパ瘻	両側前庭障害	ハント症候群
症状/主訴	・**回転性のめまい** ・嘔吐・吐き気	・回転性のめまい ・嘔吐・吐き気 ・バランス障害	・回転を伴わないめまい ・バランス障害 ・ぼやけた視界 ・稀に聴力障害	・回転性のめまい ・嘔吐・吐き気（～24時間） ・**耳閉塞感** ・聴力障害（特に慢性期） ・耳鳴り	・回転性のめまい ・変動性のめまい ・聴力障害	・めまい（−） ・**動揺視** ・**失調（広い歩幅の歩行）** ・**転倒**	・回転性のめまい ・顔面麻痺（一側性） ・耳痛 ・聴力障害
時間的関係性	30秒～2分（発症の**潜伏時間**あり）	48～72時間	持続性	20分～12時間	数十分～数時間	持続性	持続性
状況	**特定の頭位**	自発性	一般的に頭部の動きに伴う	**発作性**	咳・くしゃみ・バルサルバ	−	−

	VBI	多発性硬化症	キアリ奇形	頸性めまい
症状/主訴	・回転性もしくは回転の伴わないめまい	・回転性のめまい	・回転性のめまい ・頭痛・頸部痛 ・バランス障害 ・**嚥下障害** ・筋力低下	・**回転性を伴わないめまい** ・**頸部痛・頭痛**
時間的関係性	一過性	−	−	頸部の動きや痛みに伴う
状況	特定の頭位	**発作性**	咳嗽や息んだ時	**特定の頸部の動き**

表2 前庭リハビリテーションにおけるレッドフラッグ

・麻痺
・チクチクした痛み
・筋力低下
・一側性の聴力障害・進行性の聴力障害
・不明瞭な発語
・振戦
・協調運動障害
・上部運動ニューロンに関する徴候と症状（バビンスキー徴候，痙性，クローヌス）
・意識喪失
・固縮
・視野障害
・記憶喪失
・脳神経障害
・発症後2週間以降での室内灯下での自発性眼振
・室内灯下での回旋要素のない垂直性眼振

用語解説

＊2 レッドフラッグ
診断されている疾患では考えられない徴候や検査結果によって，重篤な疾患を暗示するような所見のこと。例えば，良性発作性頭位めまい症の診断が下された患者で，構音障害や嚥下障害がみられる場合，これらの所見は椎骨脳底動脈循環不全といったその他の重篤な疾患を暗示するかもしれないレッドフラッグとなる。

ーションにおいてレッドフラッグ[*2]と考えられる所見を記載した[1]。これらのレッドフラッグのうち，診断された疾患では考えられない所見がみられた場合は医師への相談が必要となる。

眼球運動検査もまたトリアージの段階で有意義なツールとなる（p.163"コラム"参照）。表3に挙げられた眼球運動検査は理学療法士によって行われる臨床検査であるが，これらの所見において異常がみられた場合，中枢性前庭疾患が疑われる（検査の方法と解釈はp.80「第4章」参照）。眼球運動検査に基づく詳細な（医学的）診断は理学療法士による評価の範囲を超えるが，中枢性前庭疾患の診断が医師によって下されていない場合は，評価または治療を継続せずに医師による診断およびリハビリテーションの適用について判断を仰ぐ必要がある。

評価の第2段階：前庭疾患の特定

理学療法評価の第2段階は**前庭疾患の特定**である。第1段階における情報（問診など）は考えられる鑑別疾患を限定し，この段階における臨床検査の選択や検査前確率（pre-test probability）を考慮するにあたり重要な情報となる。理学療法士によって一般的に行われる前庭機能検査を表4に記載した（各検査の方法および解釈についてはp.80「第4章」参照）。また各疾患において考えられるこれらの検査結果は第5章以降で説明する。これら前庭機能検査の所見およびENGなどの所見を合わせ前庭疾患を特定し，再度前庭リハビリテーションの適用について判断する。

評価の第3段階：問題点・機能障害の定義

特定された疾患が前庭リハビリテーションの適用であった場合，患者の問題点および機能障害を定義し，介入方法を検討していく。本書では機能障害の定義のために，世界保健機関（World Health Organization：WHO）による国際生

表3 理学療法評価で用いられる眼球運動検査

- 自発眼振検査＊
- 注視眼振検査＊
- 追跡眼球運動検査
- 衝動性眼球運動検査
- 輻輳
- Cover/Uncover

＊室内灯下においての陽性所見のみ中枢性前庭疾患の疑い。

表4 理学療法評価で用いられる前庭機能検査

- 前庭動眼反射
- Head impulse test（HIT）
- 頭振り眼振検査
- Dynamic visual acuity（DVA）
- VOR cancellation＊
- 頭位変換眼振検査（医師の指示を仰ぐ）

＊陽性の場合，中枢性疾患を疑う。

活機能分類(International Classification of Functioning, Disability, and Health：ICF)を用いることを推奨する。図3はめまい症の患者で考えられる心身機能・身体構造，活動(制限)，参加(制約)の例を示し，図4はそれぞれの制限因子に対して適切であると考えられる評価項目を記載した。以上の質問表や検査を用いることによって患者の問題点および機能障害を定義し，それらに基づき介入方法を検討する。表5の問いは介入方法を検討するうえで重要な臨床上の問いである。

参考資料として本章の巻末には当院にて用いられている「前庭リハビリテーション初期評価」を添付した。この評価シートは本項にて説明された段階的な評価手順を助けるように構成されている。

図3　めまい症患者におけるICFによる生活機能と障害の構成要素の例

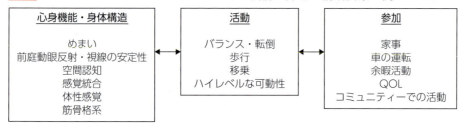

図4　めまい患者におけるICFによる生活機能と障害の評価項目の例

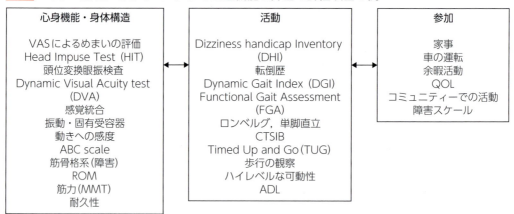

表5　介入方法を検討するための臨床上の問い

- 症状は頭部の動きによって誘発されるか？
- 症状は視覚的な環境によって誘発されるか？
- 症状は特定の動きや頭位によって誘発されるか？
- 臨床的に頭部運動中の視力の低下(VORゲインの低下)がみられるか？
- 静的もしくは動的バランス障害がみられるか？
- どのような機能的活動が障害されているか？
- 前庭機能以外に考慮すべき機能障害(筋力，感覚，ROM)があるか？

前庭リハビリテーションにおける理学療法介入の理論

ここでは，前庭リハビリテーションを行ううえで患者の機能回復に関わる4つの概念（前庭代償，適応，慣れ，代用）について科学的根拠を踏まえながら定義する。これらの概念はしばしば混同されるが，理学療法介入を行うにあたって，これらの正確な理解が必要である。

前庭代償（vestibular compensation）

前庭代償とは，「永久的な前庭障害に対する静的および動的な行動の変化」といった広義な概念である。「静的な」症状には眼傾斜反射（ocular tilt reaction：OTR），自発眼振，主観的視覚垂直（subjective visual vertical：SVV），また「動的な」症状には前庭動眼反射（vestibulo-ocular reflex：VOR）や脊髄前庭反射／バランスなどが含まれる。これら静的な症状の代償は神経化学物質やシナプスの変化などによって起こり，症状によって数日から6カ月ほどで自然に回復することが多い。一方，動的な症状の代償には，頭部の動き，網膜上の像の滑り（retinal slip），光への曝露などを必要とするため，症状の程度に基づく適切な刺激を与えることで代償を促すと考えられている。実際，一側前庭障害および両側前庭障害の患者に対して，視線安定化訓練（gaze stabilization）を用いた群とコントロール群との比較では，介入群において動的環境での視力（dynamic visual acuity：DVA）の改善がみられた[3]。この動的な前庭代償は，VORゲインの増加[4]や修正サッケードの使用によって引き起こると考えられている（図5）。前庭リハビリテーションにおける前庭代償の目的は，正常な視線の安定性および静的および動的な状況における姿勢コントロールの回復である。

図5 VORゲイン

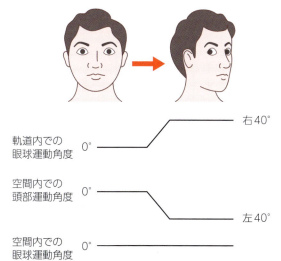
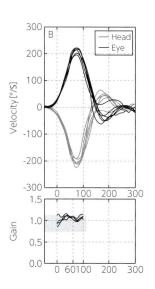

VORゲインとは頭部の運動角度に対する眼球運動角度の比率。
通常，VORゲインは1に近い値を示す。

適応(adaptation)

　適応とは,「一定的な刺激に対する神経反応の変化」と定義される。前述した前庭代償に包括される形で類似しているが,網膜上の像の滑りの減少,姿勢安定性(バランス)の改善,症状の緩和を目的として行われる。適応を促す代表的な介入方法として視線安定化訓練がある。視線安定化訓練により引き起こされる網膜上の像の滑りは誤差信号を引き起こし,結果としてVORゲインを増加する[5]。その効果を示した研究として,聴神経腫瘍切除術を受けた患者に対し,前庭適応訓練もしくは眼球運動訓練のいずれかの介入を行ったとき,前者の治療群では平衡障害,歩行障害,姿勢安定性が有意に改善された[6]。VORゲインの低下が起こりうる末梢性前庭障害では適応を促す運動が重要である(p.174「第6章」参照)。

慣れ(habituation)

　慣れとは,「ある患者において侵害刺激となる特定の動きや視覚的環境に対して,その刺激の繰り返しの曝露により起こる刺激に対する反応性の長期的な低下」をいう。Cawthorne-Cooksey exercise(p.3「第1章」参照)も主に慣れによる治療効果と考えられ,運動によって症状を誘発し,それに慣れることによる長期的な症状の緩和や機能の改善は,前庭リハビリテーションにおいて重要な概念である。慣れの訓練は特定の動きや頭位によってめまいを誘発し,特に慢性的に症状を呈している場合に効果的であると考えられている。Horakらの研究では,6カ月以上症状が続く慢性的,かつ動きにより誘発されるめまいを呈する患者に対して前庭リハビリテーション,一般的な運動,めまい抑制剤のそれぞれの介入群を比較した。すべての群でめまいは改善したが,慣れの訓練を取り入れた前庭リハビリテーション群のみに動きに対する反応性の低下およびバランス機能の改善がみられた[7]。前述した適応は,刺激が「一定的」であることに対し,慣れでは刺激が「間欠的」であることが異なる点である。

代用(substitution)

　代用とは,「ある体系の損傷によって失われた機能を代わりの戦略を採用することにより遂行すること」である。正常に機能しないVORに対する修正サッケードや,頭部回旋可動域の制限や頭部回旋中の瞬きなどによる症状の緩和と,それに伴う機能回復は代用による変容と考えられる。また両側前庭障害患者では,追跡眼球運動や頸性眼反射(cervical ocular reflex)による代用が起きていると考えられている[8]。

前庭リハビリテーションにおける運動方法の選択

　前述した理学療法介入の理論に基づき,前庭リハビリテーションでは大きく分けて3つの方法(視線安定化訓練,慣れの訓練,姿勢安定化訓練・歩行訓練)が用いられる。患者の症状および機能障害といった治療の目的に応じて,これらの運動方法を選択する必要がある。

視線安定化訓練

　視線安定化訓練はVORの適応の原理に基づいて,前庭障害による視線の安定化(VORゲインの増加)を目的として行われる。また視線の安定化による生

活機能の目標の例を表6に挙げた。VOR×1（図6）とVOR×2（図7）は視線安定化訓練で用いられる基本的な運動方法である。理学療法士は患者の症状および機能障害の重症度や運動耐性に応じて，以下のパラメータを定義する。

・**運動を行う時間**
・運動を行う頻度
・運動の速さ
・運動の範囲（可動域）
・運動を行う肢位
・視標との距離
・視標の大きさ
・運動を行う際の視覚的環境

表6 視線安定化訓練による生活機能の目標の例

・会話している人の方向を向く
・歯を磨く
・家事（料理，掃除，ベッド清掃）
・歩きながらすれ違った人の顔を認識できる
・運転中，標識を正確に認識できる
・道路状況を確認しながら，人混みの多い横断歩道を渡ることができる
・書類とパソコンを交互に見る
・買い物中に陳列された商品を正確に認識できる

図6 VOR×1の1例

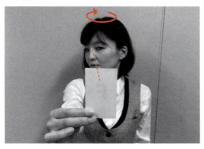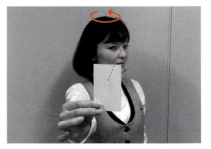

固定された視標（カード）に視線を合わせ，視線をそらさないで頭部の運動を行う。

図7 VOR×2の1例

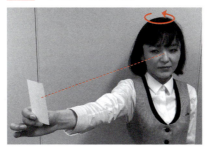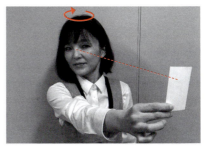

頭部の動きと反対方向に動く（遠心性に動く）視標に対して，視線をそらさないで頭部の運動を行う。

これらの視線安定化訓練のパラメータを定義するうえで重要なことは，適応の状況依存性（context specificity）の理解である。サルを用いた研究では，VORゲインの増加は実際に訓練された「運動の速さ」に依存していた[9]。言い換えると，2Hzの頭部の動きの速さで訓練されたサルは，2Hzの頭部の動きにおけるVORゲインがほかの速さの動きと比較して最も増加していた[9]。同様に，VORゲインの増加は訓練された頭部運動の方向性にも依存していた[10]。これらの所見は，個々の患者の問題点の把握や生活機能の目標に基づいて運動のパラメータを定義することの臨床的意義を示している。このような理由から，理論上，すべての患者に対して画一的な運動プログラムを用いることは最善の選択ではないことが想像できる。

慣れの訓練

　　動きによって誘発されるめまいは，（慢性期の）末梢性前庭障害のみならず，小脳・脳幹疾患，脳震盪・頭部外傷，前庭性片頭痛，精神疾患を伴うめまいなどでもよく訴えられ，これらの疾患に対して慣れの訓練は有効である可能性がある。慣れの訓練による生活機能の目標の例は表7の通りである。慣れの訓練は大きく2つに分けて，特定の頭部もしくは身体の運動によって誘発されるめまいと，侵害的な視覚刺激によって誘発されるめまいを対象に行う。前者の場

表7　慣れの訓練による生活機能の目標の例

- リーチ動作や前かがみ動作（棚にあるものや床にあるものを取る）
- ベッドでの動作（寝返りや起き上がり）
- 靴を履く
- ズボンやストッキングを着る
- シャワー
- 妨げなく夜眠ることができる

表8　Motion Sensitivity Quontinent（MSQ）

- 症状の「変化」の強さを0〜5の6段階で評価する（運動前の症状を0とする）
- 症状の長さを0〜3の4段階で評価する（5秒以下では0点，5〜10秒で1点，11〜30秒で2点，30秒以上で3点）
- 各運動におけるスコア＝症状の強さ＋症状の長さ
- MSQ＝スコアの合計点×症状を誘発した運動の種類の数×20.48

表8　Motion Sensitivity Quontinent（MSQ）

	症状の変化の強さ	症状の長さ	スコア
座位から背臥位			
背臥位から左への寝返り			
背臥位から右への寝返り			
背臥位から座位			
左へのDix-Hallpike			
Dix-Hallpike（左）からの起き上がり			
右へのDix-Hallpike			
Dix-Hallpike（右）からの起き上がり			
座位での左前屈			
左前屈からの起き上がり			
座位での右前屈			
右前屈からの起き上がり			
座位での頭部回旋			
座位での頭部屈伸			
立位での左方向への180°回転			
立位での右方向への180°回転			

合，治療選択のためにはめまいを誘発する動きを特定する必要がある。Motion Sensitivity Quotient（MSQ）は，めまい患者において一般的に症状を誘発しやすい16個の運動において症状の重症度および持続時間を評価するために用いられる（表8）。MSQにおいてめまいを誘発する動作が特定できた場合，その動作について慣れの訓練のプログラムを作成する。その際に考慮すべきパラメータは以下の4つである。

- 運動を行う動きの種類の数
- 運動を行う頻度
- 症状の重症度
- 症状の持続時間

　通常，初回では1～2個の運動を選択し，患者の運動耐性に応じて最大3～4個までの運動を行う。頻度は1日1～2セッション（1セッション当たり3～5回の繰り返し）から開始し，徐々に回数を増やしていく。また以下の慣れの訓練のポイントに基づき，患者への指導および運動のパラメータを調整する。

慣れの訓練を行う際のポイント
- 運動の速さは，**軽度から中程度**の症状を誘発する程度で行う。
- ある動きを1回終えたら，症状が治まってから30秒間休憩し，再開する（次の運動に移る前には必ず症状が治まっている必要がある）。
- もしも症状が20分以上持続する場合
  - ▶運動の速さを遅くする。
  - ▶運動域を減らす。
  - ▶回数もしくはセッション数を減らす。
  - ▶回もしくはセッション間の休憩を長くする。
  - ▶運動を行う時間帯を変える。

後者の視覚刺激によって誘発されるめまいの場合には，OKN（p.24第2章「視覚」参照）やYouTube動画などの視覚刺激を用いた訓練が有効である。

姿勢安定化訓練・歩行訓練
　姿勢安定化訓練とは，いわゆるバランス訓練のことで，前庭リハビリテーションに限らず多くの疾患に対して行われる理学療法の1つである。また本項では歩行訓練も動的な姿勢安定化の能力として含める形で説明する。これらの生活機能の目標の例を表9に挙げた。
　静的な姿勢安定化訓練では以下の運動のパラメータを調整することにより運動の強度を設定する。

表9　姿勢安定化訓練・歩行訓練による生活機能の目標の例

- 信号機の変わらないうちに横断歩道を渡り切る
- 頭部回旋中の転倒リスクを減らす
- 屋外の目的地（コンビニエンスストア，スーパーマーケットなど）まで安全に歩くことができる
- IADLの独立
- 障害物を安全に回避する

- 視覚に関する状況（開眼・閉眼，侵害性の視覚状況，頭部運動による視覚の妨害など）
- 体性感覚に関する状況（不安定面，トレッドミル，ロッカーボードなど）
- 視覚と体性感覚に関する情報

動的な姿勢安定化訓練および歩行訓練では以下の運動パラメータを調整する。
- 歩行速度
- 歩行距離
- 支持基底面（base of support：BOS）
- 歩行の方向
- 頭部の運動（速さ・運動域・運動方向）
- 視覚に関する状況

姿勢安定化訓練・歩行訓練を行う際のポイント
- 患者の安全が第一である。臨床における安全性を確認したうえでホームエクササイズのプログラムを作成する。
- 患者の機能障害・機能的目標に基づき，運動の種類やパラメータを選択する。
- 患者の集中度（認知）がパフォーマンスに大きく影響する。そのため患者がタスクをしっかりと理解しているかを確認する。また治療の進行に伴い，二重課題（dual task）など患者の集中度を妨げるような条件（話しながら，数をかぞえながら）を加え，より機能的な運動を行う。

前庭リハビリテーションではこれらの視線安定化訓練，慣れの訓練，姿勢安定化訓練・歩行訓練といった運動を組み合わせてプログラムを作成していく。理学療法士は，随時患者の運動耐性や症状と機能の回復を評価し，必要に応じて運動強度を変えることにより，個々の患者における生活機能の再獲得，ADLの改善や社会復帰を達成できるよう理学療法プログラムを構成する。第6章以降では，各機能障害や疾患の病因，回復メカニズムに基づき，重きをおくべき治療概念（前庭代償，適応，慣れ，代用）を説明し，より具体的な運動方法や理学療法プログラムの進行について解説する。また，ホームエクササイズの進行の例は第10章にて解説する（p.264「第10章」参照）。

前庭リハビリテーションを実施する際の注意点
①運動中，運動後はめまいが強くなることがある。
　本項の適応や慣れの治療理論で説明したように，前庭リハビリテーションは症状を誘発することにより前庭代償を促進する。そのため運動前，運動中，運動後は症状が強まることが予想されるが，多くの場合，症状は20〜30分以内に軽減すると報告されている。20分以上経っても症状が続くようであれば運動による過負荷が疑われる。その際は次回の運動強度を軽減して行う。
②首の疾患がある方は専門家（医師や理学療法士）の指示を受けてから実施する。
　前庭リハビリテーションでは頭頸部の動きを伴う運動が多い。理学療法評価の過程において，頸部の症状や疾患はスクリーニングされている必要があるが，頸部の痛みや症状が運動の妨げとなる場合，また運動によって悪化する場合は改めて医師や専門家による詳細な評価や診断が必要となる。
③以下の症状が現れた場合は前庭リハビリテーションを中止し，担当の医師に

確認する。
- 耳の聞こえ方の変化や悪化
- 不快感のある耳の圧迫感や閉塞感
- 耳の痛み
- 耳鳴りの変化や悪化
- 耳から水や浸出液が出る
- 運動による首・背中の痛みや不快感の悪化
- 次の日までめまいの増悪が続く

臨床で患者から聞かれる質問に対する返答例 column

Q：首を動かす運動は，どのくらいの速さで行えばよいですか？
A：首を動かす運動は，速さによって難易度が変わります．最初は自分のできる範囲でゆっくり動かしてみましょう．慣れてきたら，徐々に速くしていきます．1秒間に（左右の）動きを1往復できる速さが最初の目標になります．

Q：メガネやコンタクトを使用している場合，メガネやコンタクトをつけたまま運動を行ったほうがよいですか？
A：視線安定化訓練といった視標を目視する運動では，視標が見えていることが前提となります．視標がしっかりとぼやけずに見えている場合は，メガネやコンタクトをはずして行ってもかまいません．視標が見えない場合には，見える位置まで近づくか，メガネやコンタクトの装着が必要になります．遠近両用メガネの場合，特に上下の首の動きを必要とする運動では，視標や環境がしっかりと見えるのであればメガネをはずして行う必要があります．

Q：家で運動をやってみたのですが，まったくめまいが起きません．効果はあるのでしょうか？
A：以前に比べて同様の運動でめまいが起こっていないのであれば，身体が運動に慣れて回復していると考えられます．次回からは軽度から中程度のめまいが起こるくらいを目安に運動の難易度を上げてみましょう．

Q：バランス訓練を行う際のクッションはどのようなものを使ったらよいですか？
A：クッションはご自宅にある座布団や枕で構いません．これらがない場合は，バスタオルを厚さ5〜10 cm程度になるように畳むか，もしくは両足の幅を狭めて同様の運動を行ってみましょう．

Q：バランス訓練ははだしで行った方がよいですか？
A：靴下ではバランスを崩した際に滑りやすいため，室内でははだしもしくは滑り止め付きの靴下を着用することをおすすめします．

Q：車の運転をしても大丈夫でしょうか？　いつから再開できますか？
BPPVの場合
A：基本的にBPPVは特定の首の位置でのみめまいが起こるため，運転動作における首の動きでめまいを起こすことはまれです．まずは短い時間や近所での運転から再開してみてください．

末梢前庭障害の場合
A：運動中のめまいの重症度によって判断します．例えば，首を動かしたときに視界に妨げがないか，方向感覚がわからなくなるような強いめまいが起こらないか，どのくらいの長さの運動に耐えられるか，などによって判断します．運転を再開する際は担当の医師や理学療法士に相談してください．まずは駐車場や車通りが少ない道から運転を始め，通常の運転ができるかを段階的に判断しましょう．

両側前庭障害の場合
A：（上記の返答に加えて）回復に伴い車の運転は安全に行えるようになりますが，運転能力が低下するともいわれているため，以前よりも注意した運転が必要になります．

チームで行う前庭リハビリテーション

　めまいの原因疾患やめまいに伴う合併症状は多岐にわたるため，めまい症に対する医療では特に多職種による包括的チームアプローチが有効であると考えられる。前庭疾患のリハビリテーションは耳鼻咽喉科医をはじめとする医師や，言語聴覚士，臨床心理士・認知行動療法士，作業療法士といった医療スタッフによって行われる。理学療法士はそのなかでも動作にかかわる機能障害の評価・治療を行う役割を担っている。包括的なチームアプローチでは，専門職間における相互コミュニケーションが重要である。カンファレンスや勉強会を通して互いの専門分野を理解し，必要に応じて自らの患者を照会することで，その患者にとって最善の治療を提供することができる。一例として，50歳以上のめまい症患者に対して，通常の医療と前庭リハビリテーションを含む多職種による介入のいずれかの群にランダムに分け比較したときに，後者でDHIのスコアが有意に改善した[11]。多くの前庭疾患で運動によるリハビリテーションは非常に重要な役割を担っており，理学療法士はそのチーム医療の核となりうる。そのためには理学療法士が専門性を高めるだけでなく，多職種の理解により一人ひとりの患者にとって必要な医療を照会し提供できるよう準備することが重要である。

column 鑑別診断における検査の統計学的指標とその解釈

　ここでは，ある検査の感度（sensitivity），特異度（specificity），陽性尤度比（positive likelihood ratio），陰性尤度比（negative likelihood ratio）の定義とそれらの鑑別診断における解釈について解説する。特に感度，特異度については一度は耳にしたことがある読者も多いだろうが，残念ながら鑑別診断におけるこれらの指標の有用性や解釈については学ばれていないことも多い。前庭リハビリテーションにかかわる検査の統計学的指標に関する研究はまだまだ限られているが，理学療法士が臨床決定を行ううえで非常に重要な概念である。

感度・特異度の定義（表10）
感度：ある疾患をもつ人のうち，検査で陽性と正しく判定される割合（a／a＋c）
特異度：ある疾患をもたない人のうち，検査で陰性と正しく判定される割合（d／b＋d）

感度・特異度の解釈
　仮に，ある検査の感度（a／a＋c）がとても高い場合，表10と照らし合わせると真陽性（a）の割合が多く，偽陽性（c）の割合が少ないということになる。すなわちこの検査を用いて陰性であった場合の偽陰性の確率が低くなるため，陰性結果によってその疾患が存在する可能性が限りなく低くなる。つまり**感度の高い検査は，陰性結果によって鑑別疾患を除外することができる**。
　同様に，特異度（d／b＋d）が高い検査を想定した場合，真偽性（d）の割合が多く，偽陽性（b）の割合が少ないということになる。すなわち，この検査を用いて陽性であった場合の偽陽性

表10 感度・特異度の定義

		疾患の有無		
		疾患あり	疾患なし	
検査結果	陽性	真陽性（a）	偽陽性（b）	a＋b
	陰性	偽陰性（c）	真偽性（d）	c＋d
		a＋c	b＋d	a＋b＋c＋d

の確率が低くなるため，陽性結果によってその疾患が存在する可能性は高いことになる。つまり，**特異度の高い検査は，陽性結果によって鑑別疾患を含有することができる**。

これらの解釈の記憶方法として，指標（感度／特異度），結果（陽性／陰性），解釈（含有／除外）の頭文字をとり，Se(n)・N・Out(セナウト)およびS(p)・P・In(スピン)がある。

尤度比の定義
陽性尤度比：ある検査において，疾患をもつ人が疾患をもたない人よりも何倍陽性になりやすいかを示す値。
　陽性尤度比＝感度÷（1－特異度）
陰性尤度比：ある検査において，疾患をもつ人が疾患をもたない人よりも何倍陰性になりやすいかを示す値（疾患をもつ人は陰性になりにくいため，通常は1以下の数値となる）。
　陰性尤度比＝（1－感度）÷特異度

尤度比の解釈
定義で示した計算式を参考にすると，陽性尤度比が大きい検査は，特異度が高い（かつ感度が高い）検査であり，同様に陰性尤度比が小さい検査は，感度が高い（かつ特異度高い）検査といえる。つまり陽性尤度比が大きい検査は，特異度が高い検査同様，**陽性結果によって鑑別疾患を含有することができ**，また陰性尤度比が小さい検査は，感度が高い検査同様，**陰性結果によって鑑別疾患を除外することができる**。ここでいう陽性尤度比が「大きい」とは，10以上の値を示し，陰性尤度比が「小さい」とは0.1以下の値を示している。これらの値はカットオフ値とは異なるため，陽性尤度比が9の検査や陰性尤度比が0.2の検査も参考に値する。

column 6 　眼球運動検査は前庭リハビリテーションを行う理学療法士だけの強み

第4章および第5章で紹介した眼球運動検査は，めまい平衡障害を呈する患者に対して必ず行うべき検査であり，前庭リハビリテーションに関わる理学療法士は，それらの検査手順，スキル，解釈といった点で必ず熟練している必要がある。本章では，眼球運動検査による所見は中枢性前庭疾患と末梢性前庭疾患を鑑別する助けとなることを解説した。実際，前庭リハビリテーション以外の理学療法の適用疾患に対しても，鑑別診断は理学療法評価において重要な手順である。筆者は整形外科での臨床経験をもつが，頸部疾患のある患者がめまいや頭痛を訴えることは決してまれなことではない。そのめまいが中枢性や前庭系によるものでないことを確認するために，従来行われる神経学的テストに加えて，眼球運動検査は比較的容易で安全に行うことができ，その追加所見により詳細な洞察を得ることができるだろう。この眼球運動検査による鑑別診断のスキルは自らの診療に活用できるだけでなく，他の専門分野で診療を行う理学療法士にとってもその専門的なスキルをもった理学療法士は頼りがいのある相談先となるだろう。筆者も前職の総合病院では多くの他分野の理学療法士から眼球運動検査を用いた鑑別診断の依頼を受けた経験があり，前庭リハビリテーションとは別の領域でそのスキルを活かせることは新たな発見であった。また本書では，眼球運動検査について，あくまで中枢性前庭疾患と末梢性前庭疾患の鑑別のための解釈方法を解説しているが，実際にはそれぞれの眼球運動や眼振の種類によってより詳細な疾患を把握できるため，知っていて損はない知識である。

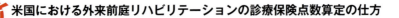

column 6 米国における外来前庭リハビリテーションの診療保険点数算定の仕方

　外来理学療法診療における診療時間や保険点数（current procedural terminology：CPT）codeのとり方は，各施設によってさまざまである。一般的には，理学療法初期評価は60分で行われるところが多いが，初期評価に関しては時間にかかわらず1単位（unit）の申請となる。このように単位の種類には，時間当たりで点数が加算されるtimed codeと時間にかかわらず点数が加算されるnon-timed code（service-based code）が存在する。2017年1月より初期評価には新たに3つのコード97161，97162，97163が設定された。これら3つのコードは，理学療法士の評価によって最終的に患者の「複雑性」についてそれぞれ「低い」，「適度な」，「高い」の程度を判断し算定される。2016年以前，初期評価に関するコードは97001のみであったが，患者の複雑性によって分類されることにより初期評価やその後の治療に対する診療報酬をより詳細に見直していくことを目的として，このように変更された。APTAの推奨する患者の複雑性の分類方法を表11に示した。

　理学療法による介入を行った際に使われるCPTコードには例として表12のようなものが挙げられる。診断名（ICD10コード）や患者が加入している保険の種類によって，表12のなかで使用できるコード，できないコードはさまざまである。表12に挙げられたコードはtimed codeに分類されるが，その際の単位の計算には8-minute ruleが適用されるケースが多い（表13）。

　例えば，前庭機能障害の患者に対して以下の前庭リハビリテーションを行った場合，請求される保険点数の計算方法は以下のようになる。

- 20分間の有酸素運動および下肢筋力訓練　→ therapeutic exercise：1 unit
- 25分間のgaze stabilizationやバランス訓練　→ neuromuscular reeducation：2 units
- 15分間のhabituationや機能訓練　→ therapeutic activities：1 unit

計60分のセッションで4 unitsの保険点数の請求

表11　患者の複雑性の分類

既往歴			
個人的要因や合併症がない	×		
1-2つの個人的要因や合併症		×	
3つ以上の個人的要因や合併症			×
体組織（ICFによる心身機能・身体構造，活動制限，参加制限）の評価			
1-2つの要素を取り扱う	×		
3つ以上の要素を取り扱う		×	
4つ以上の要素を取り扱う			×
臨床症状			
安定している	×		
進行している		×	
不安定			×
臨床判断（患者の複雑性の判断）	低い	適度な	高い

表12　CPTコード

- therapeutic exercise (97110)
- therapeutic activities (97530)
- manual therapy (97140)
- neuromuscular re-education (97112)
- gait training (97116)
- ultrasound (97035)
- iontophoresis (97033)
- electrical stimulation (manual) (97032)

表13　8-minute rule

8〜22分	1 unit
23〜37分	2 units
38〜52分	3 units
53〜67分	4 units
68〜82分	5 units
83分	6 units

8-minute ruleはメディケアによって設定された保険点数の算定方法であり，これはあくまで1対1の治療を行ったケースの算定方法である。多くの民間保険でも8-minute ruleが適用されているが，なかにはその半分の単位数しか請求できない場合や，患者の診断名や重症度などに基づいて，最初から理学療法を提供できる日数が決まっている場合などがある。

引用文献

1) Whitney SL, et al: Physical therapy assessment of vestibular hypofunction. Vestibular Rehabilitation, 4th ed, F. A. Davis Company, 2014.
2) Herdman SJ, et al: Recovery of dynamic visual acuity in unilateral vestibular hypofunction. Arch Otolaryngol Head Neck Surg, 129: 819-824, 2003.
3) Herdman SJ, et al: Recovery of dynamic visual acuity in bilateral vestibular hypofunction. Arch Otolaryngol Head Neck Surg, 133: 383-389, 2007.
4) Shelhamer M, et al: Short-term vestibulo-ocular reflex adaptation in humans. II. Error signals. Exp Brain Res, 100: 328-336, 1994.
5) Herdman SJ, et al: Advances in the treatment of vestibular disorders. Phys Ther, 77: 602-618, 1997.
6) Herdman SJ, et al: Vestibular adaptation exercises and recovery: acute stage after acoustic neuroma resection. Otolaryngol Head Neck Surg, 113: 77-87, 1995.
7) Horak FB, et al: Effects of vestibular rehabilitation on dizziness and imbalance. Otolaryngol Head Neck Surg, 106: 175-180, 1992.
8) Bockisch CJ, et al: Enhanced smooth pursuit eye movements in patients with bilateral vestibular deficits. Neuroreport, 15: 2617-2620, 2004.
9) Raymond JL, et al: Behavioral analysis of signals that guide learned changes in the amplitude and dynamics of the vestibulo-ocular reflex. J Neurosci, 16: 7791-7802, 1996.
10) Schubert MC, et al: Retention of VOR gain following short-term VOR adaptation. Exp Brain Res, 187: 117-127, 2008.
11) Manant JC, et al: Reducing the burden of dizziness in middle-aged and older people: A multifactorial, tailored, single-blind randomized controlled trial. PLoS Med, 15: e1002620, 2018.

2 目白式前庭リハビリテーションの実際

加茂智彦

　本項では，目白大学耳科学研究所で行っている前庭リハビリテーションの一連の流れを紹介する．目白式前庭リハビリテーションプログラムとは，目白大学耳科学研究所クリニックで実際に行われている耳鼻咽喉科医師・理学療法士協働による前庭リハビリテーションプログラムである．当院では以下の流れで前庭リハビリテーションを実施している（表1）．

環境設定

必要な道具，環境

　三角コーンを2つ，靴のケースを2つ重ねた箱（図1），チェッカーボード（図2），目印となるような紙（図3），歩行路（図4）を準備する．

表1　目白式前庭リハビリテーション

①医師による問診と神経耳科学的検査
②臨床検査技師による体平衡検査（重心動揺検査）
③理学療法士による問診
④理学療法士による体平衡検査，歩行検査
⑤前庭リハビリテーションの実施
⑥臨床検査技師による体平衡検査（②と同様）
⑦理学療法士による体平衡検査
⑧医師の診察

この流れを週1回，4週間実施する

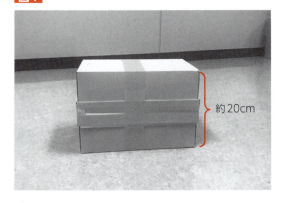

図1

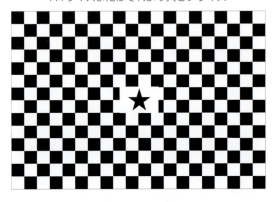

図2　チェッカーボード
A4サイズまたはそれより大きいサイズ

図3 目印の紙

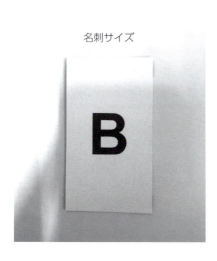

名刺サイズ

図4 歩行器

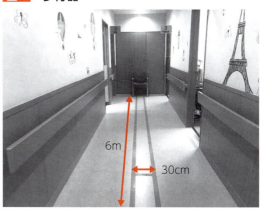

図5 重心動揺検査

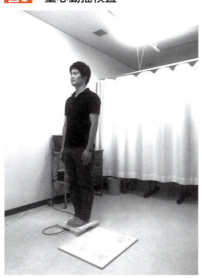

ラバー負荷なし

図6 重心動揺検査

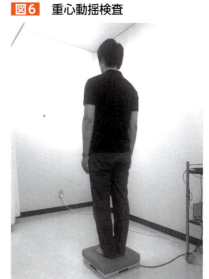

ラバー負荷

①医師による問診と神経耳科学的検査

医師による診察で前庭リハビリテーションが必要と判断された症例に対してリハビリテーションのオーダーがでる。

②臨床検査技師による体平衡検査（重心動揺検査）

臨床検査技師により重心動揺検査を実施する。重心動揺検査は開眼・閉眼，ラバー有・無の条件にて測定を行う（図5，6）。

③理学療法士による問診

理学療法士により，めまいの程度やめまいの種類，どのような状況や動きでめまいが発生するのかなど主に動作に関するめまいの問診を改めて行う（図7）。次に前庭リハビリテーションに関する説明を行う。

図7

目白大学耳科学研究所クリニック
前庭リハビリテーション初期評価

名前：　　　　　　年齢：　　　　生年月日：　　年　　月　　日　日付：　　年　　月　　日
診断名：　　　　　　　　　　　担当医：　　　　　　　　PT：

主訴/現病歴：
発症日：
症状：　　□めまい　□頭がぐるぐる回る　□周りがぐるぐる回る　□ふらつき　□バランスを崩す/不安定
　　　　　□くらっとする　□吐き気　□頭痛　□ぼやける　□耳の閉塞感　□耳鳴　□難聴
めまいの評価：NRS　現在＿＿＿＿(0-10)　最も悪い時(1週間)＿＿＿＿(0-10)　最も良い時(1週間)＿＿＿＿(0-10)
めまいを感じる姿勢・動作　□ベットから出るとき　□寝返り　□臥位　□座位　□立ち上がり
　　　　　□前かがみ　□素早い東部の動き　□見上げるとき　□読書/スマホ　□パソコン　□運転中
　　　　　□歩行/散歩　□階段昇降　□エスカレーター　□エレベーター　□買い物
症状の時間　□数秒〜数分　□数時間　□持続的だが変動する　□常に感じる
転倒歴：　□なし　□あり(過去6か月間の転倒回数＿＿＿＿回)

既往歴/社会歴：
既往歴：　□偏頭痛(本人もしくは家族)　□目の手術歴　□視覚障害　□糖尿病
　　　　　□斜視/眼位のずれ　□不安障害　□認知障害
社会歴：

主観的評価：	頸部可動域/症状誘発テスト：	
DHI＿＿＿＿(0-100)	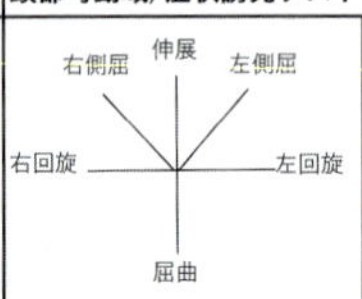 （右側屈　伸展　左側屈　右回旋　左回旋　屈曲）	めまいの誘発 □屈曲　□右側屈　□左側屈 □伸展　□右回旋　□左回旋 Canadian C-Spine (□−□+) 靭帯不安定性テスト (□−□+) (Shrap-Purser・環椎横靭帯・翼状靭帯)
ABC＿＿＿＿(0-100)		
＿＿＿＿　＿＿＿＿＿＿＿＿		
PNAS PA＿＿＿(0-50) NA＿＿＿(0-50)		
NDI＿＿＿＿(0-100)		

神経学的所見(スクリーニング)
ホフマン(□−□+)　クローヌス(□−□+)　バビンスキー(□−□+)　脳神経(□−□+)
デルマトーム/ミオトーム(□−□+)　深部腱反射(□正常　□異常)

前庭・動眼検査：

				注視下　　　　　非注視下
自発眼振	□正常	□異常	□症状↑	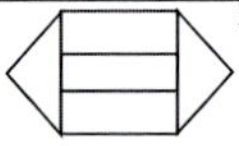 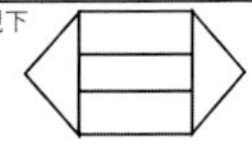
眼運動可動域(ROM)	□正常	□異常	□症状↑	
注視方向性眼振(GEN)	□正常	□異常	□症状↑	
smooth pursuit	□正常	□異常(□左右　□上下)	□症状↑	その他の所見
saccades	□正常	□異常(□左右　□上下)	□症状↑	
輻輳(covergence)	□正常	□異常(近点＿＿＿cm)	□症状↑	
Cover/Uncover	□正常	□異常	□症状↑	

前庭機能検査：

VOR×1	□正常	□異常(□左右　□上下)	□症状↑	その他の所見
HIT	□正常	□異常(□左　□右　□上　□下)	□症状↑	
頭振り眼振	□正常	□異常(beats＿＿＿回)		
DVA	□正常	□異常(誤差＿＿＿段)		
VOR cancellation	□正常	□異常	□症状↑	

頭位変換眼振検査：＊担当医の指示を仰ぐこと

		所見	眼振	時間	症状
Dix-Hallpike	右	□−□+		＿＿秒	□有　□無
	左	□−□+		＿＿秒	□有　□無
Rollテスト	右	□−□+		＿＿秒	□有　□無
	左	□−□+		＿＿秒	□有　□無
Bow and Leanテスト	前屈時	□無　□右向き　□左向き			□有　□無
	後屈時	□無　□右向き　□左向き			□有　□無

平衡機能テスト：

mCTSIB	1.開眼平地＿＿＿秒　3.開眼不安定面＿＿＿秒	合計＿＿＿/120
	2.閉眼平地＿＿＿秒　4.閉眼不安定面＿＿＿秒	＊>30秒は30秒として計算
継ぎ足	右足前＿＿＿秒　左足前＿＿＿秒　片脚立位	右足＿＿秒　左足＿＿秒
TUG	右周り＿＿秒　左周り＿＿秒　10m歩行テスト	＿＿秒
FGA	＿＿/30　減点項目	
DGI	＿＿/24　減点項目	
その他		

評価：

図8 自宅用リハビリパンフレット

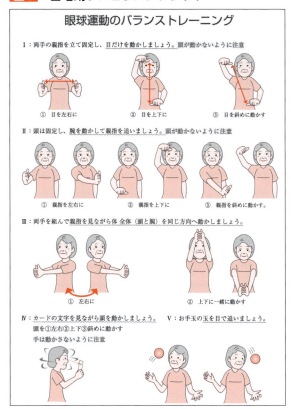

④理学療法士による体平衡検査，歩行検査などの理学療法評価

理学療法士により，Timed up and go test(TUG)，Dynamic gait assessment(DGI)，Functional gait assessment(FGA)，Dizziness Handicap Inventory(DHI)，ABCスケールの評価を行う。TUGは右回りと左回りをそれぞれ測定する。

⑤前庭リハビリテーションの実施

理学療法士による前庭リハビリテーションは1回40分，週1回，4週間実施する。前庭リハビリテーションの内容は治療アプローチの原則(第5章)にのっとり，患者の状態や症状に合わせて個々に内容を決定する。また，自宅用のリハビリパンフレットを渡し自宅でのリハビリテーションを継続していただくよう指導を行う(図8)。

図8のつづき

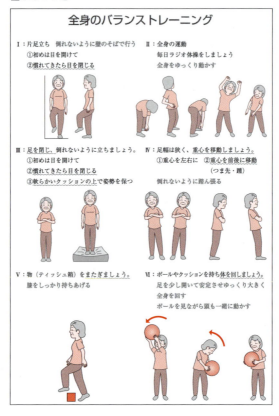

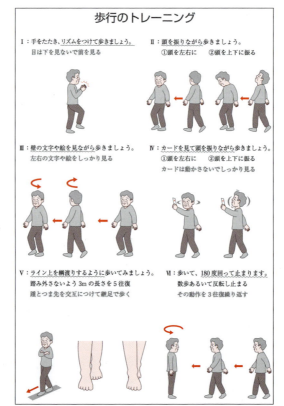

図8のつづき

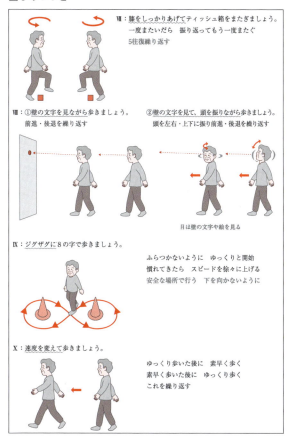

⑥理学療法士による体平衡検査
最後にTUGを評価し，理学療法士による前庭リハビリテーションを終了する．

⑦臨床検査技師による体平衡検査（②と同様）
理学療法士による前庭リハビリテーションの前に行った重心動揺検査を再度実施する．

⑧医師の診察
医師の診察により終了となる．

図8のつづき

めまいリハビリテーション　日々の記録と評価

0：できない

1：途中で気分不快がありできなくなった

2：気分不快があったができた

3：支障なくできた

＊：やらなかった

第6章

一側前庭機能障害に対する前庭リハビリテーション

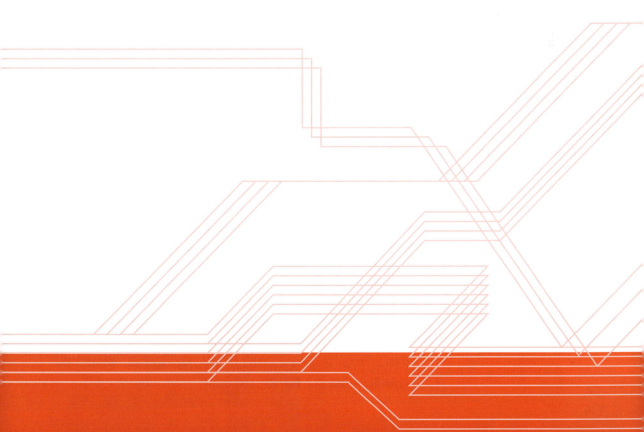

1 一側前庭機能障害に対する前庭リハビリテーション

加藤 巧，田中亮造

概要

　一側前庭障害（unilateral vestibular hypofunction）は，めまい症を呈する代表的な機能障害であり，めまい診療および前庭リハビリテーションにおいて大きな割合を占める。末梢前庭疾患のうち最も多い良性発作性頭位めまい症（benign paroxysmal positional vertigo：BPPV）に続いて，一側前庭障害に分類されるメニエール病が2番目，前庭神経炎が3番目に多い[1]。一側前庭障害に対する前庭リハビリテーションの介入効果は，American Physical Therapy Association（APTA）Neurology Sectionによるガイドラインでの急性期，亜急性期，慢性期におけるエビデンスレベルが最も高い「レベルⅠ」である[2]。またコクランレビューにおいても「中等度」〜「強い」エビデンスがあるとされている[3]。これらの研究結果から前庭リハビリテーションは一側前庭障害に対する医療の核となりつつある。そのため，われわれ理学療法士はこれらの科学的根拠に基づいた理学療法を提供することにより，一側前庭障害患者に対する医療の質を保証しなければならない。一方で，一側前庭障害患者の発症の仕方，機能障害やADL障害，臨床経過および最終的な治療結果はさまざまであり，個々の患者の問題点や障害の特定とそれらに基づいた個別の治療アプローチが必要である。本章では，まず第5章で記述された評価手順に沿って一側前庭障害患者において想定される検査結果とその解釈について解説する。続いて，一側前庭障害患者に対するリハビリテーションのエビデンスを紹介したうえで，具体的な介入方法の選択と進行の仕方について説明する。また，一側前庭障害を呈する各疾患について，それらの特徴や違いを改めて整理し，前庭リハビリテーションを行う際に留意するべき点について議論する。最後に，当施設における症例を紹介する。

一側前庭障害に対する理学療法評価の考え方

前庭神経炎と脳疾患の鑑別

　第5章では理学療法評価の手順について解説した。一側前庭障害を呈する主な疾患に前庭神経炎があるが，前庭神経炎の急性期における症状は脳卒中のそれと非常に類似しており，総じて急性前庭症候群（acute vestibular syndrome：AVS）とよばれる。AVSの主な特徴として，急激な回転性めまいの発症（数秒〜数時間），吐き気や嘔吐，不安定な歩行などがあるが，これらの症状がみられた場合の前庭神経炎と脳疾患の鑑別は非常に重要である（p.81第4章「問診」参照）。AVSに対してベッドサイドで行われる鑑別診断としてHINTSがある。HINTSは，**H**ead-Impulse test（HIT），眼振（**N**ystagmus），斜偏位（**T**est-of-Skew）の3つの検査の名称の文字を組み合わせた語呂合わせである。AVS

を呈した患者において，HITの陰性所見，注視眼振検査における方向交代性眼振，斜偏位の陽性所見の組み合わせは，脳卒中の特定に関して感度100％および特異度96％である[4]。そのため，これら3つの所見が1つもみられなかった場合は，脳卒中の可能性を100％除外できる。これらは理学療法評価の第1段階であるトリアージにおいて非常に重要な所見となるため，読者には改めてこれらの検査方法と解釈について第4章（p.80）を参照していただきたい。また繰り返しにはなるが，問診，眼運動検査，神経学的検査などを通して中枢性前庭疾患を主とした鑑別疾患を正確に除外しておく必要がある。

前庭疾患の特定

理学療法評価の第2段階は前庭疾患の特定である。前庭神経炎にみられる検査所見を表1に示した。温度刺激検査による一側または両側の末梢前庭障害（半規管機能低下）といった前庭機能検査による所見（p.48「第3章」を参照）と併せて，医師による診断と一致するかを確認する。

表1　前庭神経炎（急性期）にみられる所見

自発眼振	赤外線フレンツェル眼鏡にて陽性*
眼振	固視により減弱*
HIT	一側のみ陽性
頭振り眼振	陽性（健側方向への眼振）
振動刺激誘発眼振	陽性
DVA	陽性
閉眼および不安定面でのバランス	困難

＊急性期のみの所見

問題点・機能障害の特定

理学療法評価の第3段階は問題点・機能障害の特定である。第3章にて理学療法評価の過程で用いられる質問票や検査について説明した。図1ではAPTA Neurology Sectionで推奨されている一側前庭障害のための検査項目の選択に関する臨床決定について示した[5]。また，一側前庭障害において臨床上重要な判断は前庭代償の有無である。理学療法士によって行われる機能検査について，代償されていない一側前庭障害と代償された一側前庭障害にみられる所見の違いを表2にまとめた[6]。一側前庭障害患者において表2の機能検査の項目で代償されていない機能を特定できた場合，それら機能障害に対する前庭代償を促すことが初期の前庭リハビリテーションの目的となる。

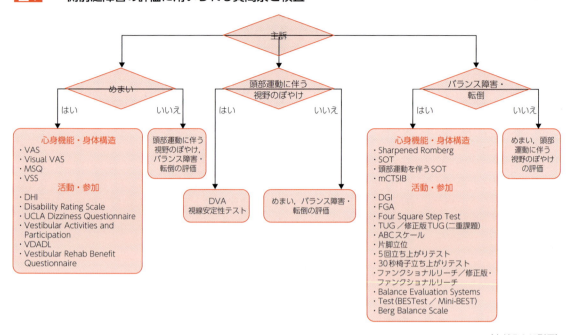

図1 一側前庭障害の評価に用いられる質問票と検査

(文献5より引用)

表2 前庭代償の有無による機能検査所見の違い

機能検査	代償されていない一側前庭障害	代償された一側前庭障害
眼振	自発眼振,注視方向性眼振,頭振り眼振	自発眼振(暗下のみ)
VOR	遅い頭部運動と速い頭部運動にて異常	速い頭部運動でのみ異常(特に患側方向の運動)
ロンベルグ	陽性であることが多い	陰性
Mann検査	バランスを保つことができない	閉眼の場合,バランスを保つことができない
片脚立位	バランスを保つことができない	正常
CTSIB	バランスを保つことができない	正常
歩行	歩幅の広い歩行,ケイデンスの減少,回旋動作の減少	正常
歩行中の頭部回旋	バランスを保つことができない	正常(ケイデンスの減少を伴う)

(文献6より引用)

一側前庭障害に対する前庭リハビリテーションのエビデンス

　ここでは序文にて引用したAPTA Neurology Sectionによるガイドライン[2]の背景となっている無作為化比較試験を中心に紹介していく。

急性期

外科的な前庭機能の喪失に対する前庭リハビリテーションの効果

　前庭リハビリテーションの効果を検証する初期の研究の多くは,前庭神経鞘腫切除術後といった外科的な前庭機能の損失に対する運動の効果に基づいて理

論付けられてきた。

　まず1つ目の研究[7]では聴神経腫瘍切除術を施行した患者を無作為に前庭リハビリテーション介入群（n = 11）とコントロール群（n = 8）に振り分け，切除から3日後に運動を開始し退院するまでの期間（術後平均6日）運動を継続した。介入は，1分間の視線安定化訓練を1日5セット，最大10〜20分実施した。一方，コントロール群は垂直水平追跡眼運動を行った。術後5日目および6日目において，介入群はコントロール群と比較して，自覚症状が少なかった。しかしコントロール群と比較すると，介入群では安定して頭部回旋を伴う歩行が可能になった。

　2つ目の研究[8]では，前庭神経鞘腫術後患者を前庭リハビリテーション介入群（n = 30）とコントロール群（n = 27）に無作為に振り分け，介入群には視線安定化訓練およびバランス訓練を実施し，一方コントロール群は運動を実施しなかった。介入は術後3日目より開始し，1日1分間の運動を4〜5セット実施した。結果として，術後2〜3週間，6〜7週間，10〜12週間のすべての期間において，介入群ではめまいの自覚症状が少なくなった。しかし術後12週間では群間で差はみられなくなった。そのため，前庭リハビリテーションは術後早期での症状改善を促進すると考察された。

　3つ目の研究[9]では，前庭神経鞘腫またはメニエール病の患者に対する一側前庭切除術後の前庭リハビリテーションが，コントロール群と比較して症状の強さ，障害を軽減するのに有益であったと報告している。

　その他の研究では，聴神経腫瘍術後早期に前庭リハビリテーションを実施し，9〜12週間後の時点で前庭リハビリテーションを実施した高齢の被験者の静的バランス，Timed up and go test（TUG），継ぎ足歩行，Dynamic gait index（DGI）が有意に優れていた[10]。

一側前庭障害に対する保存療法としての前庭リハビリテーションの効果

　近年では，多くの研究が一側前庭障害に対する保存療法としての前庭リハビリテーションの効果を報告している。Teggiら[11]は急性期の前庭神経炎入院患者を対象とした前庭リハビリテーションの効果検証を行っており，介入群ではDHIのスコアと不安スコアがコントロール群（介入なし）に比べ有意に改善した。しかし，DGIについては群間の有意差を認めなかった。

　また，一側前庭障害では"適応"を促す運動が重要である。その効果を示す科学的根拠として，急性期のめまい症状患者（過去6カ月間に前庭症状があった者，良性発作性頭位めまい症のある者を除外）87名に対して，介入群では水平および垂直方向の頭部の動きを伴う視線安定化訓練（1日1分3セット，21日間），コントロール群では頭部の運動を伴わない注視（1日3セット）を行い比較した研究[12]がある。この研究では治療開始早期（10日間）において介入群ではロンベルグテスト，Fukuda stepping test，自発眼振，頭振り眼振で有意な改善を示した。しかし，介入開始後3週目では，群間における差は減少し始めたと報告されている。

　姿勢安定化訓練もまた，一側前庭障害患者に対する前庭リハビリテーションで重要な介入方法の1つである。Marioniら[13]は急性期の一側前庭障害患者30名を対象として，前庭リハビリテーション群（重心動揺計を用いた前庭リハビリテーションとホームエクササイズ）とコントロール群（介入なし）を比較したところ，介入群では5週間後に有意な重心動揺検査指標の改善がみられたと報

告している．急性期の一側前庭障害患者に対してWii Fitを利用したバランス訓練を行ったエクササイズ群では，コントロール群に比べ各評価指標において有意に良好な結果を示し，Wii Fitを例とした視覚的フィードバックを用いたバランス訓練の早期の使用が有効であると結論付けた[14]．

本章の後半でも解説するが，これらの臨床研究は，代償の起きていない急性期の一側前庭障害患者において，"適応"や姿勢安定化訓練といった前庭リハビリテーションの介入が，効果的に前庭代償を促すことによって機能回復を助けることを示している．

慢性期

慢性期の一側前庭障害に対する前庭リハビリテーションの有効性に関するエビデンスとして，Herdmanら[15]は21名の慢性一側前庭障害の患者を対象に前庭リハビリテーション介入群（n＝13）とコントロール群（n＝8）で無作為化比較試験を行った．介入群では"適応"と"代用"の治療概念に基づき行われ，コントロール群ではプラセボの運動（頭部の動きを伴わない急速な眼運動）が行われた．結果として，介入群ではDVAに改善がみられ，前庭リハビリテーションは視線の安定性の改善に寄与すると結論付けた．Loaderら[16]は，慢性一側前庭障害患者を前庭リハビリテーション介入群（n＝12）とコントロール群（n＝12）に分け，3週間後前者において姿勢安定性がよりよい結果を示した．Girayら[17]は慢性一側前庭障害患者（良性発作性頭位めまい症やメニエール病を除く）を対象に，介入群（n＝20）では4週間にわたり前庭リハビリテーション（週2回，30〜45分間）およびホームエクササイズ（1日2セット）を行ったところ，介入群でのみVAS，DHI，Berg balance scale，CTSIBにおいて改善がみられ，アウトカムの変化量に関してもコントロール群（n＝21）に対し有意に大きかったと報告している．

一側前庭障害に対する理学療法介入の考え方

以上の科学的根拠を踏まえ，急性期，慢性期にかかわらず一側前庭障害に対して前庭リハビリテーションの適用が推奨される．第5章では前庭リハビリテーションにおける治療概念および治療方法の概論を述べたが，Arnoldら[18]のシステマティックレビューでは，一側前庭障害に対する治療方法として，"適応"，"慣れ"，"代用"の各治療概念に優位性はないとしている．実際，患者の機能障害や前庭代償の程度に基づいて，これらの治療概念を複合的に考慮する必要がある．例えば，一側前庭障害患者のうち前庭機能が残存している（前庭機能低下）患者に対しては，主に"適応"と"慣れ"の治療概念に基づいて治療プログラムを構成する．一方，前庭機能を喪失している場合では，"代用"の概念に基づいた運動や姿勢安定化訓練を中心とした運動プログラムが推奨される．

また，これらの研究では前庭リハビリテーションによる効果が数多く報告されていることに対し，具体的な運動方法の選択や運動を行う長さ，頻度についての情報が限られている．そのため，前庭リハビリテーションに関する教育があまりなされていないわが国の現状では，具体的な介入方法がわからないといった声をよく耳にする．理学療法介入に関してのパラメータによる治療効果への影響を明らかにするためには，今後，より大きなサンプルサイズでの検証が必要だろう[18]．これは前庭リハビリテーションに限ったことではない．例えば

神経リハビリテーションにおいて，運動のパラメータが損傷した神経組織の可塑性に与える影響については，基礎研究による所見と実際の臨床現場での介入方法とでは大きな違いがあり，実際に運動のパラメータをどのように設定するべきかについては議論の余地がある．本項では，実際の臨床における診療を例に，どのような臨床推論によって運動の種類選択や運動パラメータの設定を行っているかを解説する．

適応（adaptation）に基づく運動

　前庭機能の低下がみられる一側前庭障害患者において，特に発症後初期に前庭代償が起こっていない場合（表2）は，代償を促すための運動が第一選択となる．これらの代償可能な症状のうち動的な症状は，前庭リハビリテーションによって代償が促進すると考えられる（p.155「第5章」を参照）．検査によってVORゲインの低下が疑われた場合，前庭機能が残存しているならば，"適応"の治療概念に基づく視線安定化訓練を行う．ここでは視線安定化訓練の例として，VOR×1（図2），VOR×2（図3），眼球運動と頭部運動の協調性トレーニング（図4），視標記憶（図4）を紹介する．介入によってVORが代償されたかを

図2　VOR×1の運動方法
立位，頭部左右回旋に伴うVOR

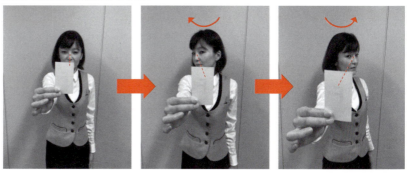

視標（カードの文字）を注視しながら頭部を左右（もしくは上下）に動かす．練習開始時はゆっくりと頭部を動かし，慣れてきたら徐々に頭部の動きを速くする．座位→立位→足踏み→歩行と肢位を変化させて難易度を調整する．
※写真では視標を手で持っているが，練習開始時は壁に貼り付けて行うことを推奨する（図6参照）．

図3　VOR×2の運動方法
立位，頭部左右回旋に伴うVOR

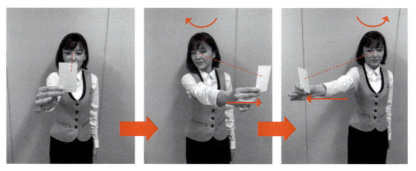

頭部の動きと反対方向（遠心性）に動く視標に対して，視線をそらさないで頭部の運動（左右もしくは上下）を行う．練習開始時はゆっくりと頭部を動かし，慣れてきたら徐々に頭部の動きを速くする．座位→立位→足踏み→歩行と肢位を変化させて難易度を調整する．

図4　眼球運動と頭部運動の協調性トレーニング
座位，頭部左右回旋に伴う協調性トレーニング

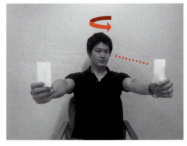 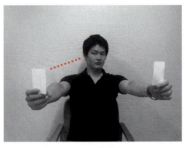 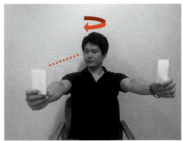

2つの視標（カードの文字）を使用する。片方の視標に顔および視線を向ける。次に（顔を動かさずに）視線のみもう一方の視標に向ける。その後，注視している視標の方向に顔も向ける。この一連の動作を繰り返し行う。
※写真では視標を手で持っているが，練習開始時は壁に貼り付けて行うことを推奨する。

図5　視標記憶
座位，頭部左右回旋に伴う視標記憶

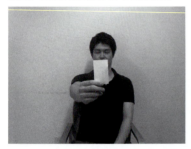 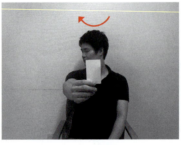 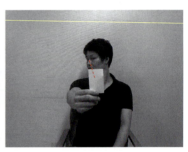

視標（カードの文字）を顔の正面に配置し，目を閉じる。目を閉じたまま，VOR×1を行うようなイメージで，視線を視標に向けているように意識しながら，頭部を左右（もしくは上下）に動かす。頭部の運動の最終域で目を開け，視標と視線が一致しているかを確認する。この一連の動作を繰り返し行う。
※写真では視標を手で持っているが，練習開始時は壁に貼り付けて行うことを推奨する。

判断するためには，ICFによる心身機能・身体構造に関わる検査としてDVAを用いる。DVAにおいて静止時の視力と頭部回旋中の視力の誤差が2段以下になることが主なゴールの1つである。表3には視線安定化訓練の運動パラメータの設定と進行の例を示した。理学療法プログラムの一例であるが，読者が自らの患者に視線安定化訓練のプログラムを作成する場合，以下のことに留意が必要である。

視線安定化訓練のプログラムを作成する際の留意点
- 視標は必ず固定されていること（VOR×2は除く）。本書を含め多くの教材でカードを手で持って訓練を行う図が多いが，初めはカードを壁に貼り付けて行うことを推奨する。
- 理学療法士は患者の眼球運動を観察する（患者は視標を注視できているか）。
- "慣れ"やバランス訓練の進行とは独立して，視線安定化訓練を進行するべきである。
- めまいの過度な誘発（運動後20～30分を超える症状）は避ける必要がある。
- めまいは運動直後のみでなく遅れて起こることもあるため注意が必要である。

表3 一側前庭障害における視線安定化訓練の運動パラメータの設定と進行の例

	運動の種類	指標との距離	運動を行う肢位	運動を行う時間	運動を行う頻度	運動を行う際の視覚的環境
初回	VOR×1（図6）	遠距離（2~3m先の壁の視標）	座位で指導を行い，可能であれば立位で行う	**1分間を基準に**，症状によって調整する	2~5回/日	無地の壁
セッション1~3	VOR×1（図2）	遠距離と近距離（1m先の壁の視標もしくはカードを手で持つ）	立位	1分間（間に1分の休憩）	5回/日	無地の壁
	眼球運動と頭部運動の協調性トレーニング（図4）	カードを手で持つ	座位	合計で2分間（継続的でなくてよい）	2回/日	無地の壁
セッション2~5	VOR×1	カードを手で持つ	立位	1~2分間	3~5回/日	視覚刺激のある環境
	VOR×1（図7）	近距離	立位	1分間	2~3回/日	チェッカーボード
	眼球運動と頭部運動の協調性トレーニング（図4）	カードを手で持つ	座位	合計で2分間（継続的でなくてよい）	2~3回/日	無地の壁
セッション4~8	VOR×1	カードを手で持つ	立位	1~2分間	3~5回/日	チェッカーボード
	VOR×1（図8）	カードを手で持つ	歩行	2~5分間	2回/日	無地の壁
	VOR×2（図3）	カードを手で持つ	座位で指導を行い，可能であれば立位で行う	1分間	2~3回/日	無地の壁
	眼球運動と頭部運動の協調性トレーニング（図4）	カードを手で持つ	座位	合計で2分間（継続的でなくてよい）	2回/日	無地の壁
	視標記憶（図5）	カードを手で持つ	座位	合計で2分間（継続的でなくてよい）	2回/日	無地の壁

図6 初回のVOR×1の運動方法

立位，2~3 m先（遠距離）の無地の壁の視標，頭部左右回旋に伴うVOR

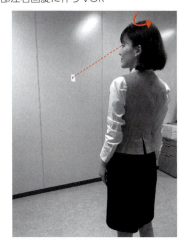

壁に貼り付けられた視標（カードの文字）から2~3 m（遠距離）離れて立つ。この際，壁は柄のない無地の場所が好ましい。図2と同様，VOR×1を行う。

図7 視覚刺激のある環境下でのVOR×1

座位，1 m先（近距離）のチェッカーボードの模様の上の視標，頭部左右回旋に伴うVOR

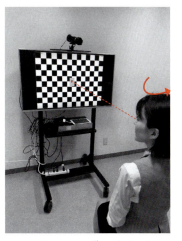

柄のある背景（チェッカーボード）の上に視標を貼りつけ，図2と同様，VOR×1を行う。

図8 歩行しながらのVOR×1
頭部左右回旋および頭部屈曲伸展に伴うVOR

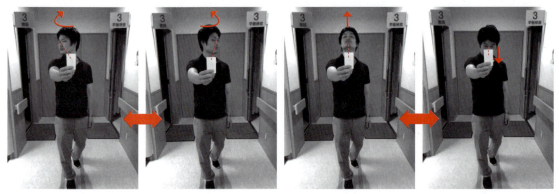

視標（カードの文字）を手で持ち，歩きながら図1と同様，VOR×1を実施する。歩行速度や頭部回旋の速度を変化させることで難易度を調整する。

表4 一側前庭障害における慣れの訓練の治療進行の例

	運動で行う動きの種類の数	運動を行う頻度	症状の重症度	症状の持続時間
セッション 1〜3	1〜2種類	3〜5回を1回／日	軽度〜中程度のめまい（2〜4／5）の誘発が必要	運動後1分以内を目標にする（15分以上持続する場合は運動量を調整する）
セッション 3〜5	2〜4種類	5〜7回を2回／日	軽度〜中程度のめまい（2〜4／5）の誘発が必要	運動後1分以内を目標にする（15分以上持続する場合は運動量を調整する）
セッション 5〜8	訓練を行う種類の減少（運動後1〜2日経ってもめまいを感じない場合，その動きについては完了としプログラムから省く）	5〜7回を2回／日	軽度〜中程度以下のめまい（運動を行ってもめまいがあまり起こらない）	運動を行ってもめまいがあまり起こらない

慣れ（habituation）に基づく運動

"慣れ"の訓練もまた，前庭機能が残存した一側前庭障害患者に対してよく用いられる介入方法である。表3で紹介された視線安定化訓練のなかでも，視覚刺激のある環境やチェッカーボードを使った運動は，視覚刺激に対する反応性を軽減するといった"慣れ"の概念を踏まえた運動とも考えられる。"慣れ"の訓練は，症状を誘発する運動が一定的である場合やその運動を患者が回避したり不安を訴える場合，また，MSQにおいて中程度の障害（スコア：5〜40%）がみられた場合などで特に効果的である。動きに対する反応性のための"慣れ"の訓練は，MSQの評価に基づいて行われる（p.155「第5章」参照）。MSQによって特定されためまいを誘発する動きを使った"慣れ"の訓練の介入の進行について表4に示した。また，図9〜11はMSQの動きに基づいた"慣れ"の訓練の手順の例である。介入後，MSQのスコア改善により，治療効果を検討する。MSQに含まれる運動以外には，"適応"の訓練の発展として紹介したチェッカーボードを用いた運動（図7）に加えて，全身運動によって起こる視野環境の動きの下での視標の注視（図12）がより"慣れ"に特化した訓練方法として用いられる。

図9　寝返りに対する慣れの訓練
背臥位から右側臥位への寝返り

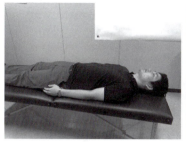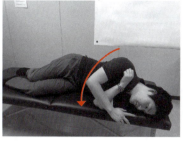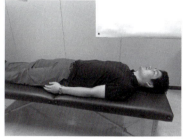

患者自ら背臥位から側臥位へ寝返る。症状が誘発されたら症状が治まるまで（運動前の症状の強さに戻るまで）待つ。症状が治まった後，さらに30秒間側臥位のまま待つ。その後，背臥位に戻り運動を繰り返す。背臥位に戻る際にまた症状が誘発される場合は，同様に症状が治まるまで（運動前の症状の強さに戻るまで）待ち，症状が治まった後，さらに30秒間背臥位のまま待ってから次の運動へ移る。

図10　右前屈に対する慣れの訓練
座位から右前屈位への動き

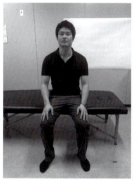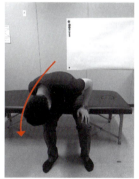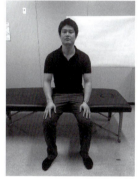

患者自ら座位姿勢から片方の膝に鼻を近づけるように前屈する。症状が誘発されたら，まず症状が治まるまで（運動前の症状の強さに戻るまで）待つ。症状が治まった後，さらに30秒間前屈位のまま待つ。その後，また座位に戻り運動を繰り返す。座位に戻る際に症状が誘発される場合は，同様に症状が治まるまで（運動前の症状の強さに戻るまで）待ち，さらに30秒間座位のまま待ってから次の運動へ移る。

図11　Dix-Hallpike肢位に対する慣れの訓練
左Dix-Hallpike肢位への運動

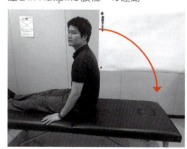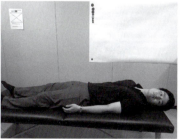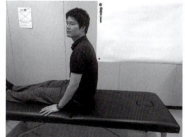

頭部を一方（左側）に回旋し，患者自ら長座位から背臥位（Dix-Hallpike肢位）になる。その際，頭部回旋は維持したままにする。症状が誘発されたら，まず症状が治まるまで（運動前の症状の強さに戻るまで）待つ。症状が治まった後，さらに30秒間Dix-Hallpike肢位のまま待つ。また長座位に戻り運動を繰り返す。長座位に戻る際にまた症状が誘発される場合は同様に，（運動前の症状の強さに戻るまで）症状が治まるまで待ち，さらに30秒間長座位のまま待ってから次の運動へ移る。

図12　全身運動中の視標の注視

a　VOR Cancellationを用いた慣れの訓練

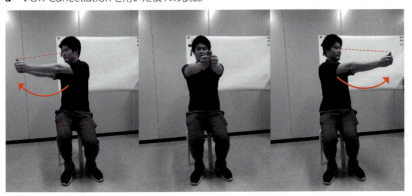

両腕を顔の前に挙げ，両方の親指を立てる。頭部，両腕，上体をひとかたまりとして左右に同時に動かし，その間，親指を注視する。運動中，親指を注視できていない場合（親指がぼやけて見える場合），運動の速さを遅くして再開する。

b　バランスボールを用いた例

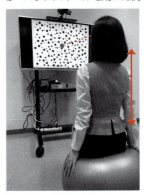

バランスボールの上に座り，視標を注視する。視標の注視を維持しながら，バランスボールの上で上下にバウンドする。立位の場合は，トランポリンの上で上下に跳ねながら視標を注視する。

　　動きを伴わない，視覚刺激のみによってめまいを感じる場合にも，"慣れ"の訓練は効果的である。患者が実際にめまいを感じる視覚的状況について評価し，その視覚的状況に類似する動画（Youtubeなどで検索）を用いて行う。視覚刺激によるめまいに対する"慣れ"の訓練も，治療の原理は動きに対する訓練と類似している。訓練を行うにあたり，「軽度」のめまいを感じる程度の動画を選択する。1回あたり30秒間を目安にその動画を視聴し，次の視聴を行う前に症状が元に戻るまで十分休む。視覚刺激によるめまいに対する"慣れ"の訓練の進行についても表4のように，1～2種類のみの動画を30秒×3～5セット視聴することから始め，徐々に負荷を増やしていく。図13には模様のある階段を下りる際の映像や，スーパーマーケットの通路を歩く映像を使った"慣れ"の訓練の例を示した。映像を使わない訓練の例としては，チェッカーボード上での（頭部運動を伴わない）機能的タスク（図14）がある。

　　"慣れ"の訓練に関する留意点は以下の通りである。

動きに対する反応性のための"慣れ"の訓練に関する留意点

- 安全が第一である（転倒の予防）。
- 運動を1回行ったら，次の運動を行う前に症状が元に戻るまで十分休む（一般的な基準は誘発された症状が治まってから30秒間休む）。
- 量よりも質が大事である（回数をこなすのではなく，正しい運動方法で行うことが重要である）。
- ホームエクササイズを適切に継続することが重要である。
- めまいの過度な誘発（運動後20～30分を超える症状）は避ける必要がある。

姿勢安定化訓練と歩行訓練

　　姿勢安定化訓練（バランス訓練）・歩行訓練のプログラムは，理学療法評価によって特定された機能障害やADL障害に基づいて組み立てられる。視線安定化訓練と同様に，一側前庭障害の発症後初期に前庭代償が起こっていない場

図13 映像を使った慣れの訓練

a 模様のある階段を下りる際の映像を用いた慣れの訓練

b スーパーマーケットの通路を歩く映像を用いた慣れの訓練

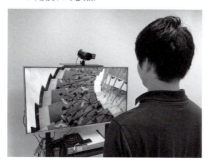
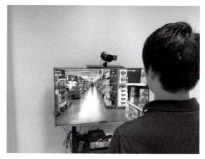

症状が誘発される映像を用意し，その映像を約30秒間眺める．症状が誘発されたら，映像を停止，もしくは目を逸らし，症状が治まるまで(映像視聴前の症状の強さに戻るまで)待つ．症状が治まった後，さらに30秒間休憩してから，映像を再開する．患者のバランス障害によって，立位や足踏み・歩行を行いながら映像を視聴するよう運動パラメータを調整する．

図14 視覚刺激のある環境での機能的タスク

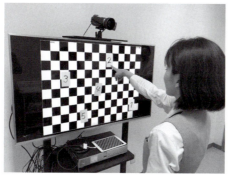

チェッカーボードの上に数字が書かれたカードを無作為に貼る．数字を順番に指さす，もしくは理学療法士が指定した数字を指すように指示する．

合，代償されることによって想定される姿勢安定性(表2)を獲得することが最初の治療目標である．これらの目標が達成された後，"適応"や"慣れ"の概念と複合した運動方法の選択や，より機能的な姿勢安定化訓練・歩行訓練を行う．一側前庭障害患者で推奨される姿勢安定化訓練・歩行訓練を表5に示した．

表5 一側前庭障害における姿勢安定化訓練・歩行訓練の治療進行の例

	運動の種類	視覚に関する状況	感覚に関する状況	運動を行う時間
セッション1〜2	・ロンベルグ立位 ・頭部を回旋しながらのロンベルグ立位	閉眼 開眼	― (頭部の運動による刺激)	1分間 1分間
セッション2〜3	・セミタンデム立位 ・頭部回旋しながらの歩行	閉眼 開眼	(BOSの制限) (頭部の運動による刺激)	1分間 5〜10分間
セッション3〜5	・タンデム立位(図15) ・セミタンデム立位 ・ロンベルグ立位(図16) ・頭部回旋しながらの歩行	開眼 閉眼 開眼もしくは閉眼 開眼	(BOSの制限) (BOSの制限) 不安定面 (頭部の運動による刺激) 意識的に歩幅を狭める	1分間 1分間 1〜2分間 5〜10分間
セッション5〜7	・頭部回旋しながらセミタンデム立位 ・頭部回旋しながらの歩行(斜めの頭部運動や後向き方向の歩行)(図17) ・速度を変えた歩行	開眼 開眼 開眼	(BOSの制限) (頭部の運動による刺激) ―	1分間 5〜10分間 5分間
セッション6〜8	・発展的な歩行訓練 ・発展的なバランス訓練(図18)	開眼もしくは閉眼 開眼	トレッドミル,不安定面,坂 ロッカーボード,トランポリン	5〜20分間 1〜2分間
セッション6〜10	・機能的な歩行訓練(カートを押しながら,人混みで,横断歩道で)(図19) ・二重課題による歩行訓練(ボールトスなど)(図20) ・視覚刺激のある環境での歩行訓練(図21)	閉眼 開眼 開眼,視覚刺激	さまざま (二重課題) ―	5〜10分間 5〜10分間 5〜10分間

図15 タンデム立位(Sharpened Romberg)

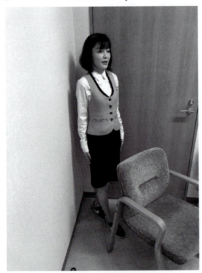

部屋の端や壁の近くの安全な場所を用意し,目の前には支えとなるような椅子を置く。片足の踵ともう一方の足のつま先を合わせるようにタンデム(継ぎ足)肢位を保持する。患者の平衡機能や目標,治療の進行に合わせて,閉眼,不安定面,頭部の運動(左右または上下)などを加えることで難易度を調整する。

図16 不安定面上でのロンベルグ立位

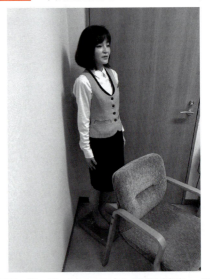

部屋の端や壁の近くの安全な場所を用意し,目の前には支えとなるような椅子を置く。不安定面(マットやクッション)上で両足を揃えて(ロンベルグ肢位で)立位保持する。患者の平衡機能や目標,治療の進行に合わせて,難易度を調整する。

図17　頭部を回旋しながらの後ろ向き歩行

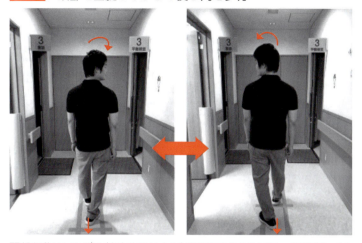

頭部を動かしながら（左右または上下）後ろ向きに歩行する。患者のレベルに応じて，理学療法士が付き添いながら歩く，もしくは壁沿いで歩くなど安全に配慮する。ふらつきの程度や歩容の変化を評価する。患者の平衡機能や目標，治療の進行に合わせて難易度を調整する。

図18　発展的なバランス訓練
ボールとトランポリンを使用した例

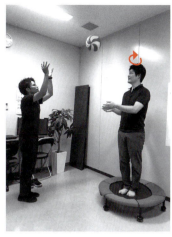

患者は不安定な支持面（クッションやトランポリン）に立ち，理学療法士とボールパスを行う。理学療法士は患者に対して斜めに位置するか，左右交互に移動し，斜め方向の動きも取り入れる。この際，患者の体幹の回旋動作は最小限にし，頭部と視線を主に使ってのみボールを目で追うように指示する。初めは補助者をつけるなどして，安全面に配慮する。

図19　機能的な歩行訓練
部屋掃除を想定した運動の例

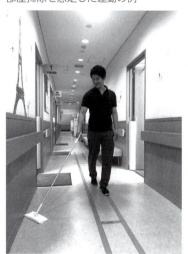 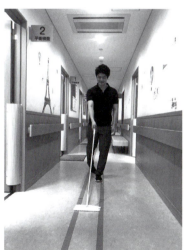 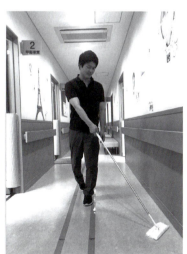

患者に必要なADL機能に基づき，運動を選択する。モップ掛けを行いながら下を見たり，左右を見渡す。その際の症状やバランスを確認しながら訓練を行う。

図20　二重課題による歩行訓練
ボールトスを行いながらの例

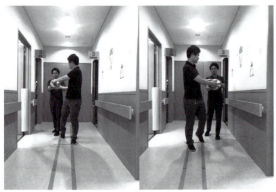
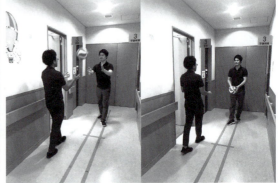

発展的な歩行訓練に慣れてきたら，二重課題による歩行訓練も行う．ボールを左右後方もしくは前方から受け渡ししながら歩行を行う．

図21　視覚刺激のある環境での歩行訓練
規則的な柄の地面を使った例

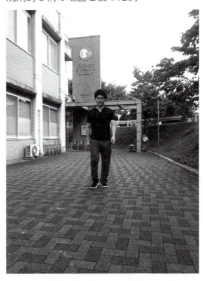

慣れの訓練の要素を含めた混合的な運動．視覚刺激（規則的な柄の地面や図13のような映像）の下で歩行訓練を行う．視覚刺激によって症状が誘発される場合は，慣れの訓練の手順に従い適宜休息をとる．

一側前庭障害を呈する疾患別の前庭リハビリテーションの考え方

　第5章で記述したように，理学療法士は機能障害に対してその改善のための治療を提供する．前庭疾患のうち一側前庭障害を呈する疾患はさまざまであるが，疾患にかかわらず一側前庭障害に対する介入方法については多くの部分で共通している．本章では，その共通する治療概念について，科学的根拠や実際の臨床における手順を記述した．しかしながら，一側前庭障害を呈する各疾患においての症状や治療経過，前庭リハビリテーションの効果は必ずしも同様ではない．本項では，臨床でもよくみられるメニエール病，聴神経腫瘍，ハント症候群といった一側前庭障害を呈する各疾患に対して，前庭リハビリテーションを行う際の考え方について紹介する．

メニエール病

　メニエール病も前庭リハビリテーションの対象となるが，前庭神経炎とは異なり，必ずしも良好な結果を示すとは限らない。最近のコクランレビューでは，採択された研究の質（グレード）が低いこともあり，メニエール病に対して前庭リハビリテーションが効果的であると結論付けることはできなかった[19]。メニエール病における症状の特徴は発作性のめまいであり，一度発作が治まると一時的に前庭機能は正常になることから，発作中の前庭機能に前庭リハビリテーションを行うことは理論上誤った適応変化を促すと仮定されてきた。しかしながら，多くの患者が，繰り返す発作のエピソードのなかで浮動性のめまいを訴えることから，この期間中の前庭リハビリテーションは効果的であると考えられた。Gottshallらは，発作を終えてから3カ月が経過したメニエール病患者のうち，依然として平衡障害がみられた患者に対して前庭リハビリテーション（VORとCORの適応，体性感覚の再教育，歩行訓練，有酸素トレーニング）を週1回，8週間にわたり実施した[20]。結果として，重心動揺計，DHI，ABCスコアで有意な改善がみられた[21]。今後も，質の高い研究が必要となるが，メニエール病に対する前庭リハビリテーションでは，適切なタイミング（発作が起きていないとき）が治療効果に影響を及ぼす可能性がある。

　メニエール病に対する治療の第一選択は保存療法であるが，重度な患者ではゲンタマイシンの使用や前庭神経切除術，迷路切除術を行うことがある。これらの治療法によって発作性のめまいは改善するが，一方，患者は持続的な平衡障害を呈する。このような症例は一側性の前庭機能の喪失であり，術後の前庭リハビリテーションは有効な治療であると考えられている。これらの科学的根拠は，先に紹介された聴神経腫瘍や前庭神経鞘腫の切除術に対する術後リハビリテーション[6-10]に由来している。また術後リハビリテーションのみならず，"PREHAB"とよばれるゲンタマイシンや切除術を行う前の，前庭リハビリテーションの効果が議論されている。術前の（運動学習と感覚の不一致への曝露を主とする）前庭リハビリテーションは，術後に少しずつ低下または喪失する前庭機能に対して，前もって前庭代償を促進し回復を助けると考えられている[21]。以上の科学的根拠により，メニエール病の治療においては，現状，術前および術後において前庭リハビリテーションが特に必要であると考えられる。

　メニエール病には投薬治療のみならず，規則的な睡眠時間の確保や食生活の改善も含めた生活習慣の見直しやストレスマネジメントといった多角的なアプローチが必要である（p.57「第3章」参照）。理学療法は一般的に運動療法のみを提供するわけではなく，患者教育も治療の一環である。生活習慣の改善やストレスマネジメントについては医師からも指導されるものの，遵守されていないケースが多い。外来リハビリテーションでは，定期的に患者とコミュニケーションをとることができるため，これら患者教育が遵守されているかを確認することができる。心理学的アプローチを踏まえた運動の指導や患者教育を含めた前庭リハビリテーションは，現状考えられている運動を主とする前庭リハビリテーションそのものの効果よりも良好な場合もあり，その再定義と検証にはさらなる研究が必要である。

　最後に，Garciaら[22]やHsuら[23]はメニエール病患者に対して，仮想現実（virtual reality：VR）を用いたバランス訓練の効果を示している。これらの研究はともにコホート研究であるが，自覚症状の軽減や平衡機能の改善を報告している。また興味深いことに，後者の研究では重度の低いメニエール病患者に

おいてよりよい回復がみられた。メニエール病患者は，前庭障害の代償として視覚依存が発達する傾向にあり，VRを用いた視覚刺激と感覚統合を主とした前庭リハビリテーションは従来の方法よりもより効果的と考えられる。

メニエール病に対する前庭リハビリテーションのポイント
- 現状，保存療法の症例に対する前庭リハビリテーションの効果は明らかではない。
- リハビリテーションは，発作が治まった後しばらく経ってから行うほうがよい。
- 必ず規則的な睡眠時間の確保や食生活の改善といった生活習慣の見直し，ストレスマネジメントについての患者教育を行う。
- 視覚依存や頸部の可動域低下といった代償については，意識的に防ぐよう説明する。
- VRを用いたバランス訓練を検討する。
- 術前および術後の前庭リハビリテーションはより良好な結果を示す可能性がある。

聴神経腫瘍および前庭神経鞘腫

聴神経腫瘍および前庭神経鞘腫の術後前庭リハビリテーションの効果については先に紹介したとおりである。前庭神経鞘腫の保存療法例における機能障害として，高齢者(60歳以上)では特にFGAのスコアが低く，57%の患者で転倒リスクが認められた[24]。またVertigo Symptom Scaleのスコアは，めまいと心配性どちらのサブスケールでも，健常者と比較して悪かった[24]。聴神経腫瘍および前庭神経鞘腫の保存療法の例においては，その他の一側前庭障害患者と同様に，めまいやバランス障害，転倒リスクといった患者の機能障害に応じた前庭リハビリテーションが重要であると考えられる。また，これらの疾患のうち進行する症例では切除術が適用となるが，メニエール病と同様に切除術が予定されている患者に対して，術前にゲンタマイシンの鼓室内投与と前庭リハビリテーションを組み合わせて行うPREHABの効果が研究されている。このプロトコルの効果は複数報告されているが，最近のPREHABと術前前庭リハビリテーションのみの比較研究では，どちらのグループでも自覚的視性垂直位，重心動揺計，ABCスコアで術後に改善がみられ，群間での有意差もみられなかった[25]。これらのことから，メニエール病と同様に，聴神経腫瘍および前庭神経鞘腫でも術前，術後の前庭リハビリテーションが特に重要であると考えられる．

聴神経腫瘍・前庭神経鞘腫に対する前庭リハビリテーションのポイント
- 患者の機能障害に応じた治療が必要である。
- 高齢者では，そうでない患者と比べると転倒リスクが認められる。
- 術前および術後の前庭リハビリテーションはより良好な結果を示す可能性がある。

ハント症候群

ハント症候群も一側前庭障害を呈する疾患の1つである。ハント症候群の症状や経過はさまざまであるが，そのなかでも前庭障害が慢性化する症例は前庭

リハビリテーションの適用となる可能性がある。筆者の知る限り，ハント症候群に限った前庭リハビリテーションのエビデンスは症例検討のみである。この症例検討では，ハント症候群発症後1年間にわたり慢性的なめまいと平衡障害を訴えた60歳男性に対し，視線安定化訓練，バランス訓練，"慣れ"の訓練を実施した[24]。介入は30分のセッションを計16回，2カ月にわたり行われ，また1回15分のホームエクササイズを1日2回行うように指導した[26]。結果として，mCTSIB，DGI，MSQ，DHIにおいて改善がみられた。本章の「症例検討」では，発症後1年間保存療法を受けていたにもかかわらず，めまいが持続し職場復帰ができていない症例（p.207「ケース6」参照）を紹介する。

ハント症候群に対する前庭リハビリテーションのポイント
・めまい平衡障害が慢性化している症例に適用される。
・患者の機能障害や問題点にあった介入を選択する。
・経験上，前庭リハビリテーションが適用となるようなハント症候群患者は，予後があまり良好でないことが多い。

文献
1) 室伏利久：めまい疾患の診断基準：前庭神経炎．Equilibrium Res, 76: 310-315, 2017.
2) Hall CD, et al.: Vestibular rehabilitation for peripheral vestibular hypofunction: An evidence-based clinical practice guideline: From the American Physical therapy Association Neurology Section. J Neurol Phys Ther, 40: 124-155, 2016.
3) McDonnell MN, et al.: Vestibular rehabilitation for unilateral peripheral vestibular dysfunction. Cochrane Database Syst Rev, 1: CD005397, 2015.
4) Kattah JC, et al.: HINTS to diagnose stroke in the acute vestibular syndrome: three-step bedside oculomotor examination more sensitive than early MRI diffusion-weighted imaging. Stroke, 40: 3504-3510, 2009.
5) American Physical Therapy Association Neurology Section: Peripheral vestibular hypofunction assessment and treatment algorithms.（http://www.neuropt.org/practice-resources/anpt-clinical-practice-guidelines/vestibular-hypofunction-cpg）.
6) Whitney SL, et al.: Physical therapy assessment of vestibular hypofunction. Vestibular Rehabilitation, 4th edition, F. A. Davis Company, 2014.
7) Herdman SJ, et al.: Vestibular adaptation exercises and recovery: acute stage after acoustic neuroma resection. Otolaryngol Head Neck Surg, 113: 77-87, 1995.
8) Enticott JC, et al.: Effects of vestibulo-ocular reflex exercises on vestibular compensation after vestibular schwannoma surgery. Otol Neurotol, 26: 265-269, 2005.
9) Mruzek M, et al.: Effects of vestibular rehabilitation and social reinforcement on recovery following ablative vestibular surgery. Laryngoscope, 105(7 Pt 1): 686-692, 1995.
10) Vereeck L, et al.: The effect of early customized vestibular rehabilitation on balance after acoustic neuroma resection. Clin Rehabil, 22: 698-713, 2008.
11) Teggi R, et al.: Rehabilitation after acute vestibular disorders. J Laryngol Otol, 123: 397-402, 2009.
12) Venosa AR, et al.: Vestibular rehabilitation exercises in acute vertigo. Laryngoscope, 117: 1482-1487, 2007.
13) Marioni G, et al.: Early rehabilitation for unilateral peripheral vestibular disorders: a prospective, randomized investigation using computerized posturography. Eur Arch Otorhinolaryngol, 270: 425-435, 2013.
14) Sparrer I, et al.: Vestibular rehabilitation using the Nintendo® Wii Balance Board – a user-friendly alternative for central nervous compensation. Acta Otolaryngol, 133: 239-245, 2013.
15) Herdman SJ, et al.: Recovery of dynamic visual acuity in unilateral vestibular hypofunction. Arch Otolaryngol Head Neck Surg, 129: 819-824, 2003.
16) Loader B, et al.: Improved postural control after computerized optokinetic therapy based on

stochastic visual stimulation in patients with vestibular dysfunction. J Vestib Res, 17: 131-136, 2007.
17) Giray M, et al.: Short-term effects of vestibular rehabilitation in patients with chronic unilateral vestibular dysfunction: a randomized controlled study. Arch Phys Med Rehabil, 90: 1325-1331, 2009.
18) Arnold SA, et al.: The Effectiveness of Vestibular Rehabilitation Interventions in Treating Unilateral Peripheral Vestibular Disorders: A Systematic Review. Physiother Res Int, 22, 2017.
19) van Esch BF, et al.: The Effect of Vestibular Rehabilitation in Patients with Ménière's Disease. Otolaryngol Head Neck Surg, 156: 426-434, 2017.
20) Gottshall KR, et al.: The role of vestibular rehabilitation in the treatment of Meniere's disease. Otolaryngol Head Neck Surg, 133: 326-328, 2005.
21) Magnusson M, et al.: 'PREHAB': Vestibular prehabilitation to ameliorate the effect of a sudden vestibular loss. NeuroRehabilitation, 29: 153-156, 2011.
22) Garcia AP, et al.: Vestibular rehabilitation with virtual reality in Ménière's disease. Braz J Otorhinolaryngol, 79: 366-74, 2013.
23) Hsu SY, et al.: Three-dimensional, virtual reality vestibular rehabilitation for chronic imbalance problem caused by Ménière's disease: a pilot study. Disabil Rehabil, 39: 1601-1606, 2017.
24) Saman Y, et al.: Balance, falls risk, and related disability in untreated vestibular schwannoma patients. J Neurol Surg B Skull Base, 75: 332-338. 2014.
25) Hrubá S, et al.: The evaluation of vestibular compensation by vestibular rehabilitation and prehabilitation in short-term postsurgical period in patients following surgical treatment of vestibular schwannoma. Eur Arch Otorhinolaryngol, doi: 10.1007/s00405-019-05503-8, 2019.
26) Liao WL, et al.: Vestibular rehabilitation therapy in a patient with chronic vestibulopathy of ramsay hunt syndrome. Am J Phys Med Rehabil, 90: 851-855. 2011.

2 症例検討

田中亮造, 加藤 巧, 荻原啓文

ケース1

症例：40代女性
主訴：ふらつき，現病歴：外来リハビリテーション開始1カ月前の早朝に嘔吐を伴う回転性めまいがあった。救急搬送で近医入院。めまい症状は2日程度継続した。当院受診時，起立動作や頭を振るとふらつきあり。
既往歴：なし

医学的所見

注視眼振：なし
頭位眼振：**左向き定方向性**
脳神経症状/所見：なし
カロリック：**右無反応**
vHIT：VORゲイン（左：1.59，**右：0.43**），修正サッケード（catch up saccade：CUS）「➡」を認める（図1）。
診断名：右前庭神経炎

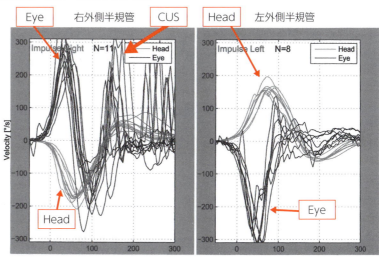

図1 vHITの結果（介入前）

理学療法検査

DHI：6点（Physical：2点，Functional：4点，Emotional：0点）
ABC：94.4%
体性感覚：異常なし

重心動揺：図2，表1
DGI：20点
FGA：26点
TUG：9.46秒
理学療法評価：右前庭神経炎による右一側前庭障害

図2 重心動揺の結果（介入前）

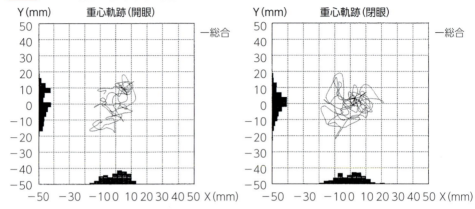

表1 重心動揺の結果（介入前）

	開眼	閉眼	ロンベルグ率
軌跡長（mm）	457.1	657.4	1.4
単位軌跡長（mm/s）	15.2	21.9	1.4
外周面積（mm^2）	382.3	476.1	1.2
実行値面積（mm^2）	371.9	377.9	1.0
単位面積軌跡長	1.2	1.4	1.2

理学療法評価および介入

　一側前庭障害による，めまいの自覚症状と動作時のふらつきが認められた。DGI，FGAでは頭部の左右/上下の回旋を伴う歩行の際にめまいの訴えが強くなった。亜急性期の前庭神経炎であり，動的な代償については不完全であると考えられ，視線安定化訓練を中心としたアプローチを行った。頭部回旋に伴いめまいを生じるため，頭部回旋を含めた動作を中心とした"慣れ"の訓練を実施した。経過とともに，静的バランス訓練や体位変換でのめまいは軽減したため，動的バランス訓練および機能訓練へのプログラムへ進行した。活動レベルでみると，自転車走行時に頭部回旋をするとバランスを崩すとの訴えがあったため，不安定上での姿勢安定化訓練に頭部の運動を加え，患者の問題点に特化した機能の獲得を目的とした。介入期間/回数は週1回，40分程度の外来リハビリテーションとホームエクササイズを1カ月間実施した。

結果

DHI：0点（Physical：0点，Functional：0点，Emotional：0点）
ABC：100％
重心動揺：図3，表2
DGI：24点

FGA：30点
TUG：5.36秒

図3 重心動揺の結果（介入後）

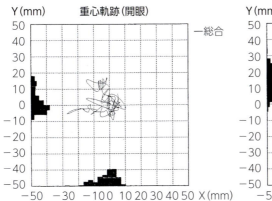
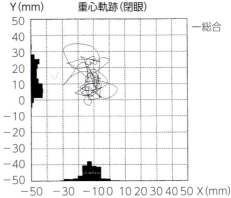

表2 重心動揺の結果（介入後）

	開眼	閉眼	ロンベルグ率
軌跡長（mm）	432.9	635.1	1.5
単位軌跡長（mm/s）	14.4	21.2	1.5
外周面積（mm^2）	271.5	403.5	1.5
実行値面積（mm^2）	286.1	322.6	1.1
単位面積軌跡長	1.6	1.6	1.0

考察

　前庭リハビリテーションによる介入の結果，主観的指標（ABC）および客観的指標（DGI，FGA，TUG）ともに改善を示した．本症例は，理学療法初期評価時に部分的な前庭代償がなされており，比較的早期の介入が可能であったため予後良好と予想された．視線安定化訓練を中心とした運動プログラムにより，患者は順調に運動プログラムを進行し，効果的に"適応"による前庭代償を促進できたと考えられる．初期評価時，継ぎ足歩行はDGIやFGAにおける減点項目であったが，姿勢安定化訓練による代償の促進により，これらのスコアが改善した．介入中の評価によって頭部回旋を伴う歩行や方向転換時にめまいやふらつきを認めたため，それらの動きに特化した"慣れ"の訓練を追加したことにより，症状が緩和したものと考えられる．

ケース2

症例：70代男性
主訴：回転性めまい，現病歴：9カ月前に回転性めまいを生じ救急搬送．その後，服薬にて治療していたが，めまいの改善がみられず，外来リハビリテーション希望にて当院に来院した．
既往歴：胆石手術

医学的所見

注視眼振：なし
頭位眼振：**左向き定方向性**
脳神経症状/所見：なし
頭振り眼振検査：**左向き眼振**，バイブレータ誘発眼振検査：**左向き眼振**
カロリック：**無反応**
vHIT：VORゲイン（左：1.47，**右：0.52**），CUS「➡」を認める（図4）。
診断名：右前庭神経炎

図4 vHITの結果（介入前）

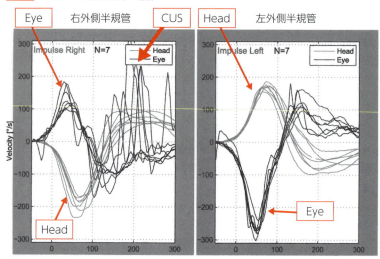

理学療法検査

DHI：88点（Physical：26点，Functional：30点，Emotional：32点）
ABC：45％
体性感覚：異常なし
ベッドサイドHIT：陽性（右側）
重心動揺：図5，表3
DGI：22点
FGA：25点
TUG：7.81秒
理学療法評価：右前庭神経炎後遺症による重度一側前庭障害

図5 重心動揺の結果（介入前）

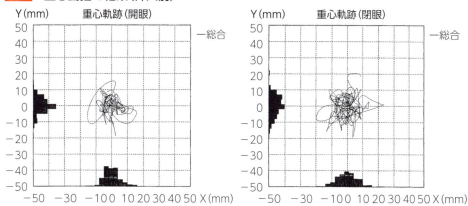

表3 重心動揺の結果（介入前）

	開眼	閉眼	ロンベルグ率
軌跡長（mm）	693.4	998.8	1.4
単位軌跡長（mm/s）	23.1	33.3	1.4
外周面積（mm²）	210.2	376.9	1.8
実行値面積（mm²）	159.9	278.4	1.7
単位面積軌跡長	3.3	2.6	0.8

理学療法評価および介入

一側前庭障害によるめまいの自覚症状と動作時のふらつきが認められた。医師評価においても右側にて前庭機能の低下が認められており，前庭神経炎の後遺症によるめまい症状と思われた。DGI，FGAでは頭部の左右/上下の回旋を伴う歩行の際にめまいの訴えが強かった。症例は活動的な患者であるものの，発症後9カ月が経過していた。本症例では，頭部回旋を伴う動きの"慣れ"の訓練およびタンデム立位保持やバランスボードを使用した姿勢安定化訓練を中心に介入を行った。介入期間/回数は週1回，40分程度の外来時の理学療法介入とホームエクササイズを1カ月間実施した。

結果

DHI：84点（Physical：24点，Functional：28点，Emotional：32点）
ABC：54.4%
重心動揺：図6，表4
DGI：24点
FGA：27点
TUG：7.19秒

図6 重心動揺の結果(介入後)

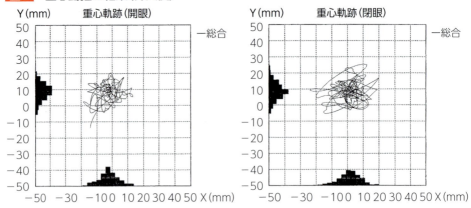

表4 重心動揺の結果(介入後)

	開眼	閉眼	ロンベルグ率
軌跡長(mm)	642.3	969.6	1.5
単位軌跡長(mm/s)	21.4	32.3	1.5
外周面積(mm^2)	277.2	366.6	1.3
実行値面積(mm^2)	212.2	264.1	1.2
単位面積軌跡長	2.3	2.6	1.1

考察

　本症例は，発症後時間が経過し，右半規管麻痺が認められた。前庭リハビリテーションの介入による予後は中程度と考えられた。初期評価時と比較すると，主観的指標(DHI，ABC)および客観的指標(DGI，FGA，TUG)で軽度の改善を認めた。しかし，いずれの主観的指標においても正常値の範囲内まで回復することはできず，介入終了後，ホームエクササイズによる運動の継続を推奨した。ホームエクササイズでは"慣れ"の訓練の継続と，より機能的な動きや姿勢安定化訓練・歩行訓練を指導した。

ケース3

症例：60代女性
主訴：浮動性めまい
現病歴：8年前よりめまいが持続的に起きている。人混みで悪化する。3年前に某大学病院脳神経外科にて右聴神経腫瘍の診断を得た。リハビリテーション目的で当院を受診した。
既往歴：両側人工股関節

医学的所見

注視眼振：なし
頭位眼振：**左向き定方向眼振**
脳神経症状/所見：なし
カロリック：右無反応
vHIT：VORゲイン(左：1.10，**右：0.62**)，CUS「➡」を認める(図7)。

診断名：右聴神経腫瘍（経過観察）

図7　vHITの結果（介入前）

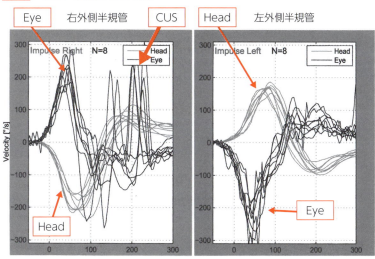

理学療法検査

DHI：46点（Physical：12点，Functional：16点，Emotional：18点）
ABC：80%
体性感覚：異常なし
重心動揺：図8，表5
DGI：15点
FGA：16点
TUG：7.79秒
理学療法評価：右聴神経腫瘍の慢性一側前庭障害

図8　重心動揺の結果（介入前）

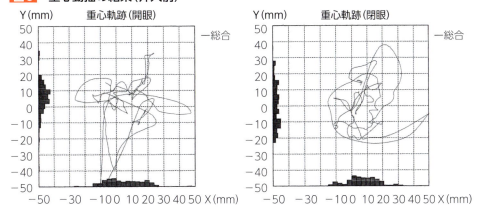

表5 重心動揺の結果（介入前）

	開眼	閉眼	ロンベルグ率
軌跡長(mm)	714.0	測定不可	測定不可
単位軌跡長(mm/s)	23.8	測定不可	測定不可
外周面積(mm^2)	1317.9	測定不可	測定不可
実行値面積(mm^2)	1041.9	測定不可	測定不可
単位面積軌跡長	0.5	測定不可	測定不可

理学療法評価および介入

　静的および動的バランス障害が顕著にみられ，DGIおよびFGAは転倒リスクを示唆する結果であった．重心動揺検査でも，閉眼時で手すりに触れてしまい，30秒間立位保持することが困難であった．年齢や両側人工股関節の既往を踏まえると，転倒による二次的障害のリスクがあるため，転倒リスクの軽減を目的とした運動プログラムの構成が有効であると考えた．介入初期では静的な姿勢安定化訓練を重点的に実施した．治療の進行に伴い，姿勢安定化訓練に加えて視覚刺激や体性感覚入力による"代用"の訓練を追加した．介入は週1回40分程度の前庭リハビリテーションを4週間実施した．

結果

DHI：16点（Physical：4点，Functional：2点，Emotional：10点）
ABC：91.9％
重心動揺：図9，表6
DGI：18点
FGA：20点
TUG：7.63秒

図9 重心動揺の結果（介入後）

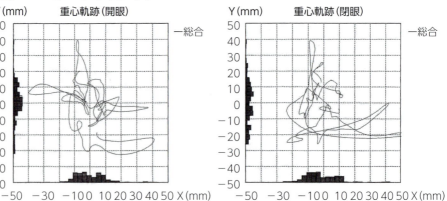

表6 重心動揺の結果（介入後）

	開眼	閉眼	ロンベルグ率
軌跡長（mm）	646.7	測定不可	測定不可
単位軌跡長（mm/s）	21.6	測定不可	測定不可
外周面積（mm²）	1301.1	測定不可	測定不可
実行値面積（mm²）	1054.9	測定不可	測定不可
単位面積軌跡長	0.5	測定不可	測定不可

考察

　初期評価時と比較すると，介入後はめまいの自覚症状や歩行能力に改善がみられたものの，DGIやFGAの結果によると転倒リスク軽減の基準を満たすことはできなかった。閉眼時のバランス能力は依然として低く，重心動揺検査での30秒間立位保持は困難なままであった。一方，めまいの自覚症状は減少し，DHIでは大幅な改善がみられた。本症例では，平衡障害および転倒のリスクは依然改善されておらず，継続した理学療法介入が必要であると判断した。めまいの自覚症状は軽減したにもかかわらず，姿勢安定性の改善が制限された理由として，年齢や両側人工股関節を踏まえた評価および治療が行えていなかったことが要因であると考えられた。本症例は前庭疾患を認め，姿勢安定性の低下や転倒リスクといった問題点に介入したが，これらの問題に影響を与えるのは前庭機能のみならず，両側人工股関節の既往による筋力低下や高齢化による持久力の低下，活動量の低下といった要因を考慮して下肢筋力トレーニングや持久性の訓練を行う必要があった。

ケース4

症例：70代女性
主訴：浮動性めまい
現病歴：2年ほど前から浮動性めまいの訴えあり。めまいは持続的に続き，徐々に悪化した。大学病院脳神経外科で聴神経腫瘍と診断された。めまいが遷延しており，当院を紹介された。当初，投薬などの治療にて経過観察をしていたが，症状に変化がみられず前庭リハビリテーションを開始することとなった。
既往歴：不整脈

医学的初見

注視眼振：なし
脳神経症状/所見：なし
カロリック：**右無反応**
vHIT：VORゲイン（**左：0.23，右：0.49**），CUS「**➡**」を認める（図10）。
診断名：左聴神経腫瘍（経過観察）

図10 vHITの結果（介入前）

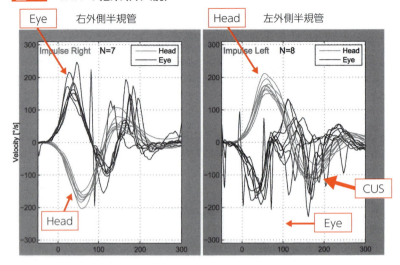

理学療法検査

DHI：未測定
ABC：71.3％
体性感覚：異常なし
重心動揺：図11，表7
DGI：13点
FGA：16点
TUG：14.3秒
理学療法評価：左聴神経腫瘍による慢性一側前庭障害，非患側の前庭機能低下

図11 重心動揺の結果（介入前）

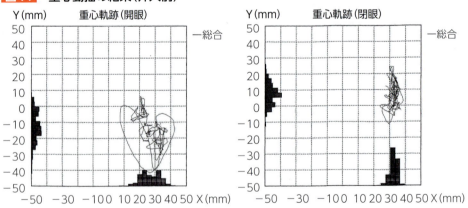

表7 重心動揺の結果（介入前）

	開眼	閉眼	ロンベルグ率
軌跡長(mm)	637.9	502.1	0.8
単位軌跡長(mm/s)	21.3	16.7	0.8
外周面積(mm^2)	448.9	148.9	0.3
実行値面積(mm^2)	426.6	164.0	0.4
単位面積軌跡長	1.4	3.4	2.4

理学療法評価および介入

　左聴神経腫瘍による慢性的な一側前庭障害（機能低下）が認められた症例であるが，vHITの結果によると非患側（右側）の前庭機能も低下していた．初期評価では，高齢，かつDGI，FGA，TUGの結果より転倒のリスクが懸念された．しかしその一方で，ABCのスコアは比較的高く，転倒リスクの高さや平衡機能が低下していることに対する自覚が少ない症例であった．両側の前庭機能が低下していたため，両側にて視線安定化訓練を実施した．高齢であり自立度や活動量の低下が予想されたため，"慣れ"の訓練による症状の緩和と動きに対する耐性の改善を図った．また頭部回旋動作におけるバランスの低下が認められ，静的立位姿勢での頭部回旋動作といった姿勢安定化訓練を行った．介入は月1回40分程度を計4回実施し，ホームエクササイズでは一般的なバランス訓練と下肢の筋力訓練を追加して指導した．

結果

DHI：56点（Physical：6点，Functional：22点，Emotional：28点）
ABC：79.4%
重心動揺：図12，表8
DGI：20点
FGA：22点
TUG：10.78秒

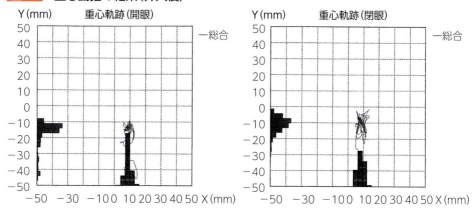

図12 重心動揺の結果（介入後）

表8 重心動揺の結果（介入後）

	開眼	閉眼	ロンベルグ率
軌跡長（mm）	230.7	336.8	1.5
単位軌跡長（mm/s）	7.7	11.2	1.5
外周面積（mm^2）	188.8	98.7	0.5
実行値面積（mm^2）	257.2	93.7	0.4
単位面積軌跡長	1.2	3.4	2.8

考察

　本症例は非患側にも前庭機能低下が認められており，両側前庭機能障害に対する治療（p.212「第7章」参照）と同様の介入を行った．介入の結果，DGIおよびTUGは初期評価時に比べて改善し，転倒リスクのカットオフ値を上回ったが，FGAではカットオフ値を下回る結果となった．重心動揺検査では，特に開眼時の重心動揺に改善が認められ，視覚の代用による効果と考えられた．平衡機能の改善に対し，自覚的なめまいは依然残存している．両側で前庭機能が低下している場合，"慣れ"の訓練に耐えることが困難であることが多く，症状を緩和することができなかったものと考えられる．

ケース5

症例：70代男性
主訴：左耳痛を伴うめまいと難聴
現病歴：6カ月前に左耳痛，耳閉塞感，めまいの訴えあり他院を受診．頭位眼振検査にて**右向き定方向性水平回旋混合性眼振**があり，左耳帯状疱疹の診断にて10日間，入院加療し退院となった．体動時のふらつきが残存し，紹介により当院を受診した．
既往歴：なし

医学的所見

注視眼振：なし
頭位眼振：軽微な**右向き眼振**（＋）
カロリック：**左無反応**
vHIT：VORゲイン（**左：0.39**，右：0.89），左側のCUS「➡」を認めた（図13）．
診断名：帯状疱疹による左聴平衡障害

図13 vHITの結果(介入前)

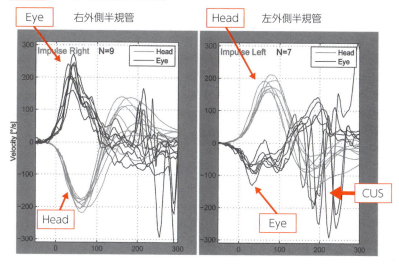

理学療法検査

DHI：26点（Physical：12点，Functional：8点，Emotional：6点）
ABC：90％
体性感覚：異常なし
重心動揺：図14，表9
DGI：21点
FGA：25点
TUG：9.6秒
理学療法評価：帯状疱疹による左一側前庭障害

図14 重心動揺の結果(介入前)

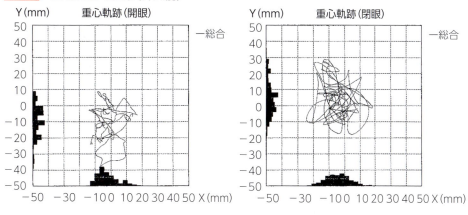

表9 重心動揺の結果(介入前)

	開眼	閉眼	ロンベルグ率
軌跡長(mm)	471.5	1028.4	2.2
単位軌跡長(mm/s)	15.7	34.3	2.2
外周面積(mm^2)	529.9	632.6	1.2
実行値面積(mm^2)	457.2	525.8	1.2
単位面積軌跡長	0.9	1.6	1.8

理学療法評価および介入

　本症例も慢性的なめまい・平衡障害に悩まされている一症例である．DHIは26点，眼振は軽微，著明なふらつきはみられず，ABC(90%)，DGI(21点)，FGA(25点)と転倒リスクも低いがめまいやふらつきを感じている．vHITやカロリックの結果から明らかな左前庭機能低下がみられる．DHI 26点，ABC 90%と日常生活上でのめまいやふらつきは重症ではないと考える．評価および問診により介入による目標は，① めまいの改善，② スポーツ活動(ゴルフ)への復帰とした．

　リハビリテーションは，視線安定化訓練，姿勢安定化訓練(動的バランス)，ホームエクササイズの指導を行った．視線安定化訓練は立位から開始し，次に足踏み，歩行へと難易度を上げていった．動的バランス訓練では不安定な支持面上(ラバー)での足踏みを開眼条件，閉眼条件で行った．運動指導は，病前のようにテニスやゴルフをしたいという希望があったため，耐久性向上のためにも20分以上の屋外歩行を勧めた．ふらつきは軽減してきているため，自宅での日常生活以外の活動などにも積極的に参加することを勧めた．

結果

DHI：14点(Physical：10点，Functional：4点，Emotional：0点)
ABC：93.1%
重心動揺：図15，表10
DGI：21点
FGA：25点
TUG：8.52秒

図15 重心動揺の結果(介入後)

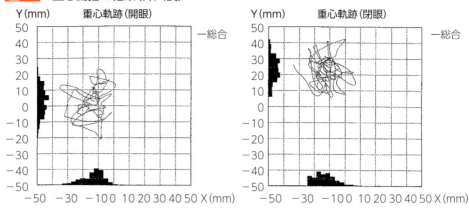

表10 重心動揺の結果(介入後)

	開眼	閉眼	ロンベルグ率
軌跡長(mm)	531.2	698.3	1.3
単位軌跡長(mm/s)	17.7	23.3	1.3
外周面積(mm^2)	519.2	445.9	0.9
実行値面積(mm^2)	397.5	347.2	0.9
単位面積軌跡長	1.0	1.6	1.5

考察

　介入の結果，DHIは26点から14点に改善した．特にEmotionalのサブスコアに改善がみられた．症例は介入前からDHI（26点），ABC（90％），DGI（21点）やFGA（25点）とカットオフ値よりも高く，軽症な症例であった．日常生活上の問題点はほとんどないが，発症前のようにスポーツをしたいという希望があり，リハビリテーションを行った．DGIやFGA，運動のパフォーマンスに大きな変化はみられなかったが，生活では20分以上の屋外歩行は毎日2回行っており，テニスも自身のペースに合わせて再開している．前庭リハビリテーションや運動指導を通して自身の状況を把握してもらい不安を軽減できたことで，DHIの改善や活動量の向上につながったと考える．

ケース6

症例：50代男性
主訴：浮動性めまい
現病歴：3年前にハント症候群に罹患．治療後1ヵ月経過するも浮動感が持続し他院を受診．頭部MRIに異常はなく，ENGにて右半規管麻痺を認めた．自宅でリハビリテーション訓練を毎日やっていたが自覚的な症状の改善がみられず職場復帰ができていない状況．紹介により当院受診した．
既往歴：なし

医学的所見

注視眼振：なし
頭位眼振：軽微な**左向き眼振**

カロリック：**右無反応**
vHIT：VORゲイン（左：0.57，右：0.60）
診断名：右帯状疱疹後めまい，ハント症候群

理学療法検査

DHI：74点（Physical：26点，Functional：28点，Emotional：20点）
ABC：51.3%
体性感覚：異常なし
重心動揺：図16，表11
DGI：22点
FGA：25点
TUG：9.58秒
理学療法評価：ハント症候群による左一側前庭障害

図16 重心動揺の結果（介入前）

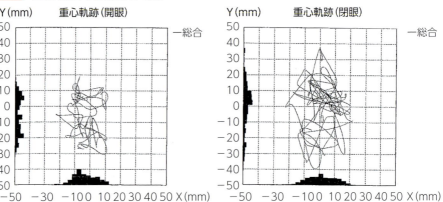

表11 重心動揺の結果（介入前）

	開眼	閉眼	ロンベルグ率
軌跡長（mm）	575.9	1183.3	2.1
単位軌跡長（mm/s）	19.2	39.4	2.1
外周面積（mm^2）	627.7	1125.1	1.8
実行値面積（mm^2）	614.6	1044.4	1.7
単位面積軌跡長	0.9	1.1	1.1

理学療法評価および介入

　ハント症候群による前庭症状は，重症化するものから発症しないものまで非常に多様な症状を示す[1]。慢性的な前庭障害を呈する症例も報告されている[2]。本症例は1年前にハント症候群からめまい症状が出現し，自覚的な症状が改善せず仕事復帰ができていない症例である。前庭機能はvHITの結果では両側の低下を認めた。発症より1年経過し眼振は軽微であった。DHIは74点，ABCは51.3%と重症だが，DGIは22点，FGAは25点とバランス能力は保たれており，転倒リスクは低い。長期的な目標は仕事復帰とし，短期的な目標はめまい症状の改善とした。
　リハビリテーションは視線安定化訓練，姿勢安定化訓練（静的バランス，動

的バランス）を中心に行った。視線安定化訓練では，DGIやFGAの評価時に頭部運動を伴う歩行でふらつきがみられたこともあり，めまい症状とバランス能力の両方にアプローチできるように歩行レベルで行った。バランス訓練は開眼，閉眼条件で行ったが，開眼条件では片脚立位も数秒可能なバランス能力であったため閉眼でのバランス訓練を中心に行った。また，現状のバランス能力を症例自身に伝え，過剰にバランスを要求される活動でなければ日常生活上の活動は可能であることを伝え，徐々に活動量を増やしてもらえるよう運動指導を行った。

結果

DHI：72点（Physical：24点, Functional：28点, Emotional：20点）
ABC：60.6％
重心動揺：図17, 表12
DGI：24点
FGA：30点
TUG：8.07秒

図17　重心動揺の結果（介入後）

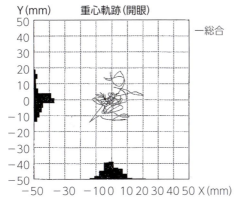
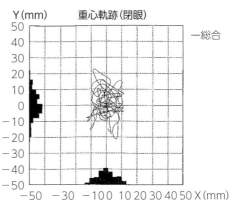

表12　重心動揺の結果（介入後）

	開眼	閉眼	ロンベルグ率
軌跡長（mm）	505.9	762.5	1.6
単位軌跡長（mm/s）	16.9	25.4	1.5
外周面積（mm^2）	315.8	368.8	1.2
実行値面積（mm^2）	243.6	304.1	1.2
単位面積軌跡長	1.6	2.1	1.3

考察

　介入の結果，DGIやFGAは満点に達した。重心動揺の軌跡長も小さくなりロンベルグ率も下がり，介入前に比べて機能面に改善がみられた。しかし，自覚的な症状としてのDHIやABCはわずかな改善に留まった。DGIやFGAは満点を示しているにもかかわらず，DHIの得点は重症を示し，ABCもカットオフ値を下回っている。バランス能力と自覚症状に乖離がみられ，DHIでもEmotionalの得点が高いことから，今後は機能面だけではなく精神面も評価

し，介入方法を検討していく必要がある。

文献

1) Kim J, et al: Statistical analysis of pure tone audiometry and caloric test in herpes zoster oticus. Clin. Exp. Otorhinolaryngol, 1: 15–19, 2008.
2) Lu, YC et al: Vertigo From Herpes Zoster Oticus: Superior or Inferior Vestibular Nerve Origin? Laryngoscope, 113: 307–311, 2003.

第7章

両側前庭機能障害に対する前庭リハビリテーション

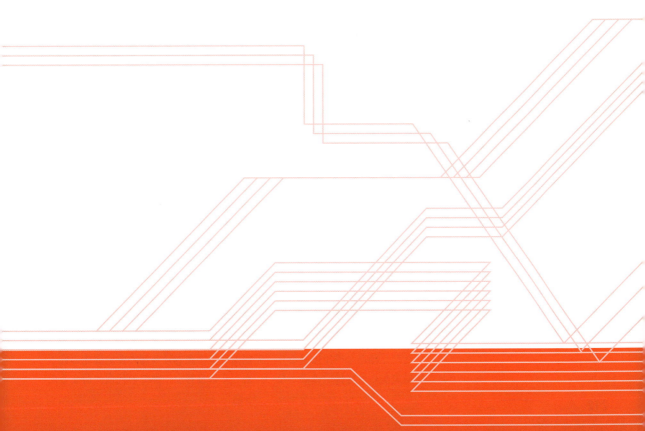

1 両側前庭機能障害に対するリハビリテーション

荻原啓文

概要

　両側前庭障害患者の機能障害や回復過程は前庭機能の残存の程度が大きく関わる。両側の前庭機能が喪失していた場合は前庭機能自体の役割はほとんど期待することができず，視覚や体性感覚での代償が必要となる。理学療法士が関わる機能障害は頭部の運動や体動時に生じる視線不安定性と平衡障害から生じる姿勢不安定性が中心となる。評価や介入も視線不安定性，姿勢不安定性に対するアプローチが中心となるためこの点を詳細に述べていく。

　両側前庭障害では，頭部の運動や体動時にめまい，動揺視など視線の不安定性が現れる。両側前庭障害では前庭動眼反射（vestibulo-ocular reflex：VOR）機能が働かないために，視線を安定させるためにはVORのような反射レベルでの改善ではなく，視線を安定させるための能動的な代償運動を獲得する必要がある。①前庭障害患者はVORが働かず急速な頭部運動などに対し注視が困難である。その際に注視している目標物から視線が外れ，遅れて視線を補正するのがサッケードである。この修正サッケードを目標物に早く，正確に戻すことでVORの機能を補うことができる。②我々は移動する視標に対して，視標の移動速度に合わせて追跡できる制御が可能である。これもVORの調整が働いている。移動する視標に対してこの追跡眼球運動を正確に行うことで視線の切り替え時のめまいを軽減できる。③視覚が不安定になる状況を事前に予測し，動きに合わせて視線を安定化させることである。不意な動作には対応できないが自身の動作に合わせて視線を固定し動くことで視界のブレを軽減させることができる。

　両側前庭障害患者の姿勢を安定化させるためには視覚や体性感覚の代償が用いられる。特に前庭障害患者における視覚代償は強く，重心動揺検査では視覚を遮断することでふらつきが増加する。ただし，バランスに影響を与える要因は，筋力低下や抑うつなどその他にも多くあるため，姿勢の安定化には個人差が現れやすい。

　以上のように両側前庭障害患者では，一側前庭障害と違い良好な前庭機能の代償ではなく，前庭機能以外の機能を駆使して視覚不安定性や姿勢不安定性を改善させていくため，評価や治療もわずかながら一側前庭障害患者とは異なってくる。

両側前庭機能障害に対する理学療法評価の考え方

　両側前庭障害患者の理学療法評価内容は一側前庭障害患者と大きくは変わらない。ただし経過，予後は異なり，両側前庭障害患者は両側の前庭機能の低下および損失から前庭代償は働かない，もしくは良好な一部での代償に留まるた

め，長期的にみた前庭機能の改善は少ない[1]。逆にいえば，前庭機能が残存している場合は喪失者に比べ改善の余地があることになる。つまり，残存する前庭機能は患者の回復予後の指針として把握しておく必要がある[2]。一般的な前庭障害患者の理学療法評価については第4章，6章ですでに紹介しているため（p.87「第4章」，p.174「第6章」参照），本章では両側前庭障害患者における評価を，検査のポイントや解釈を交えて紹介していく。

主観的評価

めまいの自覚症状の把握にはVisual analogue scale（VAS）を用いることもあるが，より詳細に評価するためにはDizziness handicap inventory（DHI）が有用である（p.103「第4章11」参照）。身体面，感情面，機能面にカテゴリー化され，めまいの程度だけでなくquality of life（QOL）や心理面も含めた評価が可能である。なお，両側前庭障害患者のDHIは，一側前庭障害患者と比較し重症を示すことが多いと報告されている[4]。

眼球運動，めまい

両側前庭障害患者では安静時の症状は落ち着いているが，頭部の運動や体動時に非回転性めまいや動揺視が誘発される。また，閉眼などにより視覚が遮断されると身体のふらつきが増強する。眼振は，水平性・垂直性の眼振がみられる。眼球運動の定量的評価にはカロリックテストやvideo Head impulse testing（vHIT）が用いられる。両側前庭障害患者のリハビリテーションにおけるカロリックテストやvHITは，残存する前庭機能を把握し，患者の予後予測につなげるという点で非常に重要な評価である。前庭機能が低下に留まり喪失していない場合は，残存した前庭機能による代償で回復が見込める。しかし，両側の前庭機能が完全に喪失していた場合は，他の機能（視覚，体性感覚）で代償する必要がある。回復に関する詳細は本章の前半で述べているため省略し，結果の解釈に関して説明していく。

カロリックテストに関しては，日本めまい平衡医学会による「めまいの診断基準化のための資料」の両側前庭機能障害診断基準[5]を参考にするとよい。5℃以下の氷水20〜50mLを20〜30秒で外耳道に注入しても温度眼振を認めない場合を「消失」，温度眼振が微弱な場合を「高度低下」と判断する（p.135「第4章19」参照）。

vHITに関しては，4章にデータの見方が記載されている（p.141「第4章20」参照）。両側前庭障害患者のvHITに関しても4章で記載されている通り，vestibulo-ocular reflex（VOR）gainの低下と修正サッケード（catch up saccade：CUS）を認める（図1，2）。

視覚

両側前庭障害患者の50％以上が訴える視覚障害として動揺視が挙げられる[3]。動揺視は頭の動きに伴い網膜での画像が安定しなくなった際にみられるといわれ，視界のぼやけや揺れ（振動）として症状が現れる。また，動体視力の低下も報告されている[6]。評価はvHITと視力表や専用機器を用いたDynamic visual acuity（DVA）testが行われる（p.90「第4章6」参照）。

体性感覚

バランス調整の感覚系として，前庭系，体性感覚，視覚がある。両側前庭障害患者は前庭機能を完全喪失していた場合，視覚と体性感覚を頼りにバランス調整を行うため，関節覚や運動覚，振動覚の把握は重要である。

バランスと歩行

両側前庭障害患者は慢性的なめまい，動揺視，難聴，耳鳴りなど多くの症状を訴えるが，特に平衡障害から生じる姿勢不安定性と歩行不安定性の訴えが多い[4]。両側前庭障害患者は両側の前庭機能の低下および喪失から，一側前庭障害患者のような前庭代償による前庭機能の大きな改善は望めない。そのため，バランスを調整するための前庭機能の役割が欠けることで姿勢不安定性と歩行不安定性が顕著に表れる。評価では静的バランス，動的バランス，歩行の評価が行われるが，バランスを保持するために働く前庭系，体性感覚，視覚を適切に評価するために閉眼や頭部の運動を伴う検査が多い。

バランスの代表的な評価としては，重心動揺計を用いた検査が行われる。4

図1 健常成人のvHIT

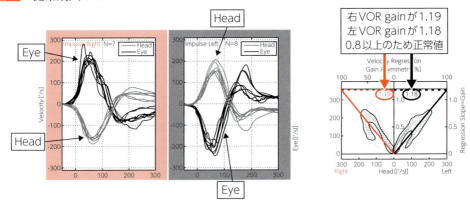

頭を左右に動かすことに対し，眼球は目標物の注視のために逆方向に同じ速さで動く。

図2 両側前庭障害患者のvHIT

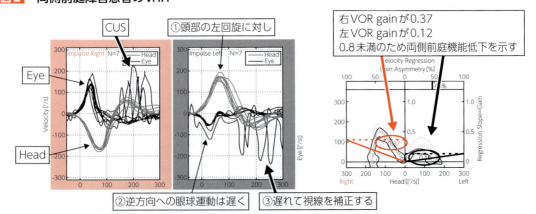

図の症例は，両側前庭障害のため両側ともVORが働かず，頭の動きに対し眼球が同じ速度で逆方向に動かない。遅れて視線の補正にサッケード（CUS）が生じる。特に左側は頭部の動きに対し眼球運動が遅く，gainも右側に比べ低い。つまり，眼球の動きとgainの値から，左VORのほうが機能低下しており，右VORは機能低下しているも左側に比べると残存していると判断できる。

章で重心動揺計による検査は紹介されているが(p.129「第4章18」参照),両側前庭障害患者で特徴的な所見としては,ラバーを使用し閉眼したときの動揺が大きくなる点である(p.66「第3章6」参照)。ラバー使用により体性感覚情報を遮断し,さらに閉眼により視覚の情報を遮断する。前庭機能が両側低下している場合,バランス調整が困難になり動揺は大きくなる。特に視覚情報の寄与をみるためにはロンベルグ率を参考にするとよい。ロンベルグ率は,軌跡長や外周面積などを閉眼/開眼比で算出した値であり,両側前庭障害患者は閉眼時の動揺が大きいためロンベルグ率も高くなる。

　前庭障害患者の評価では,重心動揺計を使わないロンベルグテストも行われる。Sharpened Romberg(p.101「第4章10」参照)は,片側の足のつま先にもう片方の足の踵が触れるようにしてタンデム立位姿勢をとり,その姿勢を維持できる時間を開眼時と閉眼時で測定する[7]。先行研究[8]では,両側前庭障害患者は開眼でも13.92 ± 22.83秒であったと報告されており,閉眼では困難なことが多い。また,Fukuda stepping testも有用である[9]。両側前庭障害患者のstepping testでは前庭脊髄反射(vestibulo-spinal reflex：VSR)が障害され,異常な回転や移動だけでなく大きくバランスを崩すこともあるため注意が必要である。

　両側前庭障害患者は,発症初期はバランス保持のために体性感覚よりも視覚に依存しているが,時間が経つにつれて体性感覚を使用する能力が向上する[10]。ただし,その能力は患者によっても異なり,回復の過程をロンベルグ検査で評価していくことが重要である。患者がバランス保持のために1つの感覚のみに依存している場合は,使用頻度の低い感覚を引き出すような運動を選択していく必要がある。

　両側前庭障害患者の歩行検査は一側前庭障害患者と同様にTimed up and go test(TUG)やDynamic gait index(DGI),Functional gait assessments(FGA)を行う。特徴的な点としては,両側の前庭機能が低下しているために片側への偏りはなく,頭部や身体の大きな動きがなければ動揺も少ないという点である。ただし,頭部の運動や急激なターンなどではバランスを崩しやすく,TUGのターンやDGI,FGAにおける頭部運動を伴う歩行や閉眼歩行では動揺が大きくなる。日常的な歩行では,頭部や体幹,腕の動きを減らし,視点もあまり変えずに歩行することが多い。予期しない動き(頭部の運動など)を要求された場合には,滑らかな歩行が維持できずステッピング反応を出して歩行することもある(図4)。

図4 両側前庭障害患者の歩行

a 通常歩行

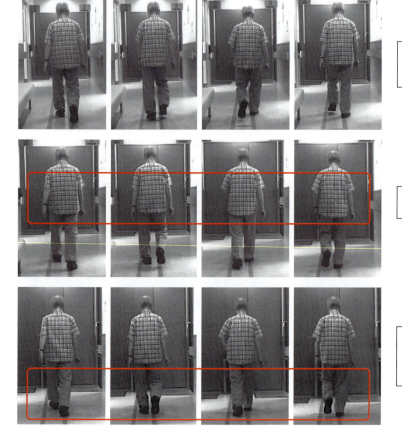

頭部・体幹は固定的で動きがほとんどみられない。視線も一点を見ている。

上肢の振りは左腕にしかみられず，右腕の動きはわずかである。

全身の動きは小さいが，バランスを崩すことはなくDGIの歩行路から大きくはみ出す様子はほとんどみられない。

両側前庭機能障害に対する前庭リハビリテーションのエビデンス

　両側前庭障害患者に対する前庭リハビリテーションは，APTA Neurology Sectionによる前庭リハビリテーションガイドライン[10]において，エビデンスレベルは最も高いIレベルであり強く推奨されている。その背景には4本のランダム化比較試験が存在する。

　Herdmanら[11]は，両側前庭障害患者13例を対象に介入群とコントロール群に分け，視線安定化訓練〔適応（adaptation）と代用（substitution）の組み合わせ〕の効果を検証した。その結果，介入群はコントロール群と比較し前庭動眼反射機能（DVAによる評価）に改善がみられたと報告している。また，Krebsら[12]は，両側前庭障害患者8例を対象に介入群とコントロール群に分け視線安定化訓練，バランス訓練，歩行訓練で構成される前庭リハビリテーションの効果を検証した。その結果，介入群はコントロール群と比較し，歩行速度，姿勢安定性，DHIに改善がみられたと報告している。さらにKrebsら[13]は，一側前庭障害患者33例および両側前庭障害患者53例の計86例を対象に，介入群とコントロール群に分け12週間の期間を設定し，前述と同様に前庭リハビリテーションの効果を検証した。6週間の段階で介入群はコントロール群と比較し歩

図4 両側前庭障害患者の歩行
b 頭部の上下運動を伴う歩行

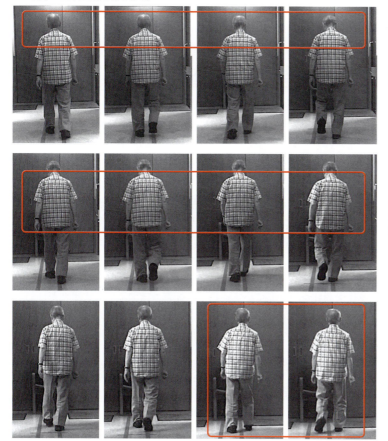

歩行に頭部の上下運動を加える

体幹や上肢の動きは通常歩行と変わらず少ないが，重心が右側に傾きやすい

最後の2歩では重心が右側へ流れステップ反応がみられる。歩行路の逸脱も見受けられる

行速度，姿勢安定性を有意に増加させたが，12週間経過時の群間の差は小さかった。Rineら[14]は，小児の両側前庭障害患者21例を対象に介入群とコントロール群に分け，Krebsら[12]と同様の介入アプローチを小児用に修正し，前庭リハビリテーションの効果を検証した。その結果，介入群はコントロール群と比較して運動発達スコアが有意に改善し，成人の研究と同様に小児においても前庭リハビリテーションが有効であると報告した。

　これらの研究は，両側前庭障害患者のめまいの自覚症状や視線不安定性の改善，バランスの改善，歩行の改善に前庭リハビリテーションが有効であることを示している。前庭リハビリテーションの内容は適応と代用をベースとした視線安定化訓練，バランス訓練，歩行訓練が中心となっている。そのほかに，近年では両側前庭障害患者に対する前庭電気刺激が姿勢安定性[15]や動的な歩行安定性[16]，歩行速度や歩幅[17]を改善させることが報告されている。また，バイオフィードバック[18]によるリハビリテーションの効果なども報告されている。次項では視線安定化訓練，バランス訓練，歩行訓練を中心とした具体的な介入方法を紹介していく。

　なお，両側前庭障害患者に対する前庭リハビリテーションはすべての対象者に有効であるわけではない。Gillespieらの両側前庭障害患者35例を対象とした後ろ向き研究では，追跡できなかった5例（15％）を除き，18例（51％）には

DVA，活動レベル，歩行速度，自覚症状の改善が認められたが，12例（34％）には改善が認められなかったと報告している。残存する前庭機能の状態や，リハビリテーションを妨げるその他の要因を考慮したリハビリテーションは必須である。

両側前庭機能障害に対する前庭リハビリテーションの実践

　両側前庭障害患者に対する理学療法介入は，適応（adaptation）と代用（substitution）をベースとした視線安定化訓練，バランス訓練，歩行訓練が中心となる。注意点としては，訓練中，訓練後はめまいが増悪する，またはめまいが出現する可能性があることを患者によく説明しておく必要がある。実施方法については，めまいが増強する運動は10～20分程度とし，初回のリハビリテーションでは頭部運動が伴うものは1回程度にしておき，患者の状態に合わせて徐々に負荷量増やしていくことが望ましい。負荷量は運動の時間や頻度，回数に加えて，開眼や閉眼，座位から立位，歩行などの姿勢変化により調整を行う。実際の介入方法について以下に記していく。視線安定化訓練の基本エクササイズは6章にも記載があるため，本章では難易度を上げた追加プログラムおよびバランス訓練を紹介していく。以下の練習は両側前庭障害患者だけでなく他の前庭障害患者にも有効であるため患者の身体状況に合わせて活用していただきたい。

視線安定化訓練

　本章の初めに記載したが，両側前庭障害患者の視線安定性を向上させるためには，①サッケードの修正，②追跡眼球運動の修正，③眼球運動の事前調整がポイントとなる。

頭部運動時の注視（図5）
目的：サッケードの修正，眼球運動の事前調整
①文字を読み取れる程度の位置に文字が記載されたカード（名刺など）を配置する。
②文字に焦点を合わせながら，頭を左右に動かす（1～2分）。
③同様に文字に焦点を合わせたまま頭を上下に動かす（1～2分）。

図5 左右への頭部運動時の注視

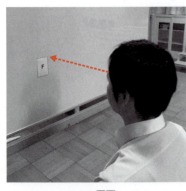
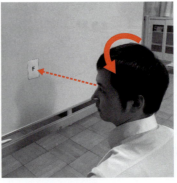
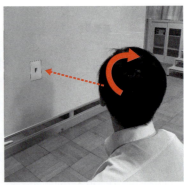

a：正面　　　　　　　　　　b：左向き　　　　　　　　　　c：右向き

頭部の方向を変えても視点は変えない。左右上下に行う。

注意：この時に患者の眼球運動にサッケードが生じている場合は頭部の運動を遅くする。
難易度調整：チェッカーボード（全視野刺激）の使用（図6）
　　　　　　立位での実施

視線切り替え（図7）

目的：サッケードの修正，追跡眼球運動の修正
①文字の記載されたカードを2枚用意し，患者の目線の高さに距離を離して配置する。
②1つ目のカードを注視する。
③2つ目のカードに視線だけを向ける。
③2つ目のカードに頭部も向ける（頭部を動かす際はカードに焦点を合わせ続けるように指示する）。
④2枚のカードで同様のことを繰り返す（5分程度）。
⑤垂直方向でも行う。
注意：2つのカードの位置は眼球運動を必要として，かつ視界に入る位置に配置する。

閉眼注視（図8）

目的：眼球運動の事前調整
①文字を読み取れる程度の位置に文字が記載されたカード（名刺など）を配置する。

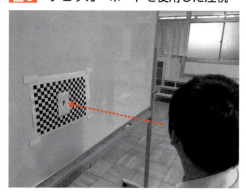

図6　チェッカーボードを使用した注視

図7　水平方向の視線切り替え

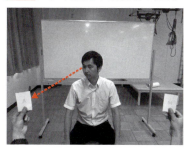 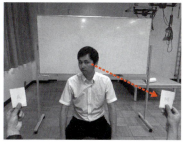 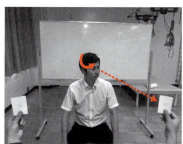

a：片方のカードに目線と頭部を向ける　b：もう一方のカードに目線のみを向ける　c：目線はそのままに頭部を向ける

図8　閉眼注視

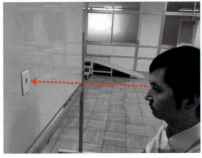
a：正面のカードを注視する

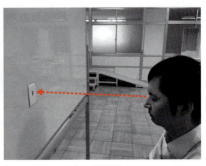
b：閉眼する

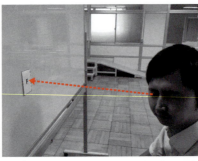
c：閉眼したまま頭部を回旋する（この時カードを見ているイメージで目線はずらさない）

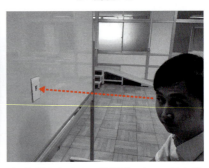
d：開眼したときに注視ができているか確認する

②カードを見たまま目を閉じる。
③閉眼のままカードを見ていることを想像し，頭部を右方向に回す。
④目を開いてカードに視線を向けられているか確認する。
⑤反対方向に同様のことを繰り返す（5分程度）。
難易度調整：頭の動きのスピードを変える。

バランス訓練

リーチ練習（図9）
目的：静的バランスの安定
①両足を肩幅程度に広げて立位をとる。
②できるだけ遠くに手を伸ばし姿勢を保持する。
③閉眼で同様のことを行う。
難易度調整：足の支持面を狭くする。

タンデム立位（図10）
目的：静的バランスの安定
①立位で足を一歩前に出す。
②バランスがとれていたら閉眼で行う。
③閉眼も可能な場合は継ぎ足に近づけて支持面を徐々に狭くしていく。
難易度調整：足の支持面を狭くしていく。上肢を自由にするか胸の前でクロスさせることで難易度を調整する。

図9 開眼，閉眼でのリーチ動作　　**図10** タンデム立位

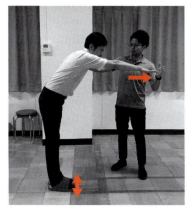
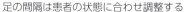
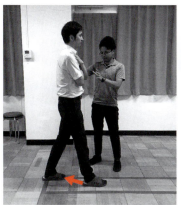
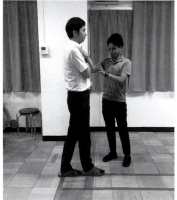

足の間隔は患者の状態に合わせ調整する　　　　　　　　前方に出した足の踵を後ろの足のつま先に近づけていく

図11 視線を切り替えながらの歩行

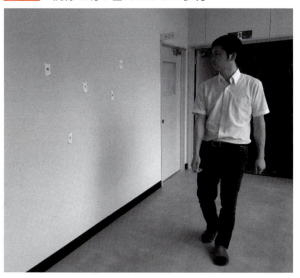

左右の壁に目標物を配置して，左右の目標物を交互に見ながら歩行する。

タンデム歩行
目的：動的バランスの安定
①手すりや壁の近くで継ぎ足での立位をとる。
②そのままバランスをとりながら歩行する。
③開眼と閉眼で行う。

視線を切り替えながらの歩行（図11）
目的：視線の切り替え時の動的バランスの安定
①頭を左右に動かしながら
②左右に配置された物品や貼り紙に焦点を当てて視線を切り替えていく。
難易度調整：頭を動かす速さを変える。

不安定な支持面での活動(図12)

目的：静的，動的バランスの安定
①ラバー上で立位をとる。
②患者自身の状態に合わせて活動を行う。
③開眼と閉眼で行う。
活動のバリエーション：ボールを持った上肢活動，足踏み，しゃがみ込みと立ち上がり

図12　不安定な支持面での活動

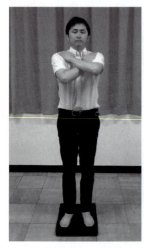
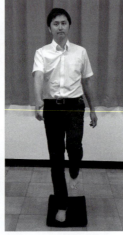
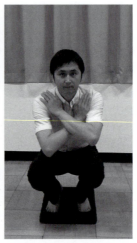

a：ラバー上での立位　　b：ラバー上での足踏み　　c：ラバー上でのしゃがみ込み

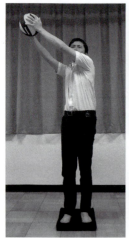
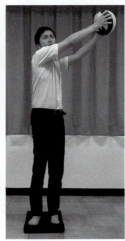
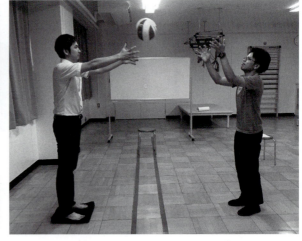

d：ラバー上での上肢活動（ボールをもって左右に回旋）　　e：ラバー上での上肢活動（キャッチボール）

引用文献

1) Strupp M, et al: Bilateral vestibulopathy. Handbook of Clinical Neurology, p235-240, 2016.
2) Herdman S, et al: Vestibular rehabilitation, F A Davis Co, 2014.
3) Sun DQ, et al: Bilateral Vestibular Deficiency. JAMA Otolaryngol Head Neck Surg, 140: 527-534, 2014.
4) Lucieer F, et al: Full Spectrum of Reported Symptoms of Bilateral Vestibulopathy Needs Further Investigation-A Systematic Review. Front Neurol, 9: 352, 2018.
5) Hermann R, et al: Bilateral Vestibulopathy: Vestibular Function, Dynamic Visual Acuity and Functional Impact. Front Neurol, 9: 555, 2018.
6) El-Kashlan HK, et al: Evaluation of clinical measures of equilibrium. Laryngoscope, 108: 311-319, 1998.
7) Gill-Body KM, et al: Relationship among balance impairments, functional performance, and disability in people with peripheral vestibular hypofunction. Phys Ther, 80: 748-758, 2000.
8) FUKUDA T: The stepping test: two phases of the labyrinthine reflex. Acta Otolaryngol, 50: 95-108, 1959.
9) Bles W, et al: Compensation for labyrinthine defects examined by use of a tilting room. Acta Oto-Laryngol0gica, 95: 576-579, 1983.
10) Hall, CD, et al: Vestibular Rehabilitation for Peripheral Vestibular Hypofunction: An Evidence-Based Clinical Practice Guideline: FROM THE AMERICAN PHYSICAL THERAPY ASSOCIATION NEUROLOGY SECTION. J Neurol Phys Ther, 40: 124–155, 2016.
11) Herdman SJ, et al: Recovery of dynamic visual acuity in bilateral vestibular hypofunction. Arch Otolaryngol Head Neck Surg, 133: 383-389, 2007.
12) Krebs DE, et al: Double-blind, placebo-controlled trial of rehabilitation for bilateral vestibular hypofunction: preliminary report. Otolaryngol Head Neck Surg, 109: 735-741, 1993.
13) Krebs DE, et al: Vestibular rehabilitation: useful but not universally so. Otolaryngol Head Neck Surg, 128: 240-250, 2003.
14) Rine RM, et al: Improvement of motor development and postural control following intervention in children with sensorineural hearing loss and vestibular impairment. Int J Pediatr Otorhinolaryngol, 68: 1141-1148.
15) Iwasaki S, et al: Noisy vestibular stimulation improves body balance in bilateral vestibulopathy. Neurology, 82: 969-975, 2014.
16) Wuehr M, et al: Noisy vestibular stimulation improves dynamic walking stability in bilateral vestibulopathy. Neurology, 86: 2196-2202, 2016.
17) Iwasaki S, et al: Noisy vestibular stimulation increases gait speed in normals and in bilateral vestibulopathy. Brain Stimul, 11: 709-715, 2018.
18) Dozza M, et al: Audio-biofeedback improves balance in patients with bilateral vestibular loss. Arch Phys Med Rehabil, 86: 1401-1403, 2005.

2 症例検討

荻原啓文

ケース1

症例：60代女性
主訴：動くと視界がふわふわしてふらつく。
現病歴：6カ月前よりめまい症状が現れ，かかりつけの病院や総合病院の神経内科を受診し投薬による治療を行うが改善せず，発症より6カ月後に紹介により当院を受診する。
既往歴：高血圧症

医学的所見

問診：起居動作，立ち上がり，歩行時にめまい，ふらつきが生じる。症状は1日中出ている。他症状として肩こり，両耳の難聴がある。
注視眼振：なし
頭位眼振：赤外線フレンツェル眼鏡下において自発眼振を認める
カロリック：両側高度低下
vHIT：60msでのVOR gain（左：0.21，右：0.45），両側にcatch up saccade（CUS）「➡」を認めた（図1）。

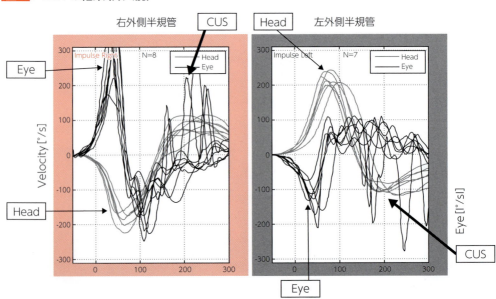

図1 vHITの結果（介入前）

診断名:両側前庭機能障害

理学療法評価

体性感覚:異常なし
重心動揺:図2,表1
DHI:78点(Physical:22点, Functional:24点, Emotional:32点)
ABC:63.75%
DGI:18点
FGA:17点
TUG:8.81秒

図2 重心動揺の結果(介入前)

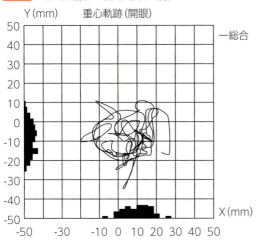
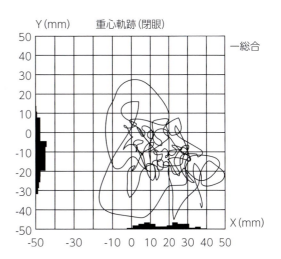

表1 重心動揺の結果(介入前)

	開眼	閉眼	ロンベルグ率
軌跡長(mm)	833.9	1437.2	1.7
単位軌跡長(mm/s)	27.8	47.9	1.7
外周面積(mm^2)	572.8	1269.6	2.2
実行値面積(mm^2)	441.8	950.1	2.2
単位面積軌跡長	1.5	1.1	0.8

リハビリテーション

本症例は両側前庭障害による動作時のめまいとふらつきを訴え，DHIは78点とADLやQOLが重度に障害されている症例であった。ABC scale，DGI，FGAのすべてにおいてカットオフ値を下回っていることから転倒リスクがあると考えた。前庭機能はカロリックとvHITの結果から両側が高度に低下しているものの，残存していると考えた。重心動揺の結果は開眼と閉眼に差があり，視覚を中心に姿勢をコントロールしていると考えられる。前庭リハビリテーションを行っていくうえで，めまいやふらつきが引き起こされる動作を行っていくことなどの注意点，目標，リハビリテーションプラン，回復の過程・予後，ホームエクササイズについて説明した。短期的な目標として，①めまいが増悪する動作や状況を自身で把握すること，②活動量を増やすことを挙げた。長期的な目標は①転倒リスクを下げるために，ABC scale，DGI，FGAのカットオフ値を上回るバランス能力を獲得すること，②めまいや転倒を恐れずに日常生活を送ること，③畑仕事や草むしりなどの活動をできるようになることを挙げた。

本症例のリハビリテーションプログラムは視線安定化訓練とバランス訓練，めまいが誘発される畑仕事や草むしりの動作に合わせた運動を行った。視線安定化訓練は座位での訓練から開始した。しかし，症例にとって難易度が低く，強いめまいは生じなかったため，介入初期から立位，歩行での視線安定化訓練を行った。

バランス訓練では開眼でのバランス訓練から閉眼でのバランス訓練へと難易度を調節しながら行い，視覚と体性感覚でのバランス能力向上に努めた。まずは静的なバランス訓練から開始した。立位，タンデム立位，不安定な支持面上（ラバー，バランスビーム）での立位と姿勢を変えながら立位訓練を行い，それぞれ開眼と閉眼での訓練を行った。次に動的なバランス訓練へと移行した。動的なバランス訓練はバランスビーム上での横歩きや上肢活動を行った。

畑仕事や草むしりの動作に関しては，めまいの誘発される動作を確認したところ，しゃがみ込みや急な視線の切り替えによって，めまいが増悪していることがわかった。そのため慣れの訓練として，しゃがみ込みと立ち上がり動作，しゃがみ込んだ姿勢での視線の切り替えや上肢活動（図3）を行った。両側前庭障害患者に対する慣れの訓練のエビデンスはないが，本症例は前庭機能が両側で喪失しているわけではなく残存が認められるため，一側前庭障害患者と同様に慣れは生じると考えた。

図3　しゃがみ込んだ姿勢での視線の切り替えや上肢活動

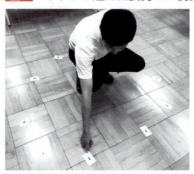

床に散らばったカードを数字の順に拾い集める。

結果

重心動揺：図4，表2
DHI：72点（Physical：16点，Functional：26点，Emotional：30点）
ABC：82.5%
DGI：21点
FGA：22点
TUG：7.65秒

考察

　介入1週後には症例の短期的な目標は達成された。症例はこれまでめまい・平衡障害に対する理解が不十分であったため運動はほとんど行わず安静にしていたが，前庭リハビリテーションの説明とホームエクササイズの指導により自宅でのリハビリテーションを開始し活動量は向上した。長期的な目標の達成については，介入4週後にはバランス能力は改善し，ABC scale，DGIのカットオフ値を上回るバランス能力を獲得することができた。FGAはカットオフ値を上回ることはなかったものの介入前に比べ改善がみられた。また，重心動揺の結果から，介入前と比べてロンベルグ率が小さくなっており，以前より体性感覚代償が可能となった結果がバランス能力改善につながっていると考えた。

　しかし，症例のバランス能力は改善しているもののDHIに大きな改善はみられず，自覚的なめまいによる活動制限は大きい。症例は介入4週目から草むしりや畑仕事も徐々に始めていると話しており，以前よりも活動面も改善してきていると考える。しかし，主訴では「元に戻りたい」とあるように病前の身体

図4　重心動揺の結果（介入後）

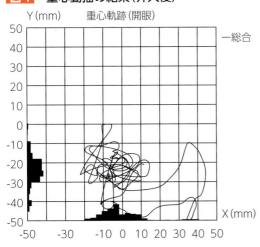
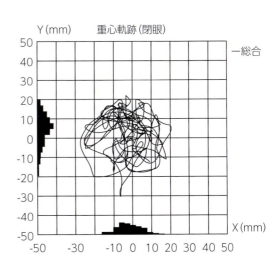

表2　重心動揺の結果（介入後）

	開眼	閉眼	ロンベルグ率
軌跡長（mm）	967.7	1369.6	1.4
単位軌跡長（mm/s）	32.3	45.7	1.4
外周面積（mm^2）	1158.9	753.3	0.6
実行値面積（mm^2）	793.1	519.2	0.7
単位面積軌跡長	0.8	1.8	2.2

状況への思いが強く，バランス能力の改善にかかわらず自覚症状が重症化していることが考えられる。DHIのEmotionalが高いという点からも今後は精神面の評価やフォローも加え経過を追っていく必要があると考えた。

ケース2

症例：80代男性
主訴：目の前が回る。体がふらつく。
現病歴：7年前に右顔面の帯状疱疹からハント症候群になり入院していた。その際，めまいの自覚症状はなかったが，Stepping testで明らかな左偏倚は認めていた。その後，感音難聴以外はほぼ回復。今回は急性の回転性めまいから他院の救急外来を受診した。頭部CTは著変なく，左前庭神経炎にて耳鼻科に入院。ステロイド点滴で経過をみていたが，回復は遅かった。カロリック検査では両側とも反応なし。2週間で退院となり，歩行は可能であるもののふらつきは残存している。両側前庭障害のため難治が予想され，発症3カ月経過後，他院より紹介を受けリハビリテーション目的で当院外来を受診する。
既往歴：右顔面帯状疱疹，胃癌

医学的所見

問診：頭を動かすときにめまいが生じる。歩行時はふらつきがある。症状は1日中出ている。他症状として両耳の難聴，耳鳴りがある。
注視眼振：なし
頭位眼振：赤外線フレンツェル眼鏡下において軽微な右向き眼振（＋）
カロリック：両側無反応
vHIT：VOR gain（左0.12，右0.37），両側にCUS「➡」を認めた（図5）。
診断名：両側前庭機能障害

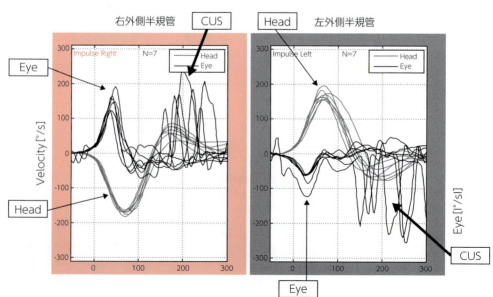

図5 vHITの結果（介入前）

理学療法評価

体性感覚：異常なし
重心動揺：図6，表3
DHI：66点（Physical：12点，Functional：26点，Emotional：28点）
ABC：68.75％
DGI：16点
FGA：16点
TUG：10.3秒

図6 重心動揺の結果（介入前）

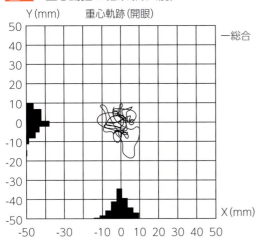
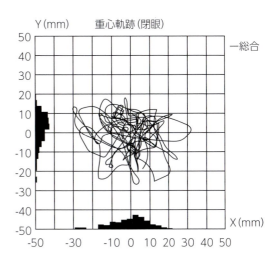

表3 重心動揺の結果（介入前）

	開眼	閉眼	ロンベルグ率
軌跡長（mm）	529.1	1567.1	2.9
単位軌跡長（mm/s）	17.6	51.9	2.9
外周面積（mm^2）	211.8	902.6	4.3
実行値面積（mm^2）	149	612.5	4.1
単位面積軌跡長	2.5	1.7	0.7

リハビリテーション

本症例は両側前庭障害により動作時のめまいとふらつきを訴え，リハビリテーション目的で当院を受診した．DHIは66点，ふらつきは強く，通常時の歩行では転倒には至らないが歩容を崩すような場面がみられた．ABC scaleは68.75%とカットオフ値より高い値を示すが，DGI 16点，FGA 16点と歩行時はふらつきが強く転倒リスクが高いと考えた．前庭機能はvHITの結果から左前庭機能低下が強く，右前庭機能のほうが保たれていると考える．重心動揺の結果はロンベルグ率が非常に高く，姿勢制御に対する視覚代償が強い．発症してから3カ月間リハビリテーションはしていなかったが，自宅で日課として散歩程度の運動はしていた．ケース1（p.224）と同様に前庭リハビリテーションに関する説明，同意を得て目標設定を行った．目標は，介入4週間で，①耐久性向上，②DGI，FGAのカットオフ値を上回るバランス能力を獲得すること，③歩行時のふらつきを軽減することとした．

本症例のリハビリテーションプログラムとして，視線安定化訓練とバランス訓練を行い，その後自宅でのリハビリテーションのために筋力強化と歩行耐久性向上のための運動指導を行った．本症例は介入中に疲労感を訴えることが多く，休憩を何度か入れながらリハビリテーションを実施した．バランス訓練では開眼や閉眼で難易度を調節しながら行っていたが，開眼条件においてもふらつくことは多かった．また，リハビリテーション中の立ち上がりや歩行，階段昇降など動作全般に緩慢な様子がみられた．年齢が80代と高齢なこともあり，前庭機能障害以外に筋力低下や耐久性低下もふらつきの要因に考えられる．そのため，当院でのリハビリテーションは視線安定化訓練とバランス訓練を行い，筋力強化と耐久性向上のための運動をホームエクササイズに追加して自宅で行ってもらうこととした．

視線安定化訓練は座位，立位を中心に行った．歩行レベルでの視線安定化訓練はふらつきが強く不快感・疲労感もあったため，座位，立位レベルより回数を減らして行った．

バランス訓練はケース1（p.224）と同様に開眼でのバランス訓練から閉眼でのバランス訓練，肢位は立位，タンデム立位，不安定な支持面上（ラバー）での立位と難易度を調節しながら行った．動的なバランス訓練としては，耐久性向上もかねて開眼，閉眼での足踏み運動を反復して行った．また，DGIやFGAにおいて頭部運動に伴う歩行が不安定であったため，視線を切り替えながらの歩行訓練を行った．

運動指導は，立ち座りや片足立ち，つま先立ちなどの筋力強化運動と，散歩の時間を管理して，毎日一定量以上の歩行時間を確保できるように指導を行った．

結果

重心動揺：図7，表4
DHI：62点（Physical：12点，Functional：26点，Emotional：24点）
ABC：77.5%
DGI：16点
FGA：16点
TUG：8.06秒

図7 重心動揺の結果（介入後）

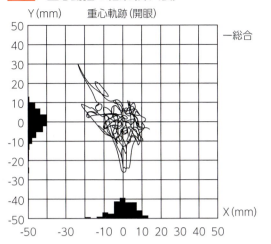
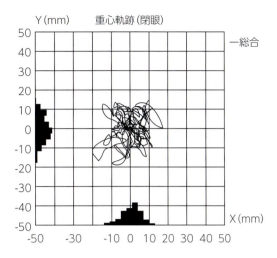

表4 重心動揺の結果（介入後）

	開眼	閉眼	ロンベルグ率
軌跡長（mm）	985.4	1209.7	1.2
単位軌跡長（mm/s）	32.8	40.3	1.2
外周面積（mm^2）	372.6	356.9	1.0
実行値面積（mm^2）	268.7	255.9	1.0
単位面積軌跡長	2.6	3.4	1.3

考察

　介入後，ABC scaleや重心動揺のロンベルグ率などには改善がみられた。しかし，今回設定した目標は4週間の介入では達成できず，リハビリテーションを継続していくこととなった。介入期間中の経過としては，当院でのリハビリテーションに加えて自宅でのホームエクササイズも4週間継続して可能であった。しかし，患者より耐久性は改善が乏しく，易疲労性のため，休憩しながら実施していたとの報告があった。ホームエクササイズや一定の歩行時間を確保することで，活動量は介入前より増加していた可能性が考えられるが，介入前より散歩などで歩行時間を確保していたことに加え，高齢であることも影響し介入前と比較して今回の介入による大きな変化はなく，4週間の介入期間ではDHI，DGI，FGAなどには著明な改善がみられなかったと考える。両側前庭障害患者では1回/週，8～12週間の介入が推奨されている[10]。目標達成に向けて，今後のリハビリテーションで経過をみながら徐々に負荷量を増やし，前庭機能やバランス能力のみならず筋力や耐久性もふまえて経過を追っていく。

第8章

頸性めまいに対する前庭リハビリテーション理論

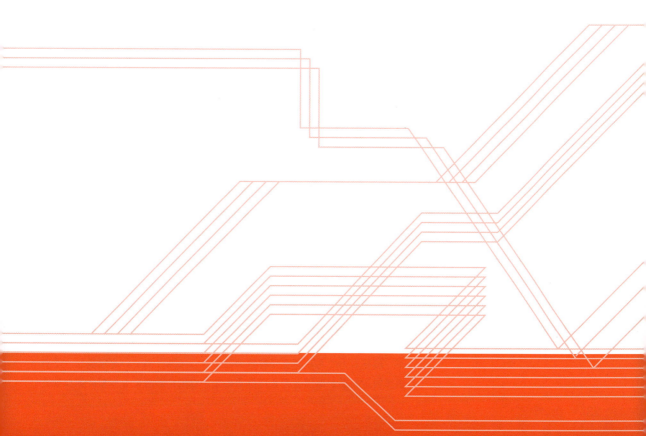

1 頸性めまいに対する前庭リハビリテーション理論

加藤 巧

　頸性めまいの診断は前庭疾患を含むすべてのめまいの疾患を除外することにより行われるため，高度な専門知識を必要とする．本項では，最新のエビデンスを踏まえた疾患の鑑別手順とリハビリテーションに関する理論，米国理学療法協会認定の前庭リハビリテーションおよび頸性めまいの理学療法士として米国にて診療に従事した筆者の臨床経験を紹介する．将来，リハビリテーションという専門性を通してさまざまな疾患と関わる理学療法士は，整形外科疾患および前庭疾患のリハビリテーション両方の知識と経験を養うことにより，頸性めまい患者の理学療法評価および治療に最も適した医療従事者となる可能性がある．

▌頸性めまいの定義と考え方

　FurmanとCassによると，頸性めまいは「頸部からの異常な求心性活動から引き起こる空間における方向付けの変容や不均衡といった非特異的感覚」と定義されている[1]．1955年にRyanとCope[2]がめまいの発症に頸部疾患が関与する可能性を示唆しその病因を"cervical vertigo"と定義してから医師の間では現在でもそうよばれ続けているが，頸性めまいは回転性を伴わないめまいを主訴とすることから現在では"cervicogenic dizziness"とよぶことが推奨されている[3,4]．

　頸性めまいは頸部痛および頸部可動域制限に伴うバランス障害，不均衡，方向感覚の障害といった症状を特徴とするが，実際のところこれらの病因は明らかにされていない．その理由として頸性めまいは異質性の病因によって構成される，いわば症候群であり，単一の疾患として扱うことが困難であるからである．参考までに図1に頸性めまいの分類を示した[5]．Bow Hunter症候群やBeauty Parlour症候群はいわゆる椎骨脳底動脈の狭窄や循環不全によるめまい疾患であるが，これらは理学療法士による診療上明らかなレッドフラッグであり，本項で定義する頸性めまいには含めないこととする．またBarré-Liéou症候群とは変形性頸椎症などの機械的刺激により頸椎後交感神経節を障害し，それにより引き起こる椎骨脳底動脈系の反射性血管収縮によるめまいであり，頸性めまいが定義されるよりも前の1928年に提唱された[6]．1920年代には後交感神経節の解剖や機能についてはよく理解されておらず，その後の研究により交感神経経路の電気刺激や脱神経により脳血流は変化しないことや，脳動脈のαアドレナリン受容体はノルエピネフリンに対して感度が低いことから，特に頸性めまいの病因としての信用性が低くなった[6]．以上の見解は，血流の阻害や頸椎交感神経によるめまいの発症への影響を完全に否定するものではないが，現在有力である固有受容器の障害として頸性めまいを定義し，それ以外の頸部周辺組織が原因と考えられるめまいは鑑別診断をもって詳細な検査

や専門医の診断を仰ぐことが推奨される。

頸性めまいの明確な原因についてはいまだ議論の余地があるものの，現状ではバランス機構やめまいの発症に関わる器官（図2）による「感覚運動制御の変容」という理論が最も有力である[7]。これらの器官の働きや神経経路に関しては，第2章（p.14）を参照いただきたい。感覚運動制御の変容は，むち打ちといった直接的な外傷（特に比較的小さい力しか加わらなかった場合）のみならず，それに伴う炎症反応，機能障害，筋組織の形態変化，痛み，心理的ストレスによっても起こりうる[7]。感覚運動制御の変容のうち，特に頸椎固有受容器への入力の変容は，頸部から視覚系や前庭系への反射回路に影響を及ぼし，これらがめまい，平衡障害，視覚障害，といった症状の主な原因と考えられている[7]。

図1　頸性めまいの分類

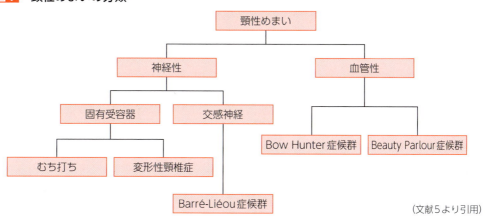

（文献5より引用）

図2　感覚運動制御の変容による頸性めまいの発症

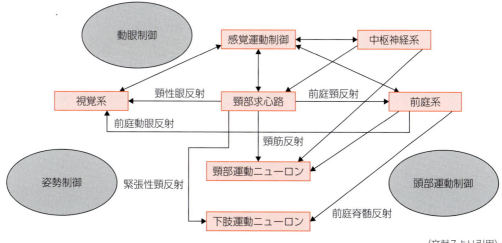

（文献7より引用）

頸性めまいの鑑別と評価

頸性めまいはその他すべてのめまいの原因疾患を除外することにより行われる。その背景として，頸性めまいを確定しうる妥当性のある検査はなく，疾患の鑑別の手順を踏むためには高いスキルを必要とする。近年では，系統的かつ段階的な鑑別手順が一貫して推奨されており[3,8]，本項ではそれらエビデンスを要約しながら紹介する。

STEP 1：問診と観察による鑑別疾患のリスト化

疾患の鑑別を行う過程においては，「頸性めまいではない」と仮定して臨床推論を進めていくことが重要ではあるが，問診と観察の段階においては頸性めまいの一般的な発症や機序および症状を理解して進めていく必要がある。第5章（p.150）にて前庭疾患に対する理学療法評価では「時間的関係」を明確にする必要があると述べたが，頸性めまいの場合はめまいの発症と頸椎症状がほぼ同時に起こることが，疾患の鑑別を進めていくために必要である。頸部痛に関しては，安静時，運動時，触診時いずれによっても起こりうるが，めまいの症状は頸部運動によって発症または悪化することも頸性めまいを評価するための前提条件となる。一方，頸部痛とめまいを同時に訴えるすべて患者が頸性めまいというわけではない。オランダのめまい診療所で行われた研究によると，さまざまなめまい疾患において頸部痛の訴えがあった（表1）[9]。頸性めまいでみられる症状[10]については，表2を参照いただきたい。

以上の条件を満たした患者に対し，STEP 1では病歴と症状に関する問診および観察を行う。レッドフラッグの特定および鑑別疾患の除外を行うため，包括的な病歴をとることが重要であるが，特に着目すべき病歴は，循環器疾患に関わるリスク因子の有無，片頭痛の既往歴もしくは家族歴，耳鳴り，耳閉感，動揺視といった症状，また疲労，体位・頭位変換，環境の変化，特定の活動などによる症状の誘発が挙げられる[3]。主な鑑別疾患として，良性発作性頭位めまい症（BPPV），メニエール病，一側前庭障害，片頭痛，迷路振盪，椎骨脳底動脈循環不全をはじめとしたいわゆる「頸部動脈障害（cervical arterial dysfunction）」など挙げられるが，これらの鑑別のためにはそれぞれの症状の

表1 めまい疾患における頸部痛の頻度

	頸部痛
BPPV	59（30.7）
不安症／過呼吸	43（22.4）
診断なし	16（8.3）
前庭性片頭痛	24（12.5）
メニエール病	11（5.7）
前庭神経炎もしくはその他の末梢性前庭疾患	12（6.3）
その他の診断	13（6.8）
再発性の前庭障害	9（4.7）
両側性前庭障害	4（2.1）
起立性低血圧	1（0.5）

（文献9より引用）

特徴について明確に理解しておくことが重要である。各々の疾患については第3章および第6章以降の理学療法評価を参照していただくが，参考までにそれぞれの疾患の特徴[3]を表3に記載する。ここに挙げた鑑別疾患は有病率の高い疾患や頸性めまいに比較的近い症状を呈する疾患であり，鑑別すべき疾患はこの限りでない。問診および観察の過程で棄却できないすべての鑑別疾患をリスト化し，次の段階へと進む。

表2 症状の頻度

Author	N	\multicolumn{9}{c}{主訴（症状）の割合}
		めまい	頸部痛	バランス障害	頭痛	認知症状	吐き気/胃腸症状	聴覚症状	視覚症状	精神症状
むち打ち症の研究										
Norris and Watt (1983)	61	3	100	-	66	-	-	8	8	-
Hildingsson and Toolanen (1990)	93	23	88	-	54	-	-	9	4	-
Oosterveld et al (1991)	262	85	92	-	87	34	-	24	15	31
Barrett et al (1995)	29	10〜21	100	-	52〜72	24〜28	-	-	-	10〜59
Radanov et al (1992)	51	67	31	22	80	33〜63	-	27〜41	39	20〜49
Treleaven et al (2003)	105	15〜60	60	25〜52	56	21〜35	40	21〜38	25	21
Cobo et al (2010)	557	45	100	-	52	-	-	-	-	-
加重平均		52	96	33	66	34	40	24	18	29
むち打ち症以外の頸性めまいの研究										
Karlberg et al (1996)	17	100	100	59	76	-	71	-	24	-
Bracher et al (2000)	15	100	87	-	47	-	-	-	-	67
Malmstrom et al (2007)	22	100	100	63	77	-	23	-	-	5
加重平均		100	96	61	68	-	44	-	24	30

表3 主な頸性めまいの鑑別疾患とその特徴

疾患	症状の持続時間	徴候と症状
頸性めまい	数分から数時間	頸椎位置の変化によるめまいや不均衡
むち打ち症	さまざま。数日から数週間。長引く場合には数カ月。	頸部の痛みや過敏症，頸部可動域の低下，めまい，耳鳴り，頭痛．痛み耐性の低下や恐怖回避といった心理的要因との関連。
急性前庭障害（機能損失）	1回または複数の発作	突発性のめまいとそれに伴う耳鳴り，複視，嘔吐，吐き気など
BPPV	数秒から数分	重力に対する頭位の変化に伴う回転性のめまい
迷路振盪	数時間から数日	一般的に頸部痛を訴える。まためまい，聴覚障害，耳鳴りといった症状
頸部動脈障害	数分	めまいとそれに伴う複視，唇周辺の麻痺，眼振，失調，両側性の神経症状，嚥下障害，構音障害，頭痛，吐き気や嘔吐などの症状
メニエール病	10分から数時間（24時間以内が多い）	偶発的に起こる強いめまいとそれに伴う耳閉感，耳鳴り，聴覚障害。病状の進行に伴って，聴覚障害やめまいはより強く，長引いて感じるようになり，発作用のめまいから慢性的なめまい平衡障害へと変化する。
前庭性片頭痛	5分～72時間	A 少なくとも5回の中等度から重度の前庭症状の発作が5分から72時間続く。 B 現在あるいは過去に国際頭痛分類の前兆のない片頭痛あるいは前兆のある片頭痛の診断基準を満たした頭痛がある。 C 前庭発作の少なくとも50％に次の1つ以上の片頭痛兆候がある。 ・次のうちの2つ以上の特徴をもつ頭痛：片側性，拍動性，中等度から重度の痛みの強さ，日常動作による痛みの増悪。 ・光過敏と音過敏 ・視覚性前兆 D 他の前庭疾患や国際頭痛分類の診断基準にあてはまらない。 2 前庭性片頭痛疑い： A 少なくとも5回の中等度から重度の前庭症状の発作が5分から72時間続く。 B 前庭性片頭痛の診断基準のBまたはCのうち1つのみ該当する（片頭痛既往または発作中の片頭痛兆候）。 C 他の前庭疾患や国際頭痛分類の診断基準にあてはまらない。
中枢性前庭障害	数分	めまいと複視，唇周辺の麻痺，眼振，失調，両側性の神経症状，嚥下障害，構音障害，頭痛などの症状

STEP 2：トリアージ（理学療法評価および介入が適しているかの判断）

　頸性めまいの多くがむち打ちといった外傷に起因している症例が多いことを踏まえると，そのような機序・既往をSTEP1で確認した場合には，めまいや頸椎に関する検査を進める前に骨折や靱帯の不安定性に関わる評価を行う必要がある。頭頸部への外傷があった場合にはCanadian C-spine Rule（図3）を用いて，単純X線画像による骨折の有無の確認が必要であるか否かを判断する[11]。Canadian C-spine Ruleは感度100％であるため，陰性結果は確実に頸椎骨折の可能性を否定し，画像診断は必要でないと考えられる（統計学的指標の臨床的解釈方法はp.162第5章コラム1を参照のこと）[11]。画像診断が必要でないと判断された場合，もしくは画像診断が陰性所見であった場合，靱帯不安定性の検査を行う。特に環椎横靱帯と翼状靱帯の安定性は必ず評価すべきであり，Sharp-Purserテスト，環椎横靱帯テスト，翼状靱帯テストなどが用いられる（図4）。Sharp-Purserテストおよび翼状靱帯テストは検査の高い特異度が報告されており，陽性結果は靱帯の不安定を強く示唆する[3]。いずれの方法

図3 Canadian C-spine Rule

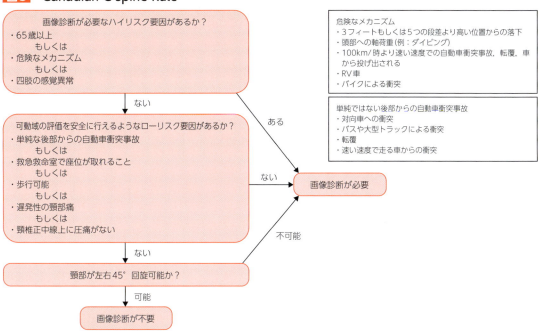

画像診断が必要なハイリスク要因があるか？
- 65歳以上
  もしくは
- 危険なメカニズム
  もしくは
- 四肢の感覚異常

↓ない

可動域の評価を安全に行えるようなローリスク要因があるか？
- 単純な後部からの自動車衝突事故
  もしくは
- 救急救命室で座位が取れること
  もしくは
- 歩行可能
  もしくは
- 遅発性の頸部痛
  もしくは
- 頸椎正中線上に圧痛がない

↓ない

頸部が左右45°回旋可能か？

↓可能

画像診断が不要

（ある→画像診断が必要、不可能→画像診断が必要）

危険なメカニズム
- 3フィートもしくは5つの段差より高い位置からの落下
- 頭部への軸荷重（例：ダイビング）
- 100km/時より速い速度での自動車衝突事故、転覆、車から投げ出される
- RV車
- バイクによる衝突

単純ではない後部からの自動車衝突事故
- 対向車への衝突
- バスや大型トラックによる衝突
- 転覆
- 速い速度で走る車からの衝突

図4 靱帯不安定性テスト

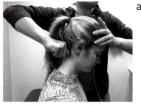

a：Sharp-Purser test

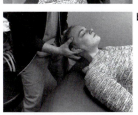

b：環椎横靱帯テスト

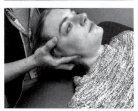 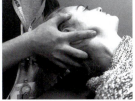

c：翼状靱帯テスト

a：Sharp-Purser test
- 環椎横靱帯安定性の評価
- 患者は座位，頸部軽度屈曲位。セラピストは片方の手のひらで患者の額を支え，もう片方の手は親指と人指し指で軸椎棘突起を挟むように保持する。セラピストは額に置いた手掌で頭部を後方に押し戻すように力を加える。この際，後方への動き（不安定性）が感じられた場合，もしくは（頸部屈曲位と比較して）症状が緩和もしくは消失した場合，本テストは陽性となる。
- 感度＝69%，**特異度＝96%**
- 陽性尤度比＝15.6～17.25，陰性尤度比＝0.32～0.33

b：環椎横靱帯テスト（前方剪断テスト）
- 環椎横靱帯安定性の評価
- 患者は背臥位。セラピストは患者の頭側に立ち，環椎より上の位置で後頭骨を保持し，前方へ動かす。正常では頭部の動きがみられないため，動き（不安定性）が認められるか，症状を誘発した場合，このテストは陽性となる。

c：翼状靱帯テスト
- 患者は背臥位。セラピストは中指もしくは人指し指で軸椎の椎弓から棘突起を両側から保持する（右側の写真）。頭部を他動的に側屈もしくは回旋し，触診している軸椎の動き（不安定性）を評価する。正常では軸椎の動きがみられないため，動き（不安定性）が認められるか，症状を誘発した場合，このテストは陽性となる。
- 感度＝69/72%，**特異度＝100/96%**

においても，骨折や靱帯の不安定性が疑われた場合には，画像診断を医師に依頼する。

「頸性めまいの定義」でも記述したように，頸部動脈障害を頸性めまいとして診断上含めることもあるが，「理学療法評価および介入が適しているか」という観点では，そのような疾患が疑われた場合には画像診断や医師による詳細な診断と治療が必要な，いわゆるレッドフラッグとなるため，この段階において確実に除外されなければならない。しかしながら，頸部動脈障害の診断として一

般的に用いられてきた伸展回旋テストの妥当性やリスクについては議論の余地がある。International Federation of Orthopaedic Manipulative Physical Therapists（IFOMPT）のフレームワークを参考にすると，頸部動脈障害の鑑別診断には改めて詳細な症状をとることが重要となる[12]。再度，頸部動脈障害の特徴[12]を踏まえたうえで，問診を行う（表4）。客観的評価では，妥当性のある方法はないが，高血圧の有無の確認は推奨されている。

STEP 2では，以上のトリアージによってレッドフラッグを除外した後頸椎可動域評価を行う。可動域評価は，次の段階で前庭機能検査やBPPVの頭位変換検査，またリハビリテーションで用いられる運動などで頸椎可動域を要することを想定したときに，それらが安全かという観点から行われる。また，頸部動脈障害の診断としての伸展回旋テストには十分な妥当性がないため，問診と病歴，血圧の測定だけではそれが完全に除外できなかった場合（画像診断を必要としなかった，もしくは画像診断で頸部動脈障害が否定された場合）に，頸部回旋位や伸展位，もしくはその複合位での症状誘発の有無を「段階的に」確認する必要はあるかもしれない。「段階的」とは，例えば古典的な背臥位における伸展回旋テストを行う前段階として，座位で頸部回旋位，伸展位，伸展回旋位にて症状誘発が誘発されるかを評価する〔この検査の過程を踏まえて「伸展回旋テスト」ではなく，「頭位症状誘発テスト（Positional provocative test）」とよぶこともある〕。ちなみにBPPVの症状の誘発は重力に対する頭位によることに対し，頸部動脈障害の症状誘発は重力に関わらない頭位による。理論上，座位での軽度股関節屈曲位，頸部伸展回旋位では，頸部動脈障害のみを特定しうる（症状が誘発された場合，BPPVによるものではない）[4]。頭位症状誘発テストの感度は十分でないため，陰性の場合でも頸部動脈障害が完全に否定されるわけでも，次に用いられる検査や治療が安全に行えると保証されるわけでもない。少しでも頸部動脈障害の疑いがある場合には改めて画像診断および医師への相談が必要である。

また，神経根症，ミオトーム，デルマトーム，深部腱反射，上位運動ニュー

表4 頸部動脈障害の症状の特徴

	内頸動脈病変	椎骨脳底動脈病変	上部頸椎不安定性
初期症状	・上部〜中部頸椎の痛み，耳や顎周辺の痛み（頸動脈痛） ・頭痛（前頭・側頭・頭頂部） ・下位脳神経障害（第Ⅷ〜Ⅻ脳神経） ・「他とはまったく異なる」急性的な痛み	・上部〜中部頸椎の痛み，後頭部痛 ・「他とはまったく異なる」急性的な痛み	・頭頸部痛 ・不安定感 ・頸部筋の過活動 ・頭部の支えが必要と感じる ・症状の悪化
慢性的症状	・一過性網膜機能不全（閃光暗点や一過性黒内障） ・一過性脳虚血発作（TIA） ・脳血管障害（CVA）	・後脳の一過性脳虚血発作（TIA）（めまい，複視，嚥下障害，構音障害，倒れ発作，吐き気，眼振，顔面麻痺，失調，嘔吐，嗄声，短期記憶の喪失，漠然さ，筋緊張低下／四肢の筋力低下，無汗症，聴覚障害，不快感，口周辺の感覚異常，光恐怖症，乳頭変化，不器用さ，動揺） ・脳神経障害 ・後脳の脳卒中（ワレンベルグ症候群，閉じ込め症候群）	・両側性の手や足部の感覚異常 ・喉の詰まった感じ ・口に金属味を感じる（第Ⅶ脳神経） ・上下肢の筋力低下 ・両側の協調性障害

（文献11より引用）

ロンの徴候，脳神経機能といった神経学的検査も忘れずに行う必要がある。本書では省略されているが，中枢性の前庭疾患ではさまざまなめまいの症状を呈し，これらは主に神経外科的検査により鑑別され医師の診断を仰ぐ。

STEP 2での詳細なトリアージによって，STEP 1でリストした疾患から棄却できるものを消去していく。残された鑑別疾患が理学療法評価および介入が適した疾患か否かを判断し，そうでない場合は追加で検査を実施するか，医師の診断を仰ぐことにより安全性を確認する必要がある。残された鑑別疾患が理学療法評価および介入が適した疾患のみであった場合には，次項STEP 3「眼球運動・前庭機能検査」へと進む。

STEP 3：眼球運動・前庭機能検査

STEP 3では主に眼球運動・前庭機能を検査し，前庭機能障害によるめまい症を除外する。ここで行われる検査については第5章で記述した。頸性めまいの疑われる患者に対する前庭検査は頸部可動域を制限する形で行われるよう考慮する。疾患の鑑別の観点から，一側前庭障害やBPPVと頸性めまいの特徴の違いを改めて考慮していただきたい。本書では後半規管によるBPPVの検査にはDix-Hallpike検査を用いることを推奨しているが，鑑別的観点からはトレンデレンブルグ肢位におけるDix-Hallpike検査や側臥位テスト（Side-lying test）も有効である。前者は，通常のDix-Hallpike検査を行う際に，患者に殿部を持ち上げて（ブリッジして）もらい，頸部の伸展を代償するため，頸部の伸展を伴わない。また後者では，頸部伸展を伴わないだけでなく，頸部回旋を制限して行うことができる。以上2つのテストにより症状が誘発された場合は，BPPVによる可能性が高く，STEP 2による所見と組み合わせると頸部動脈障害の可能性はかなり低くなる[4]。BPPVを含め，もしも明らかな前庭疾患が認められた場合，この段階では前庭疾患に対する適切なリハビリテーションを提供し，効果を検討する（治療方法についてはp.174第6章以降を参照のこと）。前庭疾患に関する検査によって陽性所見があった場合でも，頸性めまいを完全に除外できるわけではない。

前庭疾患と頸性めまいの鑑別テストとして，頭頸部鑑別テスト（Head-neck differentiation test）を用いる（図5）[4]。理論上，このテストによって前庭疾患，頸性めまい，もしくはその混合によるめまいを鑑別できるが，このテストに関する信頼性，妥当性といった統計学的指標の報告はなく，その他の検査と組み合わせて解釈する必要がある。頭頸部鑑別テストで頸性めまいが疑われた場合には，STEP 4にて頸椎の整形外科的評価を行う。同様の理論に基づき，座位における頭頸部の徒手的牽引を用いることもある。座位における頭頸部の牽引は，前庭系に対する刺激は限りなく少なく，この手技における症状の変化は頸性めまいに由来する可能性を示唆する。

静的および動的バランスもこの段階に評価される。前庭疾患および頸性めまいいずれの場合においてもバランス障害を認めうるが，症状誘発肢位の観察（頸部運動によるバランスの変化）と機能テストとしてこれらの検査は重要な所見となる。

STEP 4：頸椎の整形外科的評価と頸性めまいのパターン認識

トリアージ，眼球運動・前庭機能検査を通して，頸椎可動域および不安定性といった頸椎に関するいくつかの検査を終えているが，この段階では頸椎（特

図5　頭頸部鑑別テスト（Head-neck differentiation test）

	ベースライン	頭頸部の同時の動き（頸部固定）	頭部固定下の頸部の動き
回旋（左方向）	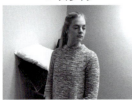	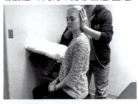	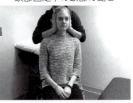
伸展	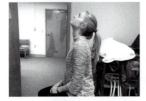	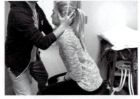	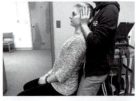
屈曲	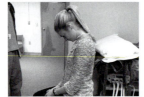	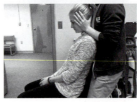	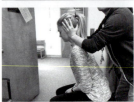

	頭部固定下の頸部の動き	頭頸部の同時の動き（頸部固定）
陽性所見	・頸性めまいの疑い ・前庭疾患に関して不明	・前庭疾患の疑い ・頸性めまいに関して不明
陰性所見	・頸性めまいは除外／可能性は低い ・前庭疾患に関して不明	・前庭疾患は除外／可能性は低い ・頸性めまいに関して不明

頸椎可動域評価に伴う症状誘発を評価する→頸椎左回旋にてめまいを訴える場合
1. 「頭部固定下の頸部の動き」を左方向の動き（体幹の相対的な右方向への動き）に関して評価する。
   - → 陽性の場合：頸性めまいを疑う。前庭疾患に関しては不明（このテストのみでは判断不能）。
   - → 陰性の場合：頸性めまいの可能性は低い。前庭疾患に関しては不明（このテストのみでは判断不能）。
2. 「頭頸部の同時の動き（頸部固定）」を左方向の動きに関して評価する。
   - → 陽性の場合：前庭疾患を疑う。頸性めまいに関しては不明（このテストのみでは判断不能）。
   - → 陰性の場合：前庭疾患の可能性は低い。頸性めまいに関しては不明（このテストのみでは判断不能）。

「頭部固定下の頸部の動き」が陽性，「頭頸部の同時の動き（頸部固定）」が陰性の場合は，頸性めまいとして臨床推論を進める。

※ポイント
頭頸部鑑別テストを使った臨床決定には，「頭部固定下の頸部の動き」と「頭頸部の同時の動き（頸部固定）」の両方が必要である。

に上部頸椎）の機能障害や姿勢（アライメント），頭頸部位置に関する認識，頸部の動きのコントロール，（頸椎の動きに伴う）眼球運動のコントロールといった頸性めまいにより関連する項目について評価する[8,13]。頸椎機能障害の評価として横突起や棘突起における（関節学的）可動性と圧痛の評価がある。頸性めまいとBPPV患者群を比較した研究によると，頸性めまいの患者では上部頸椎および脊柱筋の痛みを有意に認めた[14]。通常の整形外科における頸椎の評価と同様，脊柱のアライメントに関する評価を行うが，むち打ちの後遺症としての頸性めまいでは，一般的にアライメントや姿勢コントロールの不良を認める。頸性めまいは上部頸椎の機能障害と関連を認めることが多いが，その評価として頸部屈曲回旋テスト（Cervical flexion rotation test：CFRT）（図6）と頭頸部屈曲テスト（Craniocervical flexion test：CCFT）（図7）がある。整形外科的理学療法検査はこの限りでないが，本書の範囲を超えるため必要に応じて他の文

図6 頸部屈曲回旋テスト（Cervical flexion rotation test：CFRT）

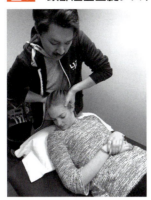

- 患者は背臥位。セラピストは患者の後頭部を持ち上げ最大限に屈曲する。頸部最終屈曲位を維持したまま（中部・下部頸椎の動きを制限したまま），頸部を他動的に回旋する。頸部回旋位にて，患者が痛みを訴えた場合，もしくは抵抗を感じた場合を最終可動域とし，その可動域を計測もしくは目視で記録する。
- 32°以下の回旋可動域，左右差が10°以上の場合，回線に伴って上部頸椎の痛みが誘発されたいずれかの場合は陽性となる。
- MDC= 4.7°～7°
- （頸性頭痛を診断する場合）感度＝0.90-0.95，特異度＝ 0.90-0.97，陽性尤度比＝ 9.0-9.4，陰性尤度比＝ 0.11-0.27

図7 頭頸部屈曲テスト（Craniocervical flexion test：CCFT）

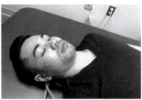

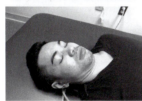

- 深頸部屈筋の筋収縮コントロールおよび筋持久力の評価
- 患者は背臥位，頸椎は中間位。血圧計のカフを頸部後方に置き，20mmHgになるように空気を入れる。患者は顎を引くようにしながら2mmHgごとにカフに圧をかけ30mmHgまで漸進的に圧を加える。筋持久力を評価する場合には，ある一定の圧力で顎を引いた状態を維持する。セラピストは，患者が加圧可能であった数値や持続可能時間を記録するだけでなく，深頸部筋の筋収縮の質を評価する。

図8 関節位置覚誤差テスト（Joint position error test）

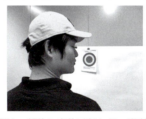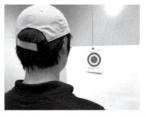

- 初回の評価は一般的に座位で行われ，患者はターゲットを貼った壁より90cm離れた位置に座る。患者はレーザーポインターの付属した帽子をかぶり，リラックスした状態でレーザーポインターがターゲットの中心に位置するように調整する。目をつぶった状態で，検査する方向へ頸部を動かし（写真は頸部右回旋），その後，再度自身がターゲットの中心だと思う位置を指すように，頸部を反対方向に動かす（写真の場合は左回旋）。
- 中心から4.5°以上の誤差をカットオフ値として，3回行った場合の平均値が4.5°以上であった場合，もしくは3回のうち繰り返し4.5°を上回る場合に陽性となる（通常，3回連続で4.5°未満に収まるかを見ることが多い）。

献などを参考いただきたい。

　頭頸部位置に関する認識についての評価法はいくつかあり，概して再配置テスト（Relocation test）とよばれる。本書では，そのうちの関節位置覚誤差テスト（Joint position error：JPE）（図8）を紹介する。頸部の動きのコントロールの評価は，今のところ確立された検査が存在しないが，臨床的には関節位置覚誤差テストと類似した方法で視標に示されたラインや模様に沿って頸部を正確

図9　頸部の動きのコントロールの評価

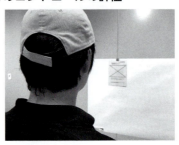

- 関節位置覚誤差テストと同様に，患者はレーザーポインターの付属した帽子をかぶり，壁に貼られた模様に沿ってレーザポインターが動くように，頸部を動かす。セラピストは頸部の動きとレーザーポインターの動きそれぞれの質を評価する。

に動かせるかを診る（図9）。実験室的には，The Flyというシステムが研究されている[13]。The Flyでは画面上に自身の頸部の位置が点として投影され，コンピュータによって動く視標を正確に追跡できるかを評価する。この方法で，むち打ち症の患者群と対照群で有意差がみられたことが報告されている[13]。頸部痛を主訴とする患者において追従眼球運動の減速，サッケードの速度や潜伏時間の変化，頸性眼球運動のゲインの増加などが報告されている[13]。頸性めまいに特異的な眼球運動のコントロールに関する評価としては，頸部回旋追従眼球運動テスト（Smooth pursuit neck torsion：SPNT）が多く研究されている。SPNTテストは電気眼球計を用いて0.2Hzで40°の間を動く視標を追跡するタスクで，頸部中間位および頸部45°回旋位における眼球運動の誤差を比較する[3]。SPNTテストの解釈や臨床的有用性についてはいまだ議論の余地がある。

　STEP 3までの段階で理論上鑑別疾患は除外されており，頸性めまいの検査前確率（pre-test probability）は増加していると考えられる。ここまでに紹介された検査のうち，頸性めまいを確定診断しうる妥当性のある検査は存在しないが，これら一つ一つの検査を組み合わせて用いることによって検査後確率（post-test probability）を想定し，臨床判断を下す。参考までに，Jungらは①頭部前傾姿勢，②CFRT，③頸椎のend-feel，④頸椎の低可動性の有無，⑤CCFT，⑥SPNTテストの6つの検査のうち，4つが陽性であることを頸性めまいの診断の条件としている[8]。

STEP 5：治療戦略の構築と再考察

　以上の段階を踏まえ，頸性めまいが主な診断として有力であった場合には，治療を開始する。介入によるセッション内やセッション間での症状の変化を通して，それぞれの患者の機能障害を特定する。例えば，STEP 4にて頸椎の機能障害が認められ，徒手療法や運動療法によって介入した後に，頸部の痛みとめまいの重症度を再度評価する。頸椎の痛みが減少したにもかかわらず，めまいの重症度が変わらなかった場合，評価結果に基づき頭頸部位置に関する認識，頸部の動きのコントロール，（頸椎の動きに伴う）眼球運動のコントロールといった要素に対する介入を行い，再度めまいの重症度を評価する。これらの頸性めまいに対する具体的な介入方法については，次項で解説する。いずれの介入によっても効果がみられない場合は，再度，前庭疾患などの鑑別疾患を疑い，必要に応じて前庭リハビリテーションを行う。

頸性めまいに対する理学療法

頸性めまいに対する理学療法は，個々の患者でみられる臨床所見に基づいて行われる（特にp.242「STEP 4」の項を参照）。介入の対象となる機能障害の例として，頸椎もしくは筋組織による頸部可動性の低下，過可動性，筋緊張の亢進，トリガーポイント，異常なアライメントや姿勢のコントロール，頸部の運動感覚（頭頸部位置に関する認識や頸部の動きのコントロール）などが挙げられる[4, 12]。詳細な整形外科的徒手療法や運動療法については本書の範囲を超えるが，ここではそれぞれの機能障害に対する治療の考え方と，整形外科を専門としない理学療法士や医師が比較的容易に用いることができる運動やホームエクササイズを紹介する。

頸部可動性低下に対する介入

前述した横突起や棘突起における（関節学的）可動性の評価によって，関節の機能障害による可動性低下が認められた場合には，例として環椎後頭関節の離開，環軸椎（上部頸椎）の回旋モビライゼーション，持続的椎間関節自然滑走法（Sustained Natural Apophyseal Glide：SNAG）といった徒手療法を用いることが一般的である。2005年に行われたReidらによるシステマティックレビュー[15]では，無作為化比較研究の数が少なく，頸性めまいに対する徒手療法の効果については制限があると報告されたが，最近（2018年）のYaseenらのシステマティックレビューによると，採択された研究数が少なく，用いられている徒手療法手技にばらつきがあるといった制限は依然あるものの，徒手療法は概して頸性めまいの治療として効果的であると報告している（エビデンスレベル2）[16]。環椎後頭関節の離開（図10）は，頸椎回旋時における側屈による代償動作，頸椎屈曲時における中部・下部頸椎による代償動作（環椎後頭関節の可動性低下），座位における頭頸部の牽引にて症状緩和がみられた場合などに効果的である。環軸椎関節の可動性に対する介入として，CFRTと同様の肢位でモビライゼーションやhold-relax手技を用いることができる（図6を参照）。SNAGはMulliganコンセプトに基づく徒手療法手技で，上部のみならず中部・下部頸椎に対しても用いることができる。Reidらは頸性めまい患者に対して，セラピストによるSNAGおよび自身で行うSNAGを行う介入群，

図10　環椎後頭関節の離開

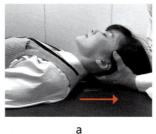 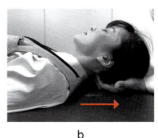

a　　　　　　　　　　b

- 患者は背臥位とし，セラピストは軸椎棘突起よりも上の位置で後頭部を覆うように保持する（a）。セラピストは全身を後方に傾けるように体重移動しながら，患者の頭頸部を優しく牽引する。
- もしくはセラピストは指先を上項線に当てるように保持し，中手指節間関節を屈曲することによって牽引を加える方法もある（b）。

Maitlandに基づく関節モビライゼーション手技と可動域訓練行う介入群，対照群の3群を比較し，12週間の介入後，徒手療法を用いた介入群両方でめまいの重度および頻度が改善した[17]。介入12カ月後に評価を行ったところ，12週間後と同様の結果に加えて，SNAGを用いた群で有意な頸椎可動域の改善とわずかなバランスの改善が報告された[18]。ここではReidらの研究でも用いられた自身で行うSNAG（図11）の方法を紹介する。以上のような徒手療法によって効果がみられたときは，その後に頸部の可動域訓練や筋力訓練，慣れの訓練，頭頸部位置に関する認識の訓練，バランス訓練といったエクササイズを必要に応じて処方する。

筋組織による可動性低下や姿勢のコントロールに対する介入

図7では深頸屈筋の筋力および筋収縮コントロールの評価について解説したが，同様に頸伸筋に関する評価も行い，筋力低下による可動性低下や姿勢のコントロール不良に対する影響について評価する。頸性めまいにおける頸屈筋の筋力訓練または筋収縮コントロール訓練はCCFTと同様の方法で行われ，改善に伴い座位における頭頸部屈曲の訓練や体幹トレーニングを通して頭頸部のアライメントの再学習を促す。参考までに，頸伸筋の筋力訓練（図12）を1つ紹介する。

図11 タオルを使った自身で行うSNAG（頸部左回旋の可動域改善を目的とした訓練例）

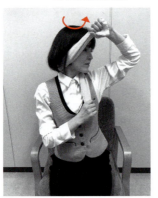

- 患者は座位とし，タオルを首にかける。可動性の低下の原因と考えられる関節機能障害もしくは痛みを感じる位置（写真は左第4-5頸椎）にタオルを当て，前下方に引っ張りながら支持する。もう片方の手（写真は右手）は，タオルがモビライゼーションを行う頸椎レベル（第4頸椎）を全体的に覆いながら可動性を改善したい方向（左方向）に回旋を促すように，タオルを運動方向かつ上方に引っ張る。患者はタオルを3秒間引っ張りながら，同時に自動的にも頸椎回旋方向に動く。

図12 頸部の動きのコントロールの評価

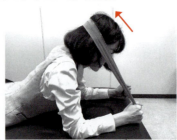

- 患者はプランクの姿勢で，後頭部に回したセラバンドの両端を両手で保持する。頸伸筋の等尺性収縮によって頭頸部が中間位になるように，セラバンドの長さや強度を調整する。患者はこの姿勢を1分〜3分保持する。1分間保持できない場合は座位で行う。改善に伴って，頭頸部伸展位や，腹部をベッドより浮かせた状態のプランクの姿勢で行うなど運動強度を調整する。

頸部の運動感覚の再教育

頭頸部位置に関する認識の評価において問題点が認められた場合，もしくは徒手療法を終え介入プログラムを進行する場合に，頸部の運動感覚の再教育を行う。古典的には中心窩視野のみ見える眼鏡（foveal glasses）を用いた訓練に関して研究されていたが，ここではJPEテスト同様，レーザーポインターの付属した帽子を用いて行う訓練方法を紹介する。JPEテストが陽性だった場合，まず行われる訓練は問題のあった頸部運動方向に対する頭頸部位置の再配置を繰り返し練習することである（図8を参照）。その他の前庭リハビリテーションで用いる訓練同様，訓練を行う肢位を変更したり，バランス訓練と並行して行うなどして，運動の強度を調整する。頸部の動きのコントロールにて問題が認められた場合，図9のような視標もしくは動く視標などを用いて，繰り返し訓練を行う。レーザーポインターを用いた視標の追跡は，眼運動による代償を許さないため，頸部単独による運動（眼球運動や体感の運動との分離）を促進する。

包括的アプローチ

前述したように徒手療法は頸部痛およびめまいに対して効果があると考えられるため，Lystadらは徒手療法と前庭リハビリテーションの組み合わせは頸性めまいに対する介入として最善であると仮定しシステマティックレビューを行ったが，研究数が少なく（特に徒手療法と前庭リハビリテーションを介入として用いた研究は存在しなかったため）結論を導くことはできなかった[19]。Mignguez-Zuazoらは頸性めまい患者に対して運動療法（頸椎可動域訓練，深頸部筋の持久力訓練，ストレッチ，眼球運動訓練）に加え，慢性的な頸部痛に関する神経生理学や生理病理学や痛みの対処方略についての患者教育を含めた包括的アプローチの治療効果を検討した[20]。対象患者は7名の研究ではあるが，NDI（5名）および痛みの認知に関する評価pain catastrophizing scale（PCS）（4名）では比較的多くの割合でMDCを超える改善がみられたが，DHI（3名）および動作恐怖症の評価として用いたThe Tampa Scale for Kinesiophobia（TSK-11）（2名）は少数でのみ改善がみられた[20]。

本項目冒頭で述べたように頸性めまいは一種の症候群と考えることもでき，すべての頸性めまい患者において必ずしも同様の機能障害を呈するとは限らない。理学療法士はSTEP 4「頸椎の整形外科的評価と頸性めまいのパターン認識」で紹介した評価によって個々の患者における詳細な機能障害を特定し，患者の機能障害と問題点に特化した介入方法を選択することが望まれる。包括的アプローチや前庭リハビリテーションの要素を含めることは，多様な機能障害に対処するために有効であることもあると考えられる。Kristjanssonらは図13のように種々の訓練を漸進的に行うことを推奨している[13]。

図13 頸性めまいの漸進的治療プログラムの例

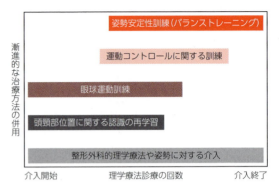

(文献13より引用)

引用文献

1) Wrisley DM, et al.: Cervicogenic dizziness: a review of diagnosis and treatment. J Orthop Sports Phys Ther, 30: 755-766, 2000.
2) Ryan GM, et al.: Cervical vertigo. Lancet, 269: 1355–1358, 1955.
3) Reiley AS, et al.: How to diagnose cervicogenic dizziness. Arch Physiother, 7: 12, 2017.
4) Clendaniel RA, et al.: Physical Therapy Management of Cervicogenic Dizziness. Vestibular Rehabilitation, Fourth edition.
5) Devaraja K. Approach to cervicogenic dizziness: a comprehensive review of its aetiopathology and management. Eur Arch Otorhinolaryngol, 275: 2421-2433, 2018.
6) Peng B. Cervical Vertigo: Historical Reviews and Advances. World Neurosurg, 109: 347-350, 2018.
7) Treleaven J. Dizziness, Unsteadiness, Visual Disturbances, and Sensorimotor Control in Traumatic Neck Pain. J Orthop Sports Phys Ther, 47: 492-502, 2017.
8) Jung FC, et al.: Clinical Decision Making in the Management of Patients With Cervicogenic Dizziness: A Case Series. J Orthop Sports Phys Ther, 47: 874-884, 2017.
9) van Leeuwen RB, et al.: Dizziness and neck pain: a correct diagnosis is required before consulting a physiotherapist. Acta Neurol Belg, 117: 241-244, 2017.
10) Thompson-Harvey A, et al.: Symptoms in cervical vertigo. Laryngoscope Investig Otolaryngol, 4: 109-115, 2018.
11) Stiell IG, et al.: The Canadian C-spine rule for radiography in alert and stable trauma patients. JAMA, 286: 1841-1848, 2001.
12) Rushton A, et al.: International framework for examination of the cervical region for potential of Cervical Arterial Dysfunction prior to Orthopaedic Manual Therapy intervention. Man Ther, 19: 222-228, 2014.
13) Kristjansson E, et al.: Sensorimotor function and dizziness in neck pain: implications for assessment and management. J Orthop Sports Phys Ther, 39: 364-377, 2009.
14) L'Heureux-Lebeau B, et al.: Evaluation of paraclinical tests in the diagnosis of cervicogenic dizziness. Otol Neurotol. 35: 1858–1865, 2014.
15) Reid SA, et al.: Manual therapy treatment of cervicogenic dizziness: a systematic review. Man Ther, 10: 4-13, 2005.
16) Yaseen K et al.: The effectiveness of manual therapy in treating cervicogenic dizziness: a systematic review. J Phys Ther Sci, 30: 96-102, 2018.
17) Reid SA, et al.: Comparison of mulligan sustained natural apophyseal glides and maitland mobilizations for treatment of cervicogenic dizziness: a randomized controlled trial. Phys Ther, 94: 466-476, 2014.
18) Reid SA, et al.: Manual therapy for cervicogenic dizziness: Long-term outcomes of a randomised trial. Man Ther, 20: 148-156, 2015.
19) Lystad RP, et al.: Manual therapy with and without vestibular rehabilitation for cervicogenic dizziness: a systematic review. Chiropr Man Therap, 19: 21, 2011.
20) Minguez-Zuazo A, et al.: Therapeutic patient education and exercise therapy in patients with cervicogenic dizziness: a prospective case series clinical study. J Exerc Rehabil, 12: 216-225, 2016.

第9章

良性発作性頭位めまい症に対する頭位治療

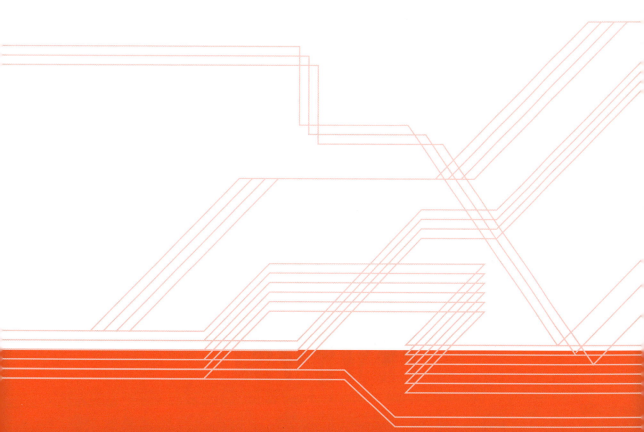

1 良性発作性頭位めまい症に対する頭位治療

伏木宏彰

はじめに

良性発作性頭位めまい症(benign paroxysmal positional vertigo：BPPV)に対する頭位治療は，めまいを専門とする医師の指導の下に行う。実施するにあたり，内耳前庭の解剖生理，特に前庭動眼反射について耳鼻咽喉科専門医と同レベルの知識と理解が求められる[1]。頭位変換眼振検査と頭位眼振検査を習得し，患側とサブタイプを決定し適切な頭位治療を選択する。

頭位変換眼振検査(Dix-Hallpike testを含む)

検査の意義

末梢および中枢平衡障害を検出する。後半規管型および前半規管型の良性発作性頭位めまい症の診断に必須の検査である。動的傾斜(半規管と耳石を刺激)により生じる病的な眼振を観察する。後述する頭位眼振検査では，静的傾斜(耳石を刺激)により生じる病的な眼振を観察する。

検査の準備

フレンツェル眼鏡あるいは赤外線フレンツェル眼鏡を用意する(p.113第4章参照)。

検査の実際(図1)

非注視下で素早く座位から懸垂頭位に倒し頭位を維持したまま眼球運動を観

図1 後半規管型および前半規管型BPPVを診断するための重要な検査法

眼振誘発のコツ
・素早く体位変換を行う。
・懸垂頭位や座位で眼振が微弱な場合，頭位眼振検査(座位)の前屈左/右回しからそのまま懸垂頭位にすると典型眼振が観察されることがある。

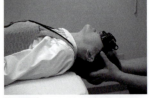

懸垂頭位

察する。後半規管型のBPPVでは，倒してからしばらくして病的な眼振が出現する。懸垂頭位（20°懸垂）から座位に素早く起こす[2,3]。

Dix-Hallpike法では，頭部を45°回し座位から素早く倒す。続いて頭部を45°回したまま素早く起こす。一側の後半規管と反対側の前半規管のペア刺激となる。

Stenger法では，正面座位から素早く正面懸垂位に倒す。続いて正面懸垂位から正面座位に素早く起こす。両側垂直半規管の刺激となる。

眼振の記載法

p.113第4章を参照。

眼振の見方

病的な眼振について，潜時（潜伏時間），減衰性，疲労性，めまい感の有無について観察する。

後半規管型のBPPVでは，懸垂頭位にて上眼瞼向き回旋性の眼振が誘発される（図2）。座位に戻すと眼振の方向は逆転し下眼瞼向き回旋性の眼振が観察される。

眼振が観察される側が患側耳となる。例えば，右耳が患側の場合，右懸垂位で上眼瞼向き右回り垂直回旋性，座位で下眼瞼向き左回り垂直回旋性眼振が観察される。後半規管型BPPVの典型例では，眼振出現まで潜時があり持続時間は比較的短く徐々に減衰する（表1）。

図2 後半規管型と前半規管型の診断

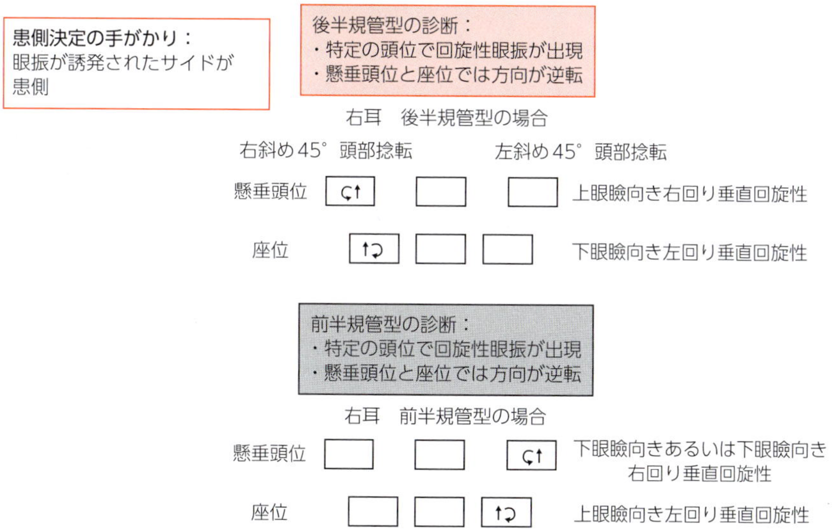

患側決定の手がかり： 眼振が誘発されたサイドが患側

後半規管型の診断：
- 特定の頭位で回旋性眼振が出現
- 懸垂頭位と座位では方向が逆転

右耳 後半規管型の場合

	右斜め45°頭部捻転		左斜め45°頭部捻転	
懸垂頭位	↻↑			上眼瞼向き右回り垂直回旋性
座位	↻↓			下眼瞼向き左回り垂直回旋性

前半規管型の診断：
- 特定の頭位で回旋性眼振が出現
- 懸垂頭位と座位では方向が逆転

右耳 前半規管型の場合

懸垂頭位			↻↑	下眼瞼向きあるいは下眼瞼向き右回り垂直回旋性
座位			↻↓	上眼瞼向き左回り垂直回旋性

表1 頭位性眼振の性状

	潜時	持続時間	強さ	疲労性
後/前半規管型	3-10秒	< 30秒	増強-減衰	あり
外側半規管型 半規管結石	なし	50-80秒	増強-減衰	あり
外側半規管型 クプラ結石	なし	3分以上	一定	まれ
中枢性頭位眼振	なし	> 30秒	一定	まれ

前半規管型の良性発作性頭位めまい症は，極めてまれである。懸垂頭位にて下眼瞼向き（あるいは下眼瞼向き回旋性）眼振が誘発される（図2）。座位にて眼振の方向は逆転する。中枢性めまいとの鑑別を要する。

メッセージ

懸垂頭位や座位で眼振が微弱な場合，頭位眼振検査（座位）の前屈左／右回しから懸垂頭位にすると眼振が顕著になり診断が確定しやすい（図6b）。

後半規管型BPPVに対する頭位治療（図3）

多くはLong-arm内の半規管結石である（p.72第3章参照）。コクランレビューによると，1回のEpley法施行で症例の約80％が1週間後の時点で改善する[4]。Semont法も同等の有効性が示されている[4]。Epley法の有効性が高いこともあり原法の治療後の姿勢制限の上乗せ効果や乳突部の振動刺激効果についてのエビデンスは示されなかった[5]。非特異的な頭位治療であるBrandt-Daroff法はEpley法より有効性で劣る[5]。

Epley（canalith repositioning maneuver）法の実際（図4）[3]

右耳が患側の場合，ステップ①頭部を右（患側方向）に45°回し座位の姿勢をとる（座位で右45°頸部捻転）。ステップ②頭部を右45°向けたまま素早く仰臥位懸垂頭位に体位変換し20～30秒間維持する（仰臥位で右45°頸部捻転かつ20°懸垂頭位）。ステップ③ゆっくり頭部を左（健側方向）に90°回し20秒間維持する（仰臥位で左45°頸部捻転かつ懸垂頭位）。ステップ④左45°を向いたまま体ごと左下にして20～30秒間維持する（左下側臥位で左45°頸部捻転かつやや前屈）。このとき，体はやや猫背で顎を引いて左肩につけるようにするとよい。ステップ⑤左肩に顎をつけ頸部捻転を維持したままゆっくり起き上がり完全に座ってから顔を正面に戻す（座位で正面）。ステップ②～④ではめまいが治まっ

図3　BPPVの治療

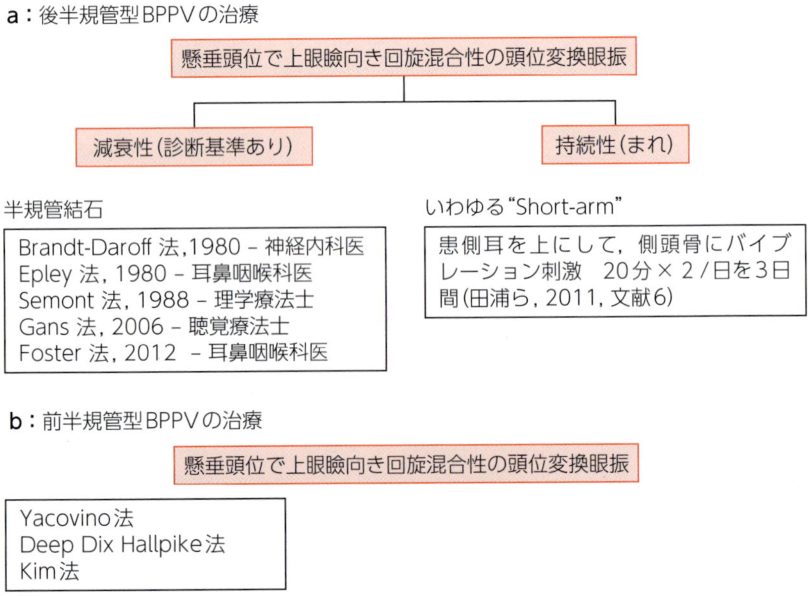

a：後半規管型BPPVの治療

懸垂頭位で上眼瞼向き回旋混合性の頭位変換眼振
├ 減衰性（診断基準あり）
└ 持続性（まれ）

半規管結石
- Brandt-Daroff法, 1980 – 神経内科医
- Epley法, 1980 – 耳鼻咽喉科医
- Semont法, 1988 – 理学療法士
- Gans法, 2006 – 聴覚療法士
- Foster法, 2012 – 耳鼻咽喉科医

いわゆる"Short-arm"
患側耳を上にして，側頭骨にバイブレーション刺激　20分×2／日を3日間（田浦ら，2011, 文献6）

b：前半規管型BPPVの治療

懸垂頭位で上眼瞼向き回旋混合性の頭位変換眼振

- Yacovino法
- Deep Dix Hallpike法
- Kim法

て20～30秒程度維持する。

Semont（liberatory maneuver）法の実際（図4）[3]

右耳が患側の場合，ステップ①頭部を左（健側方向）に回し正面座位の姿勢をとる（座位で左45°頸部捻転）。ステップ②素早く右下側臥位（患側）に体位変換しめまいが治まって少なくとも20秒間維持する（右下側臥位で左45°頸部捻転）。ステップ③左45°頸部捻転位を維持したまま素早く左下側臥位に体位を変換し30秒間維持する（左下側臥位で左45°頸部捻転）。ステップ④ゆっくり起き上がり顔を正面に戻す（座位で正面）。ステップ②③の体位変換は右後半規管平面と同じ平面で行う。

メッセージ

- 米国，わが国ではEpley法，ヨーロッパではSemont法が好まれている。有効性はいずれも高くどちらを選択しても良い。患側耳からスタートし（Epleyステップ②＝Semontステップ②），健側での姿勢も同じである（Epleyステップ④＝Semontステップ③）。
- 頸部疾患を有する患者には体位変換を素早く行うSemont法は行わないほうがよい。
- 患者に頭位治療中，悪心・嘔吐が生じることがあることを説明しておく（表2）。
- Epley法ステップ⑤で激しくふらつくことがある。患者の頸部を両手で支えてあげるとよい。

図4 後半規管型BPPVの頭位治療

a：右患側 Epley法

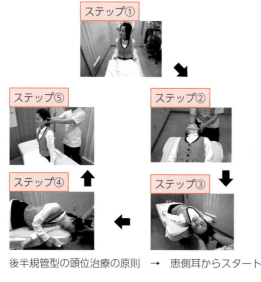

b：右患側 Semont法

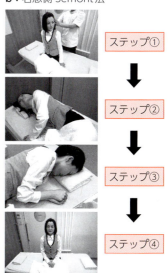

後半規管型の頭位治療の原則 → 患側耳からスタート

表2 頭位治療の合併症

- canal conversion：耳石のかけらが後半規管から外側半規管に迷入
- canal jam：耳石のかけらが総脚付近で詰まる
- 悪心・嘔吐：ケースにより制吐剤の使用
- 再発：再発率　25％（1年以内），44％（2年以内）

前半規管型BPPVに対する頭位治療(図3)

Yacovino法，Deep Dix-Hallpike法，Kim法などがある[7]。症例数が少ないこともありどの頭位治療が有効か現時点では明らかではない。

Yacovino法の実際(図5)[8]

ステップ①正面座位からステップ②仰臥位懸垂頭位に変換して頭位を30秒間維持する。ステップ③懸垂頭位からお腹を見るように頭部を前屈させこの頭位を30秒間維持する。治療者は頭部を支えてあげるとよい。ステップ④仰臥位から座位に体位を変換させ30秒間維持する。患側にかかわりなく施行できる利点がある。

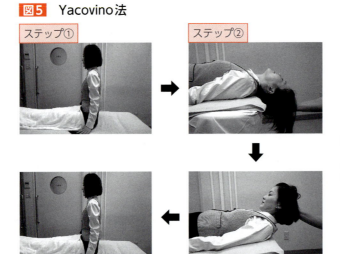

図5　Yacovino法

前半規管型の頭位治療
→　Yacovino法では患側を考慮しなくてよい

頭位眼振検査（Supine roll testを含む）

検査の意義

末梢および中枢平衡障害を検出する。静的傾斜（耳石を刺激）により生じる病的な眼振を観察する。方向交代背地性（上向性）眼振では中枢性頭位めまいとの鑑別を念頭に置く。前述の頭位変換眼振検査では，動的傾斜（半規管と耳石を刺激）により生じる病的な眼振を観察する。外側半規管型のBPPVの診断に必須なSupine roll testでは，動的傾斜を行う。

検査の準備

フレンツェル眼鏡あるいは赤外線フレンツェル眼鏡

検査の実際（仰臥位）（図6）

仰臥位で眼振を観察する。頭部を左あるいは右方向にできるだけゆっくり回し頭位をしばらく維持したまま眼球運動を観察する[2]。眼振が認められないときは2回検査する。頸性めまいを疑う場合は，眼振の出現状況を側臥位とで比較する。Supine roll testでは枕を入れて頭部がやや前屈するようにし（左右に回す時に外側半規管平面と頭部傾斜平面が同一となるように約30°前屈），素早く頭部を回す[3]。

図6 外側半規管型BPPVを診断するための重要な検査法

a：頭位眼振検査（仰臥位）

【眼振誘発のコツ】
・仰臥位で枕を入れて頭はやや前屈にする。
・頸部を90度まで捻転。
・眼振が認められないときは2回検査するとよい。
・高齢者など頸部の捻転が不十分な場合，側臥位にする。

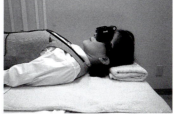

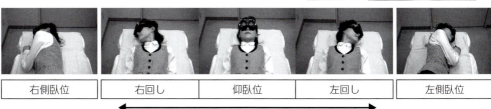

| 右側臥位 | 右回し | 仰臥位 | 左回し | 左側臥位 |

Roll test

b：頭位眼振検査（座位）

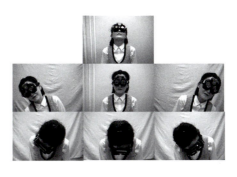

	背屈	
右下	座位正面	左下
右回し	前屈	左回し

診察室にベッドがない場合は，頭位眼振検査(座位)を行うか，あるいは診察椅子を倒して頭位眼振検査(仰臥位)を行う。仰臥位での頭位眼振検査が望ましい。著者らが注視眼振検査および自発眼振検査で異常が認められなかった151症例に赤外線フレンツェル眼鏡を装着して仰臥位と座位での頭位眼振を観察比較したところ，病的眼振の検出率は仰臥位で57.6%，座位で23.2%であった。特に，めまいの持続時間が短い症例，動作でめまいを自覚する症例では，仰臥位での頭位眼振検査の病的眼振の検出率は高かった。めまいの持続時間が10分以内の症例の66.1%，起き上がりなど動作でめまいが生じる症例の67.3%に病的眼振が認められた(自験例)。

眼振の記載法

p.117第4章を参照。

眼振の見方

病的な眼振について，潜時(潜伏時間)，減衰性，疲労性，めまい感の有無について観察する。

外側半規管型BPPVでは，頭部を左あるいは右方向に回すと水平性眼振の方向が逆転する[3]。卵形嚢付近に浮遊する半規管結石では方向交代向地性(下向性)眼振となり眼振は1分くらいで消失する(減衰性)(表1)。クプラ結石では方向交代背地性(上向性)となり眼振は持続する(持続性)。

患側診断は，Supine roll testにて半規管結石(減衰性向地性)は眼振が強いほうが患側，クプラ結石(持続性背地性)は眼振が弱いほうが患側となる(図7)[3]。Bow & lean testでは，半規管結石は前屈での眼振方向が患側，クプラ結石は後屈での眼振方向が患側となる[3]。患側の決定は，後半規管型と比較して難渋するケースが多い。

図7　外側半規管型の診断

患側決定の手がかり：
外側半規管型では患側の決定が比較的難しい。
① roll test　向地性では眼振が強い方が患側
　　　　　　　背地性では眼振が弱い方が患側
② bow & lean test

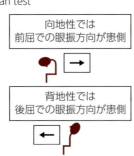

外側半規管型の診断：
・頸部捻転で水平性眼振の方向が逆転する
・半規管結石は方向交代向地性(下向性)眼振は多くは1分以内で消失(減衰)
・クプラ結石は方向交代背地性(上向性)眼振は長く持続する(持続)

左耳　外側半規管型　方向交代向地性の場合

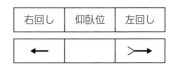

中枢性めまいとの鑑別
・外側半規管型の方向交代背地性(上向性)頭位眼振では，中枢性めまいとの鑑別が重要である。

左耳　外側半規管型　方向交代背地性の場合

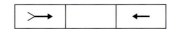

📢 メッセージ

- 外側半規管型の診断は，時間をかけて眼振を観察するよう心掛ける。頭部運動に制限があり90°まで回すことができない高齢者では，体ごと回して側臥位にして観察するとよい（図6）。
- 外側半規管型の方向交代背地性（上向性）頭位眼振では，中枢性めまいとの鑑別が重要である[10]。頭位眼振検査にて，めまい感を伴わない持続性頭位眼振，眼振を伴わない頭位性の悪心・嘔吐，めまい感を伴う純垂直性あるいは純回旋性頭位眼振，頭位変化で刺激半規管平面と異なる眼振成分が出現した場合は中枢性めまいを疑う（表1，3）。精密検査（二次検査）とMRIなど頭部画像検査を進める。

表3 頭位眼振検査で中枢性めまいを疑うポイント

- めまい症状を伴わない持続性頭位眼振
- 眼振を伴わない頭位性の悪心・嘔吐
- めまい症状を伴う純垂直性あるいは純回旋性頭位眼振
- 頭位変化で刺激半規管平面と異なる眼振成分が出現

🧠 アドバンス：耳石の位置と眼振の性状の関係（図8） column

半規管結石：卵形嚢付近で浮遊すると（△），患側が下側では向膨大部流となり，減衰性で向地性の強い眼振となる。患側が上側（健側が下）では反膨大部流となり，減衰性で向地性の弱い眼振となる。比較的少ないが，クプラ付近で浮遊すると（▲），患側が下側では反膨大部流となり，減衰性で背地性の弱い眼振となる。患側が上側（健側が下）では向膨大部流となり，減衰性で背地性の強い眼振となる。

クプラ結石：クプラの卵形嚢側（●），半規管側（■）いずれも，患側が下側では反膨大部流となり，持続性で背地性の弱い眼振となる。患側が上側（健側が下）では向膨大部流となり，持続性で背地性の強い眼振となる。

図8 右外側半規管型BPPVにおける耳石の位置と眼振の性状

①向地性眼振では患側が下で，背地性眼振は患側が上で向膨大部流となり眼振が大となる。
②半規管結石では持続性，クプラ結石では一過性となる。

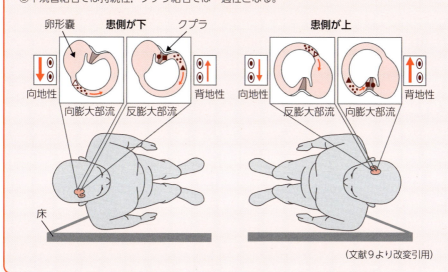

（文献9より改変引用）

外側半規管型BPPVに対する頭位治療（図9）

　方向交代向地性で減衰性を示す半規管結石では，以前はLempert法が広く行われてきた。近年では，簡便行えるGufoni法の床回りが行われるようになっている。両者の比較においてGufoni法施行群は同等以上の治療効果が示されている[11, 12]。筆者らの施設では半規管結石（方向交代性向地性）に対するGufoni法の床回りの1週間後でのめまい症状改善率は90.0%（9/10），眼振消失率は80.0%（8/10）であった（自験例）。

当院での方向交代背地性で持続性頭位眼振例の診療方針（図10）

　方向交代背地性で持続性眼振を示すクプラ結石に対する治療を行うにあたり，眼振の性状からクプラ結石がクプラの卵形嚢側（●）あるいは半規管側（■）が推定できない（図8）。Chuらの報告によると，外側半規管型のうちクプラ結石はクプラ卵形嚢サイドが約20%，半規管サイドが約5%とクプラ結石は卵形嚢サイドに多いとされる[13]。

　筆者らの施設では，卵形嚢サイドにあるクプラ結石（図8：●）と想定してまずGufoni法の床回りを行う（図10）。クプラ結石（方向交代性背地性）に対するGufoni法の床回りの1週間後でのめまい症状改善率は78.6%（11/14），眼振消失率は78.6%（11/14）であった（自験例）。1週間後改善がみられない場合は，半規管サイドにあるクプラ結石（図8：■）と想定してLog-roll法を行っている[14]。患側に倒れるGufoni法の天井回りの有効性も示されているが理論的には不完全な治療法である[15]。患側耳からスタートする。

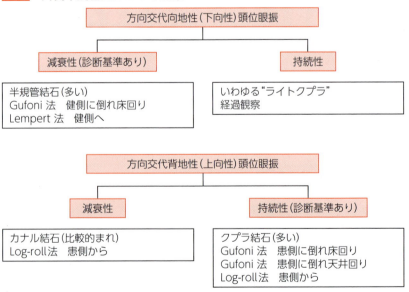

図9　外側半規管型BPPVの治療

▶ Lempert（barbecue roll maneuver）法の実際（図11b）[3]

　右耳が患側の場合，ステップ①仰臥位の姿勢をとる（仰臥位）。ステップ②頭を左（健側方向）に90°回す（仰臥位で左頸部捻転）。ステップ③体ごと左方向（健側方向）に回してうつ伏せの姿勢をとる（腹臥位）。ステップ④頭を左（健側方向）に90°回す（腹臥位で左頸部捻転）。さらに体を左方向に回しながら起き上がる（座位正面）。各ステップを15～30秒間程度維持してから次のステップに移る。

図10 当院での方向交代背地性で持続性眼振例の診療方針

初診時　他の内耳および中枢疾患を除外する　　・自覚症状
　　　　　　　　　　　　　　　　　　　　　　・前庭および中枢眼運動検査
　　　　　　　　　　　　　　　　　　　　　　・純音聴力検査など

患側決定　外側半規管型BPPVと初期診断　　　　・supine roll test
　　　　　　　　　　　　　　　　　　　　　　・bow & lean test
　　　　　　　　　　　　　　　　　　　　　　・自覚症状

　　　　　Gufoni法の床回り　　　　結石が卵形嚢サイドと想定

再診時　眼振および自覚症状の消失　　＊2日連続めまいが消失したら中止
　　　　はい　　　　　いいえ
　　　経過観察　　Log rollに変更　　結石が半規管サイドと想定

再診時　眼振および自覚症状の消失
　　　　はい　　　　　いいえ
　　　経過観察　　・患側の見直し
　　　　　　　　　・他の疾患を検討：精密検査と頭部MRI

図11 方向交代向地性眼振の頭位治療

a：右患側 Gufoni法　　　　　b：右患側 Lempert法

ステップ①

↓

ステップ②
左（健側）に倒れる

↓

ステップ③

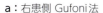

方向交代向地性眼振の原則
→ 健側耳からスタート

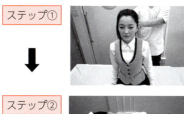

ステップ①　　　　ステップ②　左（健側）回り
ステップ⑤　左回りで起き上がる
ステップ④　うつ伏せのまま頭左回り　　ステップ③　左回りでうつ伏せ

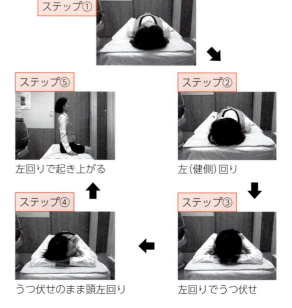

Gufoni法の床回りの実際[3]

右耳が患側で方向交代向地性頭位眼振の場合(図11a)，ステップ①正面座位より素早く左下側位に体位変換し30秒間維持する(左下側臥位)。ステップ②額を床につけるように素早く頭を45から60°回し1～2分間維持(左下側臥位で左頸部捻転)。ステップ③頸部捻転を維持したままゆっくり起き上がり顔を正面に戻す(座位正面)。

右耳が患側で方向交代背地性頭位眼振の場合(図12a，図8：●卵形嚢サイドにあるクプラ結石と想定)，ステップ①正面座位より素早く右下側位に体位変換し30秒間維持する(右下側臥位)。ステップ②額を床につけるように素早

図12 方向交代背地性眼振の頭位治療

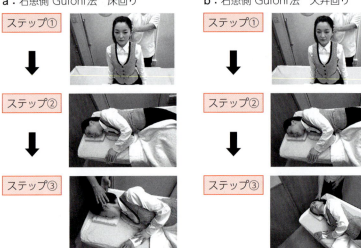

a：右患側 Gufoni法　床回り
b：右患側 Gufoni法　天井回り

方向交代背地性眼振の原則
　→　患側耳からスタート

左(患側)に倒れる

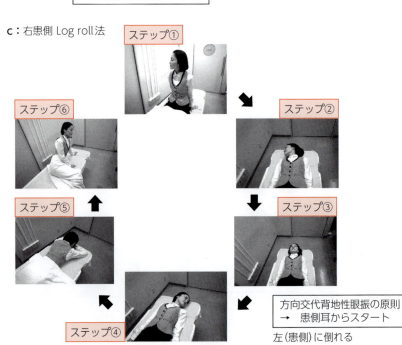

c：右患側 Log roll法

方向交代背地性眼振の原則
　→　患側耳からスタート

左(患側)に倒れる

く頭を45から60°回し1〜2分間維持(右下側臥位で右頸部捻転)。ステップ③頸部捻転を維持したままゆっくり起き上がり顔を正面に戻す(座位正面)。

Gufoni法の天井回り(図12b)[14]

右耳が患側で方向交代背地性頭位眼振の場合(図12, 図8：■半規管サイドにあるクプラ結石と想定)，ステップ①正面座位より素早く右下側位に体位変換し30秒間維持する(右下側臥位)。ステップ②額を天井に向けるように素早く頭を45から60°回し1〜2分間維持(右下側臥位で左頸部捻転)。ステップ③頸部捻転を維持したままゆっくり起き上がり顔を正面に戻す(座位正面)。

Log-roll法(図12c)[15]

右耳が患側の場合，ステップ①頭を右(患側方向)に90°回し正面座位の姿勢をとる(座位で右45°頸部捻転)。ステップ②右に90°向けたまま仰臥位に体位変換する(仰臥位で右頸部捻転)。ステップ③頭を左に90°回す(正面仰臥位)。ステップ④さらに頭を左に90°回す(仰臥位で左頸部捻転)。ステップ⑤体ごと左方向に回しうつ伏せの姿勢をとる(腹臥位)。ステップ⑥さらに体を左方向に回しながら起き上がる(座位正面)。各ステップを1分間程度維持してから次のステップに移る。

頭位治療がうまくいかない場合

他の疾患を疑い頭部MRIなど画像検査と精密検査(二次検査，第4章参照)を進める(表4)。

メッセージ

- 方向交代向地性頭位眼振では，健側からスタートする。方向交代背地性頭位眼振では，患側からスタートする。
- 外側半規管型ではエビデンスレベルの高い論文が少ない。早期に自然治癒が期待できるので無理に頭位治療を行う必要がないとの意見もある[16, 17]。
- 方向交代背地性頭位眼振を示すケースでは，中枢性頭位めまい症との鑑別を念頭において診療する。

表4 BPPV頭位治療がうまくいかない場合は？

```
精密平衡機能検査(二次検査)

MRI撮影
  MRI正常の場合
  －経過観察(6カ月 80%軽快)
  －めまい頭位を避ける
  －内服
  －家庭でのエクササイズ
```

引用文献

1) 日本めまい平衡医学会診断基準化委員会 編: 良性発作性頭位めまい症診療ガイドライン(医師用). Equilibrium Res, 68: 218-225, 2009.
2) 佐藤 豪: 頭位眼振検査・頭位変換眼振検査.[イラスト]めまいの検査. 日本めまい平衡医学会編, 改訂第3版, p.14-15, 診断と治療社, 2018.
3) Bhattacharyya N, et al: Clinical Practice Guideline: Benign Paroxysmal Positional Vertigo (Update). Otolaryngol Head Neck Surg, (Suppl), 156: 1-47, 2017.
4) Hilton MP, et al: The Epley (canalith repositioning) manoeuvre for benign paroxysmal positional vertigo. Cochrane Database Syst Rev, 8: CD003162. doi: 10.1002/14651858.CD003162.pub3. Review, 2014.
5) Hunt WT, et al: Modifications of the Epley (canalith repositioning) maneuver for posterior canal benign paroxysmal positional vertigo (BPPV). Cochrane Database Syst Rev, 18: CD008675. doi: 10.1002/14651858.CD008675.pub2. Review, 2012.
6) 田浦晶子, ほか: Short-arm型後半規管BPPVが疑われた4症例の検討. Equilibrium Res, 70: 151-158, 2011.
7) Hain TC: ANTERIOR CANAL BPPV and supine position triggered downbeating nystagmus (DBN). https://www.dizziness-and-balance.com/disorders/bppv/acbppv/anteriorbppv.htm, page last modified: January 31, 2019.
8) Yacovino DA, et al: New therapeutic maneuver for anterior canal benign paroxysmal positional vertigo. J Neurol, 256: 1851-1855, 2009.
9) Asprella Libonati G: Diagnostic and treatment strategy of lateral semicircular canal canalolithiasis. Acta Otorhinolaryngol Ital, 25: 277-283, 2005.
10) Büttner U, et al: Diagnostic criteria for central versus peripheral positioning nystagmus and vertigo: a review. Acta Otolaryngol, 119: 1-5, 1999.
11) Casani AP, et al: Horizontal semicircular canal benign paroxysmal positional vertigo: effectiveness of two different methods of treatment. Audiol Neurootol, 16: 175-184, 2011.
12) Kim JS, et al: Randomized clinical trial for geotropic horizontal canal benign paroxysmal positional vertigo. Neurology, 79: 700-707, 2012.
13) Chu LC, et al: A simple algorithm for treating horizontal benign paroxysmal positional vertigo. Otol Neurotol, 35: 1621-1625, 2014.
14) Hain TC: Lateral canal BPPV. https://www.dizziness-and-balance.com/disorders/bppv/lcanalbppv.htm, page last modified: January 30, 2019.
15) Kim JS, et al: Randomized clinical trial for apogeotropic horizontal canal benign paroxysmal positional vertigo. Neurology, 78: 159-166, 2012.
16) Imai T, et al: Natural course of the remission of vertigo in patients with benign paroxysmal positional vertigo. Neurology, 64: 920-921, 2005.
17) Imai T, et al: Natural course of positional vertigo in patients with apogeotropic variant of horizontal canal benign paroxysmal positional vertigo. Auris Nasus Larynx, 38: 2-5, 2011.

第10章

自宅で行う前庭リハビリテーション

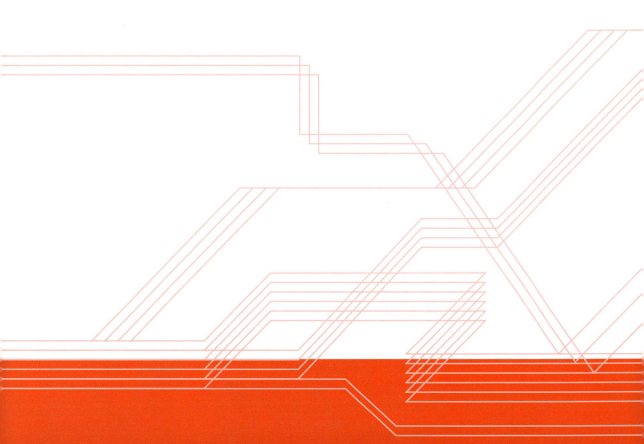

1 自宅で行う前庭リハビリテーション

加藤 巧

　これまでの章では，前庭疾患のための前庭リハビリテーションプログラムの作成や進行の考え方について説明してきた。前庭リハビリテーションでは，理学療法士によってリハビリ施設で行われる治療や運動だけではなく，患者自身が自宅で行うホームエクササイズの指導も必ず行うべきである。また，患者によるホームエクササイズの正確な理解や継続は，治療結果に大きく影響する。リハビリ施設において専門的な前庭リハビリテーションを提供できる場合は，理学療法士による患者の評価，機能回復および実際に行っている運動の進行の程度などに基づき，ホームエクササイズのプログラムが作成され，また随時更新される。最近では，多くの研究でそれぞれの患者の機能障害や問題点に基づいた患者固有（テーラーメイド）のリハビリテーションプログラムの重要性が報告されている。サンプルサイズは小さいもののIitaniらの研究では，リハビリ施設での前庭リハビリテーションはホームエクササイズよりも効果的であった〔Dynamic gait index（DGI）の改善がより大きかった〕と報告している[1]。しかしわが国では，前庭リハビリテーションを提供できる理学療法士やリハビリ施設の数とめまい平衡障害を患っている患者の数を踏まえると，このような理想的な治療を提供できる体制が整っているとはいえない。これまでもめまい診療において，医師によってホームエクササイズが指導されてきたが，今後は簡易的でありながらもリハビリ施設で行われる前庭リハビリテーションプログラムのような，それぞれの患者に合ったホームエクササイズや電話，インターネット，アプリなどのテクノロジーを用いたプログラムが必要である。

　本章では専門の理学療法士のみならず，医師や経験のない理学療法士でも簡単に実践できるホームエクササイズプログラムの指導方法，現在臨床研究が行われているテクノロジーを用いたホームエクササイズの検討について紹介する。

前庭リハビリテーションに関する冊子を使ったホームエクササイズ

　University of SouthamptonのYardleyは患者用の前庭リハビリテーションに関する冊子『Balance Retraining』を作成し，それを用いて行うホームエクササイズについての研究を数多く行っている。

　最初の研究では，慢性めまい患者に対し看護師が冊子に沿ってホームエクササイズを指導した介入群と運動を行わない通常の医療を受ける対照群を比較し，治療後3ヵ月後および6ヵ月後において介入群でDizziness handicap inventory（DHI），Vertigo symptom scale（VSS），ポータブル重心動揺計で計測されたバランス能力などのアウトカムで有意な改善がみられた[2]。

　またメニエール病患者に対して，同様のホームエクササイズ用冊子を用いた群，症状のコントロール用冊子を用いた群，無介入の群の3つの群を比較した

ところ，治療後3カ月後および6カ月後においていずれかの冊子を用いた介入群でVSSの改善がみられた[3]。

これらの研究結果を踏まえた最近の研究では，慢性めまい患者に対して通常の医療を行った群とホームエクササイズ用冊子を用いた群，ホームエクササイズ用冊子を用い，かつ電話サポートを行った群の3群の治療効果を比較している[4]。12週間の介入後では介入群と対照群で有意差はみられなかった。しかし1年後のフォローアップでは，ホームエクササイズ用冊子を用いた2つの群は通常の医療を受けた群と比較してDHIやVSSに有意差がみられた。費用対効果の分析によると，ホームエクササイズ用冊子を用いた2つの群は通常の医療を受けた群に比べてどちらも費用対効果が良好であった。

これらの研究で用いられているホームエクササイズの冊子と症状コントロールのための冊子はイギリスのメニエール協会のホームページ[5]でダウンロードできる。ここでは『Balance Retraining』の概要と実際の運動の方法，運動の選択の仕方を紹介する[4,5]。

『Balance Retraining』

概要

- 『Balance Retraining』は症状と治療の正しい理解，肯定的かつ現実的な回復と治療結果の予期，同様の問題を抱える患者の良好な治療結果の引用，一般的な患者の懸念事項についての回答などを通してホームエクササイズの遵守を促すように構成されている。
- 患者特有の症状に対して最適な前庭リハビリテーションのプログラムとなるよう，毎週評価テストを行うよう指示している。5～10分の運動を12週間，もしくは症状が完治するまで続けるよう指示している。
- 評価テストを通して自身の回復度合いを判断し，必要に応じて前庭リハビリテーションのプログラムを調整する。ホームエクササイズの計画と，運動が正しく行われているかを確認するためのツールが紹介されている。また，めまいのために避けていた活動を徐々に再開するよう助言されている。

手順

① 習慣的に運動を行う時間を見つけることが初期段階として重要である。ホームエクササイズプログラムは10分以下で完了するので，毎日もしくは1日2回行うことが重要である。運動を行う時間を決めたら，その時間を「運動計画表」(表1)に記載する。
② 次に運動を行う場所を決定する。ベッドやソファの横など，いつでも座ることができ，物につまずかずに安全に歩行できる場所が理想的である。
③ 最後に，以下の運動評価テストを用いて今週どの運動を行うかを選択する。

運動評価テスト

① まず，座った状態で「横振りの運動」(図1)を行う。
② 運動が終わったら10秒間休憩し，「運動計画表」の「①横振りの運動」の行の1週目の列にどの程度めまいを感じたのかを「めまいの重症度」の表を参考に記載する。
③ 座って行った場合には数字の横に「座」と記入する。
④ 同様の手順で以下の全6種類の運動を行い，「運動計画表」に結果を記入する。

6つの基本的な運動

①横振りの運動(図1)：首を10秒間で10回左右に振る。このとき，首は痛めない程度に最大限動かし，目線は首を動かした方向を向くようにする。10回首を振ったら10秒間休憩し，再度10回行う。

②頷きの運動(図2)：頷くように，頭を上下に10秒間で10回振る。このとき，首は痛めない程度に最大限動かし，目線は頭を動かした方向を向くようにする。10回頭を振ったら10秒間休憩し，再度10回行う。

③眼を閉じながら横振りの運動(図3)：①の「横振りの運動」を眼を閉じて行う。10回首を振ったら10秒間休憩し，再度10回行う。

④眼を閉じながら頷きの運動(図4)：②の「頷きの運動」を眼を閉じて行う。10回頭を振ったら10秒間休憩し，再度10回行う。

⑤指を見ながら横振りの運動(図5)：眼の前に指を立てて，その指を見ながら①の「横振りの運動」を行う。10回行ったら10秒間休憩し，再度10回行う。

⑥指を見ながら頷きの運動(図6)：眼の前に指を横向きに立てて，その指を見ながら②の「頷きの運動」を行う。10回行ったら10秒間休憩し，再度10回行う。

表1 運動計画表

運動を行う日時
1 ＿＿＿＿＿＿＿＿
2 ＿＿＿＿＿＿＿＿

記入例
めまいの重症度
0：まったくめまいを感じない
1：ほんの少しめまいを感じる
2：少しめまいを感じる
3：とてもめまいを感じる

運動を行った姿勢
座：座って
立：立って
歩：歩きながら

	週											
	1	2	3	4	5	6	7	8	9	10	11	12
1 横振りの運動												
2 頷きの運動												
3 眼を閉じながら横振りの運動												
4 眼を閉じながら頷きの運動												
5 指を見ながら横振りの運動												
6 指を見ながら頷きの運動												

図1 横振りの運動

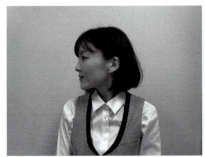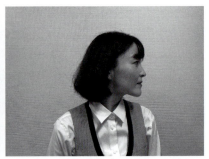

図2 頷きの運動

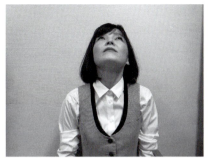 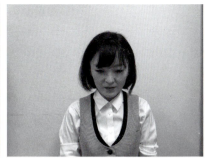

図3 目を閉じながら横振りの運動

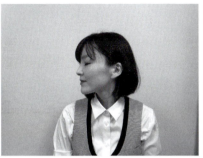 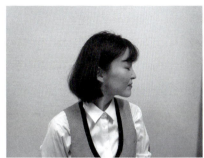

図4 目を閉じながら頷きの運動

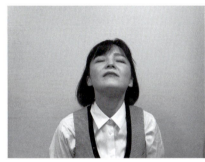 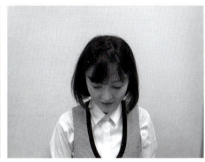

図5 指を見ながら横振りの運動

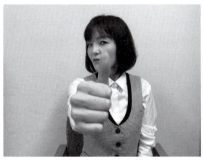 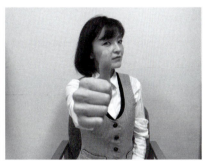

図6 指を見ながら頷きの運動

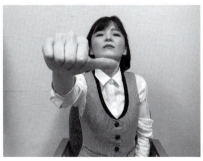 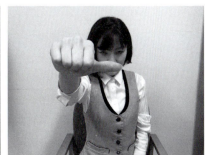

めまいの重症度
0：まったくめまいを感じない
1：ほんの少しめまいを感じる
2：少しめまいを感じる
3：とてもめまいを感じる

運動の難易度の調整
・運動を座った状態，指定の速さで行ったときにめまいを感じない場合（めまいの重症度が0の場合）は，同じ運動を立って行う（「立」と記入する）。
・運動を立った状態，指定の速さで行ったときにめまいを感じない場合（めまいの重症度が0の場合）は，同じ運動を前後に歩きながら行う（「歩」と記入する）。
・運動を歩きながら指定の速さで行ったときにめまいを感じない場合（めまいの重症度が0の場合）は，この種目の運動は行う必要がない。

インターネットを使ったホームエクササイズ

　YardleyはEsseryらとともに，『Balance Retraining』と症状コントロールの冊子を用いてオンラインベースのホームエクササイズプログラムを構築した。オンラインのプログラムは英語のみではあるが，無料で利用可能である[6]。冊子と比較すると，オンラインプログラムでは運動の手順が動画と音声によって解説されており，かつ手順に沿って運動評価テストを行うと自動で毎週のプログラムが構成される。また，前庭リハビリテーションの内容とともに認知行動的対処方法（リラクゼーション，呼吸法，認知再構成法など）についての情報も提供される。このオンラインプログラムと通常の医療を比較した研究では，介入の3カ月後および6カ月後ともに前者の群で短縮版VSSとDHIの有意な改善がみられた[7]。

　Szturmらは注視や追跡といった眼運動と頭部の運動が必要とされるコンピューターゲームを前庭障害患者に用い，Dynamic visual acuity（DVA），めまいの症状，バランス能力が向上するかを検討した[8]。最初は45分間のセッションに3回参加し，理学療法士によってゲーム中の運動の速さや運動を行う肢位の設定を検討し，その後患者は決められたゲームを1日20〜30分，週5日，12週間続けるように指導された。本研究はケースシリーズ研究ではあるものの，介入前後の比較でDVAおよびDHIは有意に改善した。

　また，Smaerupらは，脳性麻痺の患者に用いられてきた"Move It To Improve It（Mitii）"のコンピューターゲームの効果を前庭疾患の患者で検討した。この研究では16週間にわたる施設での前庭リハビリテーションプログラムに加えて，Mitiiもしくは紙に印刷されたホームエクササイズを行った場合の比較[9]，およびこの研究の続きとして，外来リハビリ終了後Mitiiを継続した場合と印刷されたホームエクササイズを継続した場合の比較[10]を行った。いずれの研究においても介入群および対照群でバランステストやDGIで有意な治療結果を認めたが，群間差は見出されなかった。

　今後はインターネットだけでなく，さらに利用者が多いスマートフォンでのアプリを用いたホームエクササイズなども開発されるだろう。筆者の意見として，現状では『Balance Retraining』のプログラム内容が，リハビリ施設で実際

に行われる治療に類似しており，それぞれの患者の進行度に応じて運動内容や強度を調整できるため，非常に効果的であると考えている．特にインターネット版は操作が簡単なだけではなく，システムによって自動的に運動プログラムが作成されることや認知行動療法に関するプログラムも統合されている．そのため，今後，さらに多くの患者への利用が期待される．本章ではYardleyらの許可を頂き，冊子版の日本語訳を部分引用したが，インターネット版も日本語で提供可能となることを期待する．

BPPVに対する治療後の指導やホームエクササイズ

第9章で紹介したように，多くの良性発作性頭位めまい症（benign paroxysmal positional vertigo：BPPV）のタイプで頭位治療が推奨されている（p.250参照）．以前は，頭位治療後，頸部の動きの制限や横になることを制限するよう指導されていたが，現在の臨床ガイドラインではその必要はないとされている[11]．一方，頭位治療前後の疾患に関する説明や，再発率，フォローアップの必要に関する患者教育は重要である．BPPV以外の前庭疾患や平衡障害を呈していない場合，頭位治療後には患者教育は行うが，ホームエクササイズに関する指導は行わないことが一般的である．

BPPVに対する運動の1つにBrandt-Daroffエクササイズがある．この運動が提唱された当初は，浮遊した耳石を分散させ，その融解を誘発すると説明されていたが，Epley法やSemont法による治療成功率がそれぞれ71 %と74 %であったのに対し，Brandt-Daroffエクササイズは24 %であったことから，現在ではあまり用いられていない[12]．

一方，後半規管型のBPPVに対しては，Epley法を修正した患者自身による頭位治療（図7）[13]が臨床で用いられることもある．この治療法はRadtkeらによって64 %の成功率が報告されている．また，患者自身によって行う修正版のSemount法やBrandt-Daroffエクササイズと比較しても有意に良好な結果を示した[14, 15]．一方，医師による頭位治療が成功した患者に対しては，患者自身によって行う頭位治療を指導しても，再発までの時間や再発率への効果はないと報告されている[16]．これらの結果を踏まえると，臨床において治療が成功しなかった場合や難治性の症例では，患者自身によって行うEpley法の指導が有効であるかもしれないが，頭位治療が成功した場合には再発予防的な効果はないため指導の必要はないと考えられる．

患者自身によって行うEpley法をより簡易的にするために，University of OttawaのBromwichらはDizzyFixを開発した．DizzyFixは液体の入ったプラスチック製の管で，帽子に取り付けて使用する．患者は管の中の液体を見ながら頭部を動かすことによって液体を移動させ，結果的に患者自身によるEpley法を行えるように構成されている．彼らはDizzyFixを用いて88 %の治療成功率を示し，通常のEpley法の効果と匹敵すると結論付けた[17]．最近ではスマートフォンのvirtual reality（VR）機能を用いて，患者自身によるEpley法を行えるようにするVirtual Reality Epley Maneuver System（VREMS）も開発・研究されている[18]．本研究では，紙面によって説明を受けた群とVREMSを用いた群で比較しているが，アウトカムは治療結果ではなく耳科医によるパフォーマンス評価（正しく動作が行われているか）のみであるため制限がある．

BPPVに対しては医師や理学療法士による頭位治療が第一選択であるが，難

図7 後半規管型BPPVのための患者自身で行う頭位治療（修正Epley法）

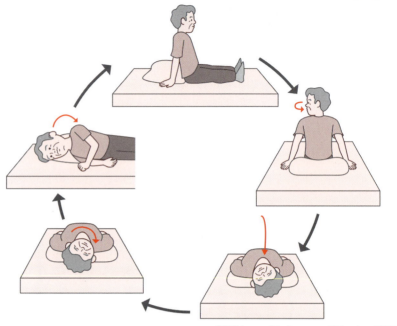

（©Chicago Dizziness and Hearing, 2007）

治性や慢性のBPPVの場合では患者自身によって行うEpley法も効果的である可能性がある。そのため，前庭障害に対するホームエクササイズと同様に，頭位治療を正確かつ安全に行えるような器具やアプリが今後さらに開発・研究され，一般的に用いられることが予想される。

ホームエクササイズを継続するための教育戦略

　本章でも紹介したように，ホームエクササイズを行う方法や継続して行うためのサポートにはさまざまな戦略がある。

　Gaikwadらは前庭リハビリテーションのホームエクササイズやサポートの方法のうち，患者が継続してホームエクササイズを遵守できているかをシステマティックレビューによって検討した[19]。本研究では，紙面にホームエクササイズの説明をまとめる方法，インターネットやVRなどのテクノロジーを用いた方法，電話やメールによってホームエクササイズが行われているかを確認する方法（テレリハビリテーション），ホームエクササイズや症状のログをつける方法，の4つの方法が過去の研究より特定され，テクノロジーを用いた方法は他の3つの方法と比べて優れているとはいえないと結論付けた[11]。このシステマティックレビューで採択された研究は8つのみであり，また，テクノロジーを用いたホームエクササイズもプログラムによって継続が困難なものもあり，この結果の解釈には制限がある。しかし，現状ではログやテレリハビリテーションの使用は有効であると考えられる。

　本章では先に紹介した6種類の運動を行う場合のホームエクササイズログの例を記載した（**表2**）。また，ホームエクササイズや症状のログを行うためのスマートフォンアプリも開発されており，例としてホームエクササイズ管理のた

めの「Vestibio」(2019年現在，androidのみで配信)やメニエール病のための「Ménière's Monitor Classic」などがある．しかし，いずれも英語のみの提供であるため，今後日本でもこのようなアプリの配信が期待される．

表2 ホームエクササイズログ

	日	月	火	水	木	金	土	特記事項
1 横振りの運動								
2 頷きの運動								
3 眼を閉じながら横振りの運動								
4 眼を閉じながら頷きの運動								
5 指を見ながら横振りの運動								
6 指を見ながら頷きの運動								

1日に運動を行った回数を記載しましょう．
運動を行えなかった場合や症状が悪化した場合，運動方法を変更した場合などを特記事項に記載しましょう．

文献

1) Iitani M, et al.: The value of close monitoring in vestibular rehabilitation therapy. J Laryngol Otol, 131: 227-231, 2017.
2) Yardley L, et al.: Effectiveness of primary care-based vestibular rehabilitation for chronic dizziness. Ann Intern Med, 141: 598-605, 2004.
3) Yardley L, et al.: Evaluation of booklet-based self-management of symptoms in Ménière disease: a randomized controlled trial. Psychosom Med, 68: 762-769, 2006.
4) Yardley L, et al.: Clinical and cost effectiveness of booklet based vestibular rehabilitation for chronic dizziness in primary care: single blind, parallel group, pragmatic, randomised controlled trial. BMJ, 344: e2237, 2012.
5) Ménière's Society: Vestibular rehabilitation,（https://www.menieres.org.uk/information-and-support/treatment-and-management/vestibular-rehabilitation）.
6) University of Southamptom: Balance Retraining,（https://balance.lifeguidehealth.org）.
7) Geraghty AWA, et al.: Internet-based vestibular rehabilitation for older adults with chronic dizziness: A randomized controlled trial in primary care. Ann Fam Med, 15: 209-216, 2017.
8) Szturm T, et al.: Home-based computer gaming in vestibular rehabilitation of gaze and balance impairment. Games Health J, 4: 211-220, 2015.
9) Smaerup M, et al.: Computer-assisted training as a complement in rehabilitation of patients with chronic vestibular dizziness--a randomized controlled trial. Arch Phys Med Rehabil, 96: 395-401, 2015.
10) Smaerup, et al.: The use of computer-assisted home exercises to preserve physical function after a vestibular rehabilitation program: A randomized controlled study. Rehabil Res Pract, doi: 10.1155/2016/7026317, 2016.
11) Bhattacharyya N, et al.: Clinical Practice Guideline: Benign Paroxysmal Positional Vertigo (Update). Otolaryngol Head Neck Surg, 156(3suppl): S1-S47, 2017.
12) Soto Varela A, et al.: Benign paroxysmal vertigo: a comparative prospective study of the efficacy of Brandt and Daroff exercises, Semont and Epley maneuver. Rev Laryngol Otol Rhinol (Bord), 122: 179-183, 2001.
13) Chicago Dizziness and Hearing, 2007.
14) Radtke A, et al.: A modified Epley's procedure for self-treatment of benign paroxysmal positional vertigo. Neurology, 53: 1358-1360, 1999.
15) Radtke, et al.: Self-treatment of benign paroxysmal positional vertigo: Semont maneuver vs Epley procedure. Neurology, 63: 150-152, 2004.
16) Helminski JO, et al.: Daily exercise does not prevent recurrence of benign paroxysmal

positional vertigo. Otol Neurotol, ;29: 976-981, 2008.
17) Bromwich M, et al.: Efficacy of a new home treatment device for benign paroxysmal positional vertigo. Arch Otolaryngol Head Neck Surg, 136: 682-685, 2010.
18) Tabanfar R, et al.: Development and face validation of a Virtual Reality Epley Maneuver System（VREMS）for home Epley treatment of benign paroxysmal positional vertigo: A randomized, controlled trial. Am J Otolaryngol, 39: 184-191, 2018.
19) Gaikwad SB, et al.: Home exercise program adherence strategies in vestibular rehabilitation: a systematic review. Phys Ther Rehabil Sci, 5: 53-62, 2016.
20) Jayarajan V, et al.: A survey of dizziness management in General Practice. J Laryngol Otol, 117: 599-604, 2003.
21) The association of chartered physiotherapists interested in vestibular rehabilitation:（https://www.acpivr.com/, 2019年7月30日閲覧）.
22) The association of chartered physiotherapists interested in vestibular rehabilitation: Find providers near you,（https://www.acpivr.com/find-a-physio/, 2019年7月30日閲覧）.
23) National Institute for Health and Care Excellence: Multiple sclerosis,（https://www.nice.org.uk/guidance/CG186/chapter/1-Recommendations#ms-symptom-management-and-rehabilitation-2, 2019年7月30日閲覧）.
24) National Health Service: Vestibular neuronitis,（https://www.nhs.uk/conditions/vestibular-neuronitis/, 2019年7月30日閲覧）.
25) Aston University: Vestibular Rehabilitation- Standalone module,（https://www2.aston.ac.uk/study/courses/vestibular-rehabilitation-standalone-module, 2019年7月30日閲覧）.

column ⑥

本章にて数多く引用したYardleyによると，英国では前庭リハビリテーションの普及が遅れているという。イングランドとウェールズで行われた調査によると，内科診療を受けためまい患者のうち，めまい診療の専門施設を紹介されたのは13%のみであると報告されている[20]。本書ではこれまで，筆者の経験から米国の前庭リハビリテーションについてのコラムを，諸外国の現状としていくつか紹介した。ここでは英国に留学経験のある国際医療福祉大学の有家尚志氏にゲストとしてコラムの執筆をお願いした。

英国では一定の条件の下，患者が医師の処方なく，直接理学療法士にかかることができる（セルフリファラル）。また，理学療法士による開業も認められている。そのため，めまいなどの前庭機能に関連する症状を有する患者は，家庭医などからの紹介だけでなく自ら直接理学療法サービスを受けに行くこともできる。また，街を歩けば理学療法士のプライベートクリニックを見かけ，なかには「前庭リハビリテーション」という用語を名称に使用しているクリニックもある。ウェブサイトには前庭由来の症状が説明されており，対応可能なサービスとして前庭リハビリテーションを紹介しているところも多い。

英国理学療法士協会のなかには約30の専門ネットワークがあるが，The association of chartered physiotherapists interested in vestibular rehabilitation（ACPIVR）という前庭リハビリテーションに特化した団体がある[21]。ACPIVRは卒後教育のセミナーの主催および紹介，電子ジャーナルの出版などを行っている。さらに，前庭リハビリテーションを専門とする理学療法士の情報をウェブサイト上で公開しており，患者が自宅住所などを入力すると周辺にいる理学療法士を検索できる機能がある[22]。連絡先や専門といった詳細な情報が掲載されており，小児や成人，保険の種類など自分の状態にあったサービスを探すことができる。

理学療法養成課程での教育としては，神経系理学療法などの授業で前庭リハビリテーションが紹介されている。ただし，大学にもよるが1コマの授業の一部で取り上げる程度であり，前庭リハビリテーションに特化した教育は少ないようである。筆者の指導教員によると，養成課程では国立医療技術評価機構（National Institute for Health and Care Excellence：NICE）のガイドラインに準拠した理学療法サービスを提供できるレベルを目指しているとのことである。実際にガイドラインでも，前庭リハビリテーションについては多発性硬化症の項などで触れられている[23]。また，国民保険サービス（National Health Service：NHS）による前庭リハビリテーションの紹介では「理学療法士により提供」と触れられているが，同時に「すべての理学療法士がトレーニングを受けているわけではないので，事前に確認するように」との記載もあり[24]，やはり養成課程で十分な前庭リハビリテーションのトレーニングを積むことはできないようである。

英国理学療法士協会の卒後教育セミナー案内でも前庭リハビリテーションのトレーニングに関する告知は多く，オンラインでのウェビナーや数日間のコースも紹介されている。筆者が在籍したCoventry universityの修士課程でも，神経系理学療法のなかで理論について取り扱っていた。筆者の知る限り，修士課程で前庭リハビリテーションを学ぶにはAudiologyのコースで提供されている科目を受講することとなる。またAston universityのように，オンラインコースで修士課程の20単位として認められるものもある[25]。

索引

あ，い，う

アクションステートメント……8
アシクロビル……64
足踏み検査……127
アセチルコリン……23
頭振り眼振検査……120
アミノ配糖体系抗生剤……66
位置ベクトル……131
一側前庭障害……174
うつ……7, 82, 111
運動学習……21, 40, 189
運動計画表……267
運動反射……33

え，お

エビデンスレベル……8
エフェドリン……23
延髄空洞症……118
嘔気・嘔吐……23, 54
嘔吐……81, 174, 193
オージオグラム……146
悪心・嘔吐……52
音叉検査……147
温度眼振……213
温度刺激検査……41, 55, 124, 175
温度受容器……30

か

外眼筋麻痺……26
介在ニューロン……32
回旋性眼振……118
回旋モビライゼーション……245
外側膝状体……27
外側脊髄視床路……32
外側前庭脊髄路……32
外側半規管……19, 41
外側半規管型良性発作性頭位
　めまい症……73, 256, 258
外側皮質脊髄路……32
回転運動……18
回転後眼振……41
外転神経核……20
回転性めまい……7, 52, 54, 81, 174, 193, 195, 228
解発……25
外リンパ液……16
外リンパ瘻……49
蝸牛症状……59
蝸牛神経……19
蝸牛神経核……19
核鎖線維……30
核袋線維……30
下前庭神経……19
滑車神経核……20
構え反射……33
カロリックテスト……213
感音難聴……57, 62, 145
感覚神経……31
感覚毛……17
眼球運動……20, 24
緩徐相……24
眼振……26, 35, 113, 213, 257
間接経路……27
環椎横靱帯……238
環椎後頭関節の離開……245
顔面神経……19
顔面神経麻痺……62, 64

き

キアリ奇形……53
機械受容器……30, 34
義眼……26
拮抗抑制……33
気導刺激……143

気導聴力……145
球形囊……17
球形囊検査……143
急性前庭症候群……174
急性低音障害型感音難聴……58
急速相……24
共役性眼球運動……26
橋延髄移行部……20
協調性トレーニング……180
共同偏視……116
起立性低血圧……52
緊張性頸反射……34
緊張性迷路反射……36
緊張性腰反射……36
筋紡錘……30

く，け

空間識……15, 16, 44
空間識障害……28
空間定位……42
クプラ……18
クプラ結石……74, 256, 257
グリセロール……60
傾斜抑制……42
頸性眼反射……35
頸性立ち直り反射……35
頸性めまい……234
頸椎可動域評価……240
頸部外傷……69
頸部機械受容器……35
頸部固有受容器……69
頸部痛……69
血圧中枢……23
血行動態……23
楔状束……32
腱器官……30
ゲンタマイシン……189, 190

こ

抗ウイルス薬 ……………………… 64
後眼振 ……………………………… 41
交感神経節 ……………………… 234
抗コリン薬 ………………………… 23
後索－内側毛帯路 ………………… 32
高度視力低下 ……………………… 26
後半規管 ……………………… 18, 19
後半規管型良性発作性頭位
　めまい症 …………………… 73, 252
抗ヒスタミン薬 ………………… 23, 67
抗不安薬 ……………………… 56, 67
向膨大部流 ………… 18, 21, 76, 257
交連抑制 …………………………… 20
誤差信号 …………………………… 40
固視 ………………………… 26, 41, 114
鼓室内ステロイド投与 …………… 59
骨導聴力 ………………………… 145
骨迷路 ……………………………… 16
固有受容器 ………………………… 30
混合性眼振 ……………………… 117
混合難聴 ………………………… 145

さ, し

錯倒 …………………………… 25, 119
サッケード ……………………… 218
左右側方注視眼振 ……………… 118
視運動性眼球運動 ………………… 42
視運動性眼振 …………………… 24, 27
視運動性眼振検査 ………… 25, 116
視運動性眼反射 …………………… 26
視覚 …………………………… 14, 226
視覚過敏 ………………… 7, 185, 188
視覚刺激 ………………… 185, 200
自原抑制 …………………………… 34
自己運動感 ……………………… 44
自己受容器 ………………………… 30
自己の動き ………………………… 14
視索核 ……………………………… 27
シスプラチン ……………………… 66
姿勢安定化訓練 …… 184, 197, 203
視性疑似運動感覚 ………………… 28
耳石 …………………………… 17, 76
耳石器 …………………… 14, 16, 21, 32
視線安定化訓練 …… 177, 180, 191,
　　　203, 206, 216, 218, 226, 230
持続性知覚性姿勢誘発めまい …… 51
持続的椎間関節自然滑走法 …… 245
耳痛 ……………………………… 204
膝蓋腱反射 ………………………… 33
失調性 …………………………… 116
自発眼振 ………………………… 224
自発眼振検査 …………………… 114
視標記憶 ………………………… 180
耳閉塞感 ………………………… 57
若年性白内障 ……………………… 63
視野欠損 …………………………… 26
斜偏位 …………………………… 175
斜偏視 …………………………… 116
重心動揺 …………………………… 36
重心動揺検査 …………… 129, 201
修正サッケード ………………… 213
集中力低下 ………………………… 23
周辺視野刺激 ……………………… 27
重力加速度 ………………………… 17
純音聴力検査 ……………… 58, 145
純回旋性眼振 …………………… 118
純水平性眼振 …………………… 117
上前庭神経 ………………………… 19
衝動性眼球運動 …………………… 26
小脳 ………………………………… 19
小脳障害 …………………………… 26
小脳性運動失調 …………………… 68
小脳腹側傍片葉 …………………… 27
上半規管裂隙症候群 ……………… 49
侵害受容器 ………………………… 30
神経血管圧迫症候群 ……………… 49
神経鞘腫 …………………………… 62
神経線維腫 ………………………… 63
人工股関節 ……………………… 201
迅速順応性 ………………………… 30
診断フローチャート ……………… 50
診断率 …………………………… 124
伸張反射 …………………………… 33
伸展回旋テスト ………………… 240
振幅確率密度分布 ……………… 132

す

随意眼球運動 ……………………… 26
推奨グレード ……………………… 8
錐体路 ……………………………… 32
垂直性眼振 ……………………… 117
水痘帯状疱疹ウイルス …………… 64
錘内筋線維 ………………………… 30
水平回旋混合性眼振 ……… 54, 117
水平性眼振 ……………………… 117
水平の直線加速度 ………………… 17
髄膜炎 ……………………………… 66
ステロイド …………………… 56, 59
ストレスマネジメント ………… 189
ストレプトマイシン ……………… 66

せ, そ

生活習慣 ………………………… 189
精神測定学的特性 ………………… 88
精神的不安 ……………………… 111
静的傾斜 ………………………… 255
静的バランス …………… 214, 220
静的バランス検査 ……………… 101
制吐剤 ……………………………… 56
青斑核 ……………………………… 23
赤外線フレンツェル眼鏡 ……… 114
脊髄視床路 ………………………… 32

275

脊髄小脳変性症	66
脊髄小脳路	32
舌下神経前位核	20
セロトニンニューロン	23
前庭覚	14, 16
前庭ガルバニック刺激	44
前庭器官	16
前庭頸反射	22, 32
前庭障害	7
前庭症状	59
前庭小脳	19
前庭自律反射	23
前庭神経	19
前庭神経炎	52, 54, 66, 77, 114, 174, 196
前庭神経炎後遺症	125
前庭神経核	20
前庭神経鞘腫	177, 189, 190
前庭性眼振	41
前庭性片頭痛	51
前庭脊髄反射	22, 215
前庭脊髄路	22, 32
前庭代償	2, 37, 56
前庭動眼反射	21, 38, 44, 90, 141, 212
前庭皮質	44
前庭リハビリテーション	2, 36, 52, 56, 60, 63, 80, 176, 189, 264
先天性眼振	25
前半規管	18, 19
前半規管型良性発作性頭位めまい症	253
造影MRI	62
足関節トルク	33
速度蓄積機構	27
速度ベクトル	132

た

代償性眼振	42
対称性緊張性頸反射	34
苔状線維	27
帯状疱疹	64, 228
体性感覚	14, 30, 200, 213, 226
大殿筋	36
代用	38, 17, 200, 216
大腰筋	36
立ち直り反射	22, 33
単脚直立検査	126
単シナプス反射	33
タンデム歩行	221
タンデム立位	101, 186, 220, 226

ち

遅順応性	30
中耳加圧治療	60
注視眼振	118
注視眼振検査	114, 175
中枢眼球運動検査	52, 116
中枢障害	118
中枢性代償	35
中枢性めまい	25, 49, 77, 82
虫部垂	23
長期抑圧	40
聴神経腫瘍	63, 177, 189, 190, 198, 201
聴性脳幹反応	62
直接経路	27

つ,て

椎骨動脈圧迫所見	69
椎骨脳底動脈循環不全	52, 69, 77, 234
追跡眼球運動	26, 27, 218
追跡眼球運動検査	25, 116
適応	38, 177, 178, 179, 216
鉄路性眼振	24
伝音難聴	145
転倒	200
転倒恐怖感	7

と

頭位眼振検査	255
頭位症状誘発テスト	241
頭位変換	76
頭位変換眼振検査	250
動眼神経核	20
頭頸部鑑別テスト	241
動作過敏	7
倒錯	25, 119
登上線維	40
動的傾斜	250
動的バランス	214, 221
動的バランス訓練	206
頭部画像検査	49, 118
動揺視	7, 66, 212
動揺中心変位	130
動揺病	23
トーンバースト音刺激	143
特発性両側性前庭障害	66
突発性難聴	57
トレンデレンブルグ肢位	241

な,に,ね,の

内耳神経	19
内側縦束	22
内側前庭脊髄路	22, 32
内リンパ液	16
内リンパ水腫	57
内リンパ嚢開放術	60
慣れ	2, 38, 178, 182

慣れの訓練	197, 203	
難治性めまい	38	
難聴	57, 64, 204	
二次性頭痛	52	
二重課題	188	
日常生活動作	106	
寝返り	183	
脳幹障害	26, 118	
脳梗塞	66	
脳性麻痺	34	
脳脊髄液減少症	52	
脳卒中	52, 175	
ノルアドレナリンニューロン	23	

は

バイブレータ誘発眼振検査	123
吐き気	7, 81, 174
薄束	32
パチニ小体	30
バランス訓練	178, 184, 191, 220, 226, 230
パワースペクトル	131
反回抑制	34
半規管	14, 16, 18
半規管結石	74, 82, 256, 257
半規管麻痺	207
反射眼球運動	26
ハント症候群	64, 190, 207, 228
ハント症候群後遺症	66
反発眼振	118
反復回転刺激	38
反膨大部流	19, 21, 76, 257

ひ

非共役性眼球運動	26
皮質脊髄路	32
ヒスタミンニューロン	23
非対称性緊張性頸反射	34
ビタミンB12欠乏症	52
皮膚感覚刺激	36
病的反射	34

ふ

副視索	27
輻輳開散運動	26
腹側脊髄視床路	32
腹側皮質脊髄路	32
不全型ハント症候群	64
浮動性めまい	7, 81, 198, 201, 207
ふらつき	52, 82, 103, 193, 224, 230
ブルンス眼振	118
フレンツェル眼鏡	114
プロカイン	36
フロセミド	60
分水嶺	17
吻側延髄腹外側部	23

へ

閉眼注視	220
平均聴力レベル	146
平衡覚	15, 44
平衡感覚	16
平衡機能障害	48
平行線維	40
平衡反射	33
ベクション	28
ベッドサイドHIT	121
偏倚検査	127
変形性頸椎症	234
片葉	40

ほ

方向交代向地性（下向性）眼振	256
方向交代性眼振	175
方向交代背地性（上向性）眼振	256
縫線核	23
膨大部稜	18
補液	56
ホームエクササイズ	194, 227, 230, 264
ホームエクササイズログ	271
歩行訓練	184

ま，み，め，も

マイスナー小体	30
膜迷路	16
マスキング	145
末梢性めまい	49
耳鳴	57, 64
メニエール病	57, 59, 66, 114, 189
めまい	23, 52, 57, 64, 76, 81, 103, 177, 180, 204, 224, 230, 256
めまい発作	54
メルケル触盤	30
毛包受容器	30
網膜上の像のブレ	26, 40
網様体脊髄路	32
もやもや病	53

ゆ，よ

有毛細胞	17
陽性支持反応	33
腰反射	36
抑うつ	111
翼状靱帯	238

ら，り

ライトクプラ	75
ライトタッチ効果	36

卵形嚢	17, 257
卵形嚢検査	144
リーチ練習	220
利尿剤	60
両眼視機能	14
良性腫瘍	62
良性発作性頭位めまい症	52, 60, 72, 82, 174, 250, 269
両側前庭機能障害	66, 225, 228
ループ利尿剤	67
ルフィニ終末	30
レビー小体型認知症	52
連続振子様回転刺激	38
ロンベルグ現象	32
ロンベルグテスト	68, 215
ロンベルグ率	131, 215, 227, 230
ロンベルグ立位	186

A

ABC	106, 190, 193, 226, 231
ABR	62
ACPIVR	273
Action Statement	8
adaptation	38, 179, 216
adaptive plasticity	2
ADL評価スケール	109
α-γ連関	34
APTA	8, 174, 216
ataxic	116
AVS	174

B

Balance Retraining	265
barbecue roll maneuver	260
Barre-Lieou syndrome	69, 234
Beauty Parlour症候群	234
bilateral vestibulopathy	67

Bow Hunter症候群	234
BPPV	60, 72, 174, 269

C

Canadian C-spine Rule	238
canalith repositioning maneuver	252
CANVAS	67
catch up saccade	27, 55, 121, 141
Cawthorne-Cooksey exercise	2
CCFT	243
cervicogenic dizziness	234
cervico-ocular reflex	35
CFRT	242
corrective saccades	27
CUS	55, 65, 141, 193, 213, 224, 228
cVEMP	143

D

DGI	93, 191, 194, 215, 226, 264
DHI	49, 80, 103, 178, 191, 193, 213, 216, 226, 247
disdiadochokinesis	36
Dix-Hallpike肢位	183
Dix-Hallpike法	241, 251
dizziness	82
Doctor of Physical Therapy	4
DPT	4
DVA	68, 90, 213, 216, 268

E, F, G

ENG	207
Epley法	252
ETT	25
FGA	96, 190, 194, 215, 226
Fukuda stepping test	215

gain	141
γ運動ニューロン	31
giddiness	82
Gufoni法	258, 260

H, I, J

H反射	35
habituation	2, 38, 182
HADS	49, 111
Head-neck diff erentiation test	241
Herdman	2
HINTS	174
HIT	141
Hoffmann反射	35
HSN	121
IFOMPT	240
JPE	243
Jumbling現象	66

L, M, N

LC-NA	23
Lempert法	260
liberatory maneuver	253
light-headedness	82
locus coeruleus	23
Log roll法	258
Mann検査	126
mCTSIB	99, 191
Meniere's disease	57
MLF	22
MRI	55
MSQ	182, 191
nausea syndrome	23
NICE	273

O, P, R

OKAN ... 27
OKN ... 24, 26, 27
optokinetic after nystagmus ... 27
optokinetic nystagmus ... 24
oVEMP ... 143
PCS ... 247
PIVC ... 44
Positional provocative test ... 240
PPPD ... 82
PREHAB ... 189
raphe nuclei ... 23
readjustment ... 37
Relocation test ... 243
retinal slip ... 40
Rinne法 ... 147
RN ... 23
RVLM ... 23

S

saccades ... 25
saccadic ... 116
self-motion ... 14
Semont法 ... 252
Sharpened Romberg ... 101, 186, 215
Sharp-Purser テスト ... 238
Side-lying test ... 241
SIG ... 3
slow eye movement ... 27
smooth ... 25, 116
SNAG ... 245
sopite syndrome ... 23
spatial reorientation ... 42
SSRI ... 52
stabilogram ... 130
statokinesigram ... 130

Stenger法 ... 252
stretch reflex ... 33
striola ... 17
substitution ... 216
Supine roll test ... 255, 256

T, U

tilt-suppression ... 42
TUG ... 194, 215
unilateral vestibular hypofunction ... 174
unsteadiness ... 82
uvula ... 23

V

VADL ... 109
VAS ... 88, 178, 213
VBI ... 69
VEDGE ... 87
VEMP ... 55, 143
vertigo ... 82
Vestibular Clinical Specialist ... 5
vestibular compensation ... 2, 37
vHIT ... 55, 65, 67, 141, 193, 213, 224
VHQ ... 108
VIN ... 123
Visual suppression test ... 41
VOR ... 90, 141, 212
VOR Cancellation ... 184
VORゲイン ... 179, 193
VSS ... 264
VVAS ... 89
VZV ... 64

W, Y

Wallenberg症候群 ... 118

Weber法 ... 147
Yacovino法 ... 254

Ⅰ, Ⅱ

Ⅰa群線維 ... 31
Ⅱ群線維 ... 31

前庭障害に対するリハビリテーション
EBMに即した実践アプローチ

2019年10月30日 第1版第1刷発行

- 編　集　　伏木　宏彰　　ふしき　ひろあき
　　　　　　加茂　智彦　　かも　ともひこ

- 発行者　　三澤　岳

- 発行所　　株式会社メジカルビュー社
　　　　　　〒162-0845 東京都新宿区市谷本村町2-30
　　　　　　電話　03(5228)2050(代表)
　　　　　　ホームページ　http://www.medicalview.co.jp/

　　　　　　営業部　FAX 03(5228)2059
　　　　　　　　　　E-mail　eigyo@medicalview.co.jp

　　　　　　編集部　FAX 03(5228)2062
　　　　　　　　　　E-mail　ed@medicalview.co.jp

- 印刷所　　三美印刷株式会社

ISBN 978-4-7583-2022-1　C3047

©MEDICAL VIEW, 2019.　Printed in Japan

- 本書に掲載された著作物の複写・複製・転載・翻訳・データベースへの取り込みおよび送信（送信可能化権を含む）・上映・譲渡に関する許諾権は，(株)メジカルビュー社が保有しています．
- JCOPY〈出版者著作権管理機構 委託出版物〉
　本書の無断複製は著作権法上での例外を除き禁じられています．複製される場合は，そのつど事前に，出版者著作権管理機構（電話 03-5244-5088, FAX 03-5244-5089, e-mail：info@jcopy.or.jp）の許諾を得てください．
- 本書をコピー，スキャン，デジタルデータ化するなどの複製を無許諾で行う行為は，著作権法上での限られた例外（「私的使用のための複製」など）を除き禁じられています．大学，病院，企業などにおいて，研究活動，診察を含み業務上使用する目的で上記の行為を行うことは私的使用には該当せず違法です．また私的使用のためであっても，代行業者等の第三者に依頼して上記の行為を行うことは違法となります．